内科常见疾病
护理理论与实践

张　静　吴秀华　姜文文　房兆丽　高　丰　编　著

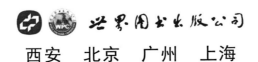

世界图书出版公司

西安　北京　广州　上海

图书在版编目（CIP）数据

内科常见疾病护理理论与实践/张静等编著.—西
安：世界图书出版西安有限公司，2021.7
ISBN 978-7-5192-8833-4

Ⅰ.①内… Ⅱ.①张… Ⅲ.①内科－常见病－护理
Ⅳ.①R473.5

中国版本图书馆CIP数据核字（2021）第156156号

书　　名	**内科常见疾病护理理论与实践**
	NEIKE CHANGJIAN JIBING HULI LILUN YU SHIJIAN
编　　著	张　静　吴秀华　姜文文　房兆丽　高　丰
责任编辑	李　娟
装帧设计	济南睿诚文化发展有限公司
出版发行	**世界图书出版西安有限公司**
地　　址	西安市锦业路1号都市之门C座
邮　　编	710065
电　　话	029-87214941　029-87233647（市场营销部）
	029-87234767（总编室）
经　　销	全国各地新华书店
印　　刷	山东麦德森文化传媒有限公司
开　　本	787mm×1092mm　1/16
印　　张	15.5
字　　数	266千字
版次印次	2021年7月第1版　2021年7月第1次印刷
国际书号	ISBN 978-7-5192-8833-4
定　　价	98.00元

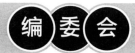

◎ 主 编

张 静　吴秀华　姜文文　房兆丽

高 丰

◎ 副主编

谢秀婷　袁雪英　凌文文　王 芳

凌 莎　陈凤英

◎ 编 委（按姓氏笔画排序）

王 芳　白海青　刘爱芝　许 晶

孙晓丽　吴秀华　宋 蕾　张 静

陈 帅　陈凤英　房兆丽　赵 沛

姜文文　袁雪英　徐 敏　凌 莎

凌文文　高 丰　谢秀婷

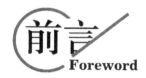

前言
Foreword

　　内科护理服务对象从青少年、中年人、老年人直至高龄老人的人群,由于服务对象的年龄跨度大,各种健康问题和对卫生保健的需求高度复杂。近年来,由于基础和临床医学的迅速发展,许多疾病的病因和发病机制获得进一步阐明,从而为探索新的预防和治疗方法开辟了新路径。

　　内科护理所阐述的护理知识既是临床各科护理学的基础,又与它们有着密切的联系,故内科护理是临床护理的关键。为了帮助内科护理人员能够从患者的整个发病过程及临床护理操作过程中掌握疾病的相关护理知识、经验以及要点,最终达到护理评估到位、操作准确、措施严谨、持续改进的目标,我们共同编写了这本《内科常见疾病护理理论与实践》。

　　本书在编写过程中,力求反映近年来的内科护理新进展。全书共分七章。第一章介绍了医学模式的转变和护理学新概念;第二章阐述了护理方法;第三章简述常用护理技术操作;自第四章开始,围绕临床科室,对内科常见疾病的护理实践展开叙述,包括心脏瓣膜病、心肌病、心源性猝死、重症肌无力、三叉神经痛、甲状腺功能亢进症、淋巴瘤、急性淋巴细胞白血病等常见病护理内容。全书内容体现出较强的实用性,并且理论知识参考最新、最权威资料,适合临床内科护理医师参考,是一本用心之作。

由于时间仓促,编者水平有限,编写过程中难免有不足之处,希望广大读者及同仁们能给予宝贵意见,以期进一步完善。

《内科常见疾病护理理论与实践》编委会

2021 年 1 月

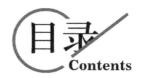

Contents

第一章 绪 论

第一节 医学模式的转变

一、医学模式的概念

医学模式是人们对医学（同人的健康有关的科学）的总的看法和观点，是指用什么观点和方法来研究和处理健康和疾病问题，是人们宇宙观、世界观在医学领域的应用和反映。医学模式说明了医学科学的指导思想、理论框架，决定着人们对生命、生理、病理、预防、治疗等问题的基本观点，指导人们的医学实践活动。医学模式也可称为"医学观"。

医学模式不是人们主观臆定的，也不是少数学者头脑中的产物，而是人们在防病治病的实践中逐渐形成而由学者们提炼、概括出来的。因此，医学模式对医学的实际状况起着形象化、符号化和理想化的认识功能，是通过理想的形式近似地反映客观事物及其内在联系的一种形式。医学模式是客观医学状况的反映，具有客观性这一特征。

既然医学模式是医学状况的客观反映，医学模式的形成和转变自然离不开医学科学的发展。随着人们对自然界和人类自身的了解和认识的不断加深，医学模式也会发生相应的转变。因此，医学模式是人们在一定的历史条件下对疾病和健康各种具体认识的抽象和概括，具有历史性和时代性的特征。一定历史条件下形成的医学模式，标志着人们对疾病、健康认识的水平和发展阶段，反映人们对自身认识的进程。从这个意义上讲，医学模式从来都不是固定不变的，医学模式的更替，是人们对生命、健康、疾病认识不断前进的必然结果。

医务工作者在从事医疗护理实践中，常常自觉不自觉地遵循一定的医学模式，这是一种认识和处理健康与疾病问题的思维习惯。这种习惯一方面是从老师那里学来的,另一方面也是由个人在医疗护理实践中体会产生的,久而久之,便成了一种相对固定的模式。如果医务工作者不了解医学模式的特点,不愿意随着医学模式的发展和转变来改变自己的思维习惯是很不明智的。

研究医学模式可以帮助医疗卫生人员更好地把握医学的时代特征,从整体上认识医学发展的来龙去脉,了解和预见医学的未来,促进医学理论体系的发展和建设。特别是对于正在形成和发展的护理专业来说,研究医学模式,有助于确定更为理想的护理工作模式,完善和发展护理理论,把握时代对护理工作的要求。

二、整体医学模式

差不多在同一个时代,西方诞生了著名的"医学之父"希波克拉底。他的主要观点包括以下几项。

(1)唯物主义辩证观点:虽然当时医学主要由宗教控制,但希波克拉底已经提出某些不同的看法。他有朴素的整体观。他反对轻视或依赖理论,认为应该"把哲学运用于医学,把医学运用于哲学。"

(2)四体液学说:他认为生物体的生命决定于4种体液,即血、黏液(痰)、黄胆和黑胆,4种性质:热、冷、干、湿的各种不同配合是这4种体液的基础。每种体液又与生物体的一定型的"气质"相适应。

(3)医师必须精通医术和技术操作,注重观察实际,重视患者及其外在环境和生活条件。

(4)医师必须了解当地的气候、土壤、水及居民的生活方式,并对该城市中的生活条件进行研究后,才能做好人群的预防工作。

(5)强调医师的品行和道德。在大致相同的历史时期,希波克拉底和《黄帝内经》的学者们在世界的东西方,不约而同地借助古代朴素的唯物论和辩证法,对各自的医学理论和实践经验,从整体角度上进行了总结和阐发,形成了大致相同的以整体观点为特点的医学模式。

三、生物医学模式

近代医学时期,占据绝对统治地位的医学模式就是生物医学模式。生物医学渗透到医学的各个角落,支配着医学实践的一切活动。基础医学、临床医学、预防医学、护理学、药物学等都遵循着生物医学模式进行学术研究、医疗护理实践和预防保健工作的。

(一)生物医学模式的产生和特点

17世纪以前,无论是古典的中国医学和希腊医学,都缺乏实证基础。

1628 年,英国的哈维(Harvey)建立了血液循环学说,揭开了近代医学的序幕。在其后的两百多年中,随着社会的进步和科学的发展,人们逐渐认识到生物因素和疾病的关系,特别是细菌学(包括后来形成的微生物学)、病理解剖学等学科的发展,加深了对疾病的理解和认识,使医学从神学转到生物科学的基础上来,从唯心主义转到了唯物主义的基础上来,逐渐形成了以生物科学来解释健康和疾病这一模式,也称为"生物医学模式"。可以说,生物医学模式的出现是医学发展过程中的必然阶段,也是人们对自然界和人类自身认识不断加深的结果。生物医学模式的产生,极大地促进了医学科学的发展,为人类的健康和疾病的预防做出了巨大的贡献。

(二)生物医学模式的基本特征

(1)生物医学模式的基础是生物学。目前生物学已经从细胞生物学发展到了分子生物学的阶段,也就是说从分子水平来研究疾病的变化和发展。

(2)生物医学模式认为人体的各种不适、疼痛等一切疾病都可以从躯体上找到相应的变化的依据。这种模式认为任何疾病都可以用偏离正常的、可测量的生物学(躯体)变量来说明,并根据躯体(生物、生理)过程的紊乱来解释行为的障碍。因此,生物医学模式认为生理正常,找不到生物学上异常的根据的疾病是不存在的。

(3)生物医学模式认为社会和心理因素对于人体的健康是无关紧要的,把身与心视为互不相干的各自独立的部分。

(4)生物医学模式的方法论基础是还原论。认为一切疾病都可以还原为人体生物学的变量,而人体的生理、生化过程也可以还原为物理的与化学的客观过程。单纯用物理、化学改变来说明人体的疾病。

(三)生物医学模式的局限性

尽管生物医学模式对于医学的发展和人类的健康有过不可磨灭的巨大贡献,并且仍将继续做出贡献,但它不可避免地具有一定的局限性。

任何一种医学模式都是人们在一定历史条件下对疾病和健康的总的认识,这种认识会随着社会的进步、科学的发展而不断变化加深。在医学科学发展到今天这个时期,生物医学模式已不能适应人们对健康和疾病认识的新的要求。生物医学模式的局限性也日益被人们发现和认识。

(1)生物医学模式排除了社会和心理因素对健康和疾病的影响。单纯强调生物致病因素和药物、手术治疗的作用,因此无法解释相同疾病和治疗手段会产生不同效果这一现象。

（2）生物医学模式强调疾病的生物学异常变量，否认有找不到异常变量的疾病存在。用这种模式无法诊断、治疗、护理和预防各种精神病、心因性和功能性疾病。而在现代化工业发达的社会中，这一类患者正在逐渐增多，生物医学模式则无法适应这一要求。

（3）由于生物医学模式常采用分解还原的方法研究机体的功能和疾病的变化，把自然界的事物和过程孤立起来，用静止不变的观点考察人体，把人体看成一架精密的"机器"，或是各个器官的组合。这种形而上学的认识方式，妨碍了对实际过程众多因素综合变化的全面认识，忽略了内因和外因相互作用的重要因素，不能辩证地看待内因和外因、局部和整体、平衡和运动等。

（4）生物医学模式只从生物学的角度和还原方法分析和研究人，忽视人有社会属性这一重要事实，对人的心理、精神、社会等因素不太关心，这就导致了医患、护患关系的疏远，关心患者、了解患者、尊重患者权利等伦理观念也淡漠了。

由于存在以上种种局限性，迫使人类在谋求自身健康的努力中，寻求更为理想和科学的医学模式。

四、生物-心理-社会医学模式

（一）产生的背景与条件

关于心理、社会因素对健康和疾病的影响，古代的东西方医学都曾有过广泛的讨论，特别是传统的中医学，一直认为人是一个整体，十分重视人的心理、情绪以及周围环境（包括自然的和社会的）对健康的影响。而西方医学是从神学统治下解放出来并开始走上实验的现代医学发展道路的，它忽略和排除了心理、社会因素。

20世纪30年代以来，精神病学和心理学有了迅速的发展，人们越来越感到，人类的健康和疾病，摆脱不开心理和社会因素的影响。美国罗切斯特大学医学院精神病学教授恩格尔（G.I.Engel）在1977年首次提出了"生物-心理-社会模型"，即生物-心理-社会医学模式。

生物-心理-社会医学模式的形成背景和主要条件如下：①生物-心理-社会医学模式是在生物医学得到充分发展的条件下出现的。②医学心理学、社会医学的成就为新的医学模式形成准备了重要条件。许多精神病学家和心理学家都就健康与疾病、社会关系、疾病与心理等方面做了大量研究，使得生物单一因素致病的观点难以坚持下去。③系统论的诞生为新模式提供了方法论的基础。系统论认为人是一个开放系统，人体同环境（自然的和社会的）、人体各系统之间都存在信息、物质和能量的交换,是相互作用和相互影响的。恩格尔特别强调系统论在新模式中的重要作用。

生物-心理-社会医学模式的产生,为人们提供了认识健康和疾病的新的角度和新的观念。恩格尔特别指出,生物-心理-社会医学模式不是对生物医学模式的全盘否定,而是一种扩展和补充,是把"这种框架推广到包括以前被忽视的领域"。也就是说在研究健康和疾病时,除了考虑生物因素之外,还要同时注意心理与社会的因素。

生物-心理-社会医学模式是人类对疾病和健康认识的重大进步和飞跃,是医学科学发展的新的里程碑。有人认为:"新的医学模式的产生不是偶然的,而是在心身医学、临床心理学、行为医学、社会科学等有关边缘学科基础上建立起来的。"

(二)生物-心理-社会医学模式的特点

(1)生物-心理-社会医学模式的基本出发点是把研究对象和服务对象看作既是生物学的人,又是社会的人,强调人是一个整体。因此,认为人的心理、社会因素会影响人的健康。生物-心理-社会医学模式强调要研究疾病不能离开整体的有主观意识的患者,不能不研究患者。

(2)生物-心理-社会医学模式对健康与疾病持有特殊的观点,即把生物因素、社会因素、心理因素综合起来考虑,以确认一个人是否健康。世界卫生组织对健康的定义,表达了生物-心理-社会医学模式对健康的认识。

(3)在诊断思想上,生物-心理-社会医学模式不是单纯依据生物学变量,而是要求用科学上合理的方法既作必要的理化或某些特殊检查,又要研究患者的行为、心理和社会情况。

(4)在治疗观上,新的模式重视患者的主观能动作用,特别是在护理工作上,重视患者的社会心理因素的调整,促使患者康复。

(5)在方法论上,生物-心理-社会医学模式是以系统论为基础的,重视各系统之间、各系统内部的相互作用和影响,重视局部和整体、内因和外因、静止和运动等的统一和协调,使医学科学更加符合辩证唯物主义。

(6)生物-心理-社会医学模式重视医护人员同患者的关系,尊重患者的权利,尊重文化传统、价值观念等影响其健康的因素,关心患者的心理、社会状态,不再认为患者仅是"各个组织器官的组合体"。从这个角度出发,新模式更重视护理工作的重要意义以及护士在调动患者内因促进机体康复方面所发挥的重要作用。

第二节　护理学新概念

一、基本概念的转变

护理学是医学的重要组成部分,医学模式直接影响着护理学的指导思想、工作性质、任务以及学科发展的方向。生物-心理-社会医学模式的出现,毫无疑问地对护理专业(从理论和实践各个方面)产生了巨大的影响,其中首先表现在一些基本概念的转变上。

(一)关于人的概念

新的医学模式对人的认识直接影响了现代护理学中有关人的概念。由于护理学研究和服务的对象是人,对人的认识是护理理论和实践等的核心和基础,它影响了整个护理概念的发展,并决定了护理工作的任务和性质。许多护理理论家都对人有过不同的论述,概括起来,有以下一些共同点。

1.人是有生物的和社会的双重属性的一个整体

人是有生物和社会双重属性的一个整体,而不是各个器官单纯的集合体。人这个整体包含了生理、心理、精神、社会等各个方面。任何一个方面的疾病、不适和功能障碍都会对整体造成影响。生理的疾病会影响人的功能和情绪,心理的压力和精神抑郁又会导致或加重生理的不适而致病。从这个概念出发,就没有单纯的疾病护理,而是对患病的人的护理。

2.人是一个开放的系统

人既受环境的影响又可以影响环境——适应环境和改造环境。人作为自然系统中的一个次系统,是一个开放系统,与周围环境不断地进行着物质、信息和能量的交换。人的基本目标是保持机体的平衡,包括机体内部各次系统间以及机体与环境间(自然环境和社会环境)的平衡。人必须不断调节自身的内环境,以适应外环境的变化,应对应激,避免受伤。强调人是一个整体的开放的系统,是要让护士重视调节服务对象的机体内环境,使之适应周围环境,同时也要创造一个良好的外环境,以利于人的健康。

3.人对自身的健康负有重要的责任

生物-心理-社会医学模式强调人是一个整体,强调人的心理、社会状态对人的健康的影响。因此,人不是被动地等待治疗和护理,而对自身的良好的健康状态有所追求,并有责任维持健康和促进健康,在患病后努力恢复健康。充分调动人的这一内在的主观能动性,对预防疾病促进康复是十分重要的。这个概念对护理工作提出了新的要求,患者不仅仅需要照顾,更需要指导和教育,以便最大限度地进行自我护理。

(二)关于健康的概念

世界卫生组织(WHO)关于健康的概念,指出:"所谓健康就是在身体上、精神上、社会适应上完全处于良好的状态,而不是单纯地指疾病或病弱。"也就是说,它不仅涉及人的心理,而且涉及社会道德方面的问题,生理健康、心理健康、道德健康三方面构成健康的整体概念。这标志着以健康和疾病为研究中心的医学科学进入了一个崭新的发展时期。对健康的概念一直是医学模式的焦点。在新的医学模式下,护理学对健康的概念主要包含了以下一些基本思想。

(1)健康是动态的过程,没有绝对静止的健康状态。健康和疾病也没有绝对的分界线,而是一个连续的过程。护理工作要参与健康全过程的护理,包括从维持健康的最佳状态直到让患病的濒死的人平静、安宁地死去。

(2)健康是指个人机体内各个系统内部、系统之间以及机体和外部环境之间的和谐与平衡。最良好的平衡与和谐就是最佳的健康状态。包括所有生理、心理、精神、社会方面的平衡与协调。

(3)健康是有不同水平的。没有绝对的、唯一的"健康"标准。对某些没有生理疾患的人,但心情抑郁、精神不振、对周围的事情麻木不仁,可认为是很不健康的。而某些已经患了较严重的生理疾患的人,心胸开朗、精神乐观,在其可能范围内最大限度地发挥机体的潜能,可以认为在这种情况下,这些患者是比较健康的。

(4)健康的概念是受社会和文化观念影响的。不同的人会对自己的健康有不同定义。观念转变会影响人对健康的理解。护理工作可以通过宣传教育,改变人们对健康的理解。

(三)关于环境的概念

生物-心理-社会医学模式重视人与环境的相互影响。不仅是自然环境,同样包括社会环境。现代护理学对环境有以下认识。

1.人与环境是紧密联系的

人的环境分为内环境——人的生理、心理活动,外环境——自然环境和社会环境。自然环境包括人生存的自然空间、水、空气、食物等。社会环境则是指经济条件、劳动条件、卫生和居住条件、生活方式、人际关系、社会安全、健康保健条件等。

2.环境影响人的健康

良好的环境可以促进人的健康,而不良的环境则可能对人的健康造成危害。护理人员有责任帮助自己的服务对象正确认识个体所处的环境,并且尽可能地利用良好的环境,改造不良环境,以利健康。

3.人体应与环境协调和统一

环境是动态的、变化的,人体必须不断地调整机体内环境,使其适应周围环境的变化。如果人体不能很好地与环境相适应和协调,机体的功能就会发生紊乱,以致引起疾病。

4.环境是可以被人改造的

新模式认为人与环境这一对矛盾中,人不完全是被动的。人可以通过自身的力量来创造和改变某一环境。护士的任务则是为患者创造一个有利于康复的环境。

(四)关于护理的概念

护理的定义反映了一个人、一个团体和一个社会对护理的认识。这种认识随着医学模式的转变以及社会所赋予护理的任务而不断变化。自从南丁格尔创立护理工作以来,世界范围内有各种各样有关护理的定义,从不同的侧面阐述了对护理及护理学的认识。现代护理学对护理的概念大致包含以下内容。

(1)护理是一个帮助人,为人的健康服务的专业。护理的任务是促进健康,预防疾病,帮助患者康复,协助濒死的人平静地、安宁地死去。这些都是在满足人们不同的健康需求。

(2)护理的服务对象是整体的人,包括已经患病的和尚未患病的人,因此护理工作不仅仅限于医院。

(3)护理学是一门综合自然科学和社会科学知识的科学,是一门独立的应用性学科。护理工作研究和服务的对象是具有自然和社会双重属性的人,不仅要有自然科学(如数学、物理、化学、生物医学等)方面的知识,也要了解社会科学(如心理学、美学、伦理学、行为学、宗教信仰等)方面的知识,才能很好地了解自己的服务对象并为其提供恰当的、优质的服务。

(4)护理既是一门科学,又是一门艺术。护理的科学性表现在护理工作是以科学为指导的。如各种护理操作,消毒无菌的概念。药物的浓度、剂量和使用方法、各种疾病的处理原则等都必须严格遵循客观规律,不可以有丝毫的"创造"和盲干,这是人命关天的大事。而护理又是一门艺术,它不仅表现在护士优雅的举止、整洁的仪表和轻盈的动作能给人以舒适的美感,更主要的是表现在每个患者的情况是千差万别的,护士必须综合地、创造性地应用所掌握的知识,针对每个患者的具体情况提供不同的护理,特别是对不同年龄、不同文化背景、不同心理状态的人,使他们都恢复到各自的最佳状态,这本身就是一项非常精美的艺术。

(5)护理学是一门正在逐渐完善和发展的专业。现代护理学的发展,产生了护理学独特的理论,并且综合和借鉴了相关专业的知识和理论,正在形成护理学独立的知识体系和研究方向。护理学的研究重点和工作重心已经同传统模式下的护理有了很大的不同,但是作为一门专业,目前还不十分完善。护理学的不断发展,将有助于整个医疗保健事业的发展。我们相信,在新的模式下,护理学将会有更快的发展。

二、护理工作内容和护士角色的扩展

医学模式的转变带来了护理模式、护理工作内容以及护士角色的重大的变化,同以往相比,护理工作内容和护士角色都较传统模式下有了相当大的扩展。

(一)护理模式的变化

在生物医学模式下,是以疾病为中心的护理模式。协助医师诊断和治疗疾病、执行医嘱是护理工作的主要内容。无论护理教育还是临床护理,强调的都只是对不同疾病的护理。在这种模式下,护理没有自己的理论体系,医疗的理论基本就是护理的理论。在以疾病为中心的模式下,护理工作强调的是疾病的护理常规,而不太考虑作为患病的人是什么样的人。护理操作技术是护士独特的本领。因此,在这一模式下,护理仅是一门技术,而不可能成为专业。护理工作也只能是医疗工作的附属,而没有自己独特的研究领域。

生物-心理-社会医学模式的出现,使护理模式由以疾病为中心转向以整体的人的健康为中心,强调了疾病是发生在人体上的。由于对人、健康、环境、护理等概念的转变,提出了整体护理的思想。

整体护理的思想包括以下几项。

(1)疾病与患者是一个整体。

(2)生物学的人和心理、社会学的人是一个整体。

(3)患者和社会是一个整体。

(4)患者和生物圈是一个整体。

(5)患者从入院到出院是一个连贯的整体。

这一新的模式的形成,改变了护士的工作重点和工作内容,也改变了护理教育的课程设置结构,以及护理管理的重点。除了完成医嘱指定任务之外,护理注重人的心理、社会状态,注重调动患者的内因来战胜疾病。

生物-心理-社会医学模式不仅改变了护理以疾病为中心的模式,建立了以患者为中心的模式。还促使护理模式向更新的阶段——以人的健康为中心的模式发展。在这种模式下,护士的服务对象不仅仅是已经患病的人(不论是住在医院的还是回到家中的),而是所有的人,包括尚未患病的人。世界上一些发达国家的护理工作正由医院内扩展到社区,我国的护理工作正在朝着这个方向努力前进。

(二)护理工作内容的变化

在旧的模式下,护士工作的重点是执行医嘱、协助医师诊治疾病和进行各项技术操作,帮助患者料理生活和促进其康复。护理工作的主要场所是诊所和医院。

在新的模式下,护士的工作除了执行医嘱、协助医师诊治疾病以外,扩大了对患者心理、社会状况的了解,进行心理和精神的护理;健康宣教和指导,使患者尽快恢复健康,减少并发症,最大限度地发挥机体的潜能;教育人们改变不良的生活习惯,主动调节个人的情绪等来预防疾病;及时针对患者的情况与医师和家属进行沟通等。

护士工作任务的扩大还导致了护士工作场所的扩大。由于对健康和疾病是连续和动态过程的理解,对环境的重视,使护理工作从医院扩展到社区,从对患急性疾病的人的护理扩大到对患慢性病和老年患者的护理,从对患病人的护理扩大到对尚未患病人的护理;从对个体的护理扩大到对群体的护理。这些任务的扩展为护理工作提供了更为广阔的天地和研究领域,也使护理工作在医疗卫生保健队伍中发挥越来越大的作用。

(三)护士角色的变化

由于护理模式和护理工作任务的变化,护士的角色也由原来传统模式中单纯是照顾者扩大到多重角色。在现代护理学中,护理工作要求护士除了是照顾者(照顾生病的人)之外,还是教育指导者(对患病的人和尚未患病的人)、沟通交流者(医师和患者之间、患者和家属之间、患者和社区保健机构之间、其他辅助人员和患者之间)、组织管理者(病房、诊断、社区)和研究者。

三、现代护理学的研究范围

护理工作任务和功能的转变,向护理学的研究范围提出了新的要求。就致力于人类健康这一总目标来说,护理学作为医学科学的组成部分,仍然是始终如一的。100多年来,护理学在各种疾病的护理和常规护理方面积累了相当丰富的经验,形成了较为完整的内容体系。但在生物-心理-社会医学模式下,护理内容和任务日益扩展。把护理学的研究范围仅限于疾病护理(虽然目前我国在这方面的研究仍不够),显然是不能满足科学发展要求的。为适应新的情况,现代护理学的研究范围应包括以下方面。

(1)各种疾病的护理技术和要求:探索新技术应用对护理所提出的新课题,如现代社会常见疾病:心理精神方面疾病、免疫及器官移植、老年病、慢性病、长期依赖药物或某些人工装置存活(如心脏起搏器、瓣膜置换)等患者的护理中的问题。

(2)精神和心理的护理:如患者心理变化的规律、心理平衡的训练与建立,患者心理状态同疾病愈后的关系,护士(医师)行为对患者心理环境的影响,特殊心理护理措施与方法等方面的研究。

(3)社会护理:如社会环境对健康的影响;社会保健体系的构成和建立;家庭护理的体制;健康人成为患者(角色改变后)使社会关系发生变化;建立公众健康指导对预防疾病或慢性患者康复的作用等。

(4)护理管理中的科学化、知识化以及与其他专业人员的协调配合等问题的研究。

(5)人们的健康概念,寻求健康的行为和方式以及在此过程中可能存在的问题。

(6)护理教育方面知识结构、能力要求,在职人员教育等方面问题。

(7)健康宣教方面的问题:对不同年龄、不同健康状态(智力和精神)的人的教育策略和手段等方面的研究。

(8)高科技发展对护理的要求:如器官移植、影像技术和遗传技术的应用、航天等环境中有关人的健康的护理问题等。

由于医学科学以及心理学、行为科学、社会学的巨大进步,特别是医学模式的转变,为各种护理行为提供了理论支持。护理学发展到今天,已经或正在形成护理学本身的学说和观点。护理学已经发展成为既包括护理理论又包括实现这些理论的各种手段(技术)的一门科学。护理学已经逐渐形成一门独立的专业。虽然作为一门科学和专业,特别是在我国,还需要进一步丰富、完善、补充和发展。护理学所面临的研究课题虽然很多,但是树立护理是一门科学、一个专业,而不仅是一个职业这一观点,必将有利于推动我国护理学的发展,有利于提高护理工作的社会地位,有利于人民的健康保障。

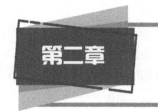

护理方法

第一节　系统化整体护理

　　系统化整体护理是于 20 世纪 90 年代早期发展的一种新的护理模式,是以现代护理观为指导,以护理程序为核心,将临床护理服务与护理管理科学地结合起来,其特点是按照护理程序的科学工作方法,以患者为中心,为患者解决问题,系统地实施整体护理的临床护理组织管理模式。

一、系统化整体护理产生和发展

　　20 世纪 70 年代,世界范围内的医学思想发生了巨大的变化,世界卫生组织对健康赋予了新的含义,而生物-心理-社会医学模式的诞生,使以疾病为中心的护理模式向以患者和人的健康为中心的系统化整体护理转变。1994 年护理博士袁剑云教授将系统化整体护理引入我国。自此,我国护理界掀起了一场改革的浪潮——从功能制护理向系统化整体护理的转变。它是一项提高护理质量、改善护士形象,促进护理事业发展的新举。系统化整体护理在我国的发展大致经历了以下 3 个阶段。

(一)引进学习阶段

　　1994 年在卫生部(现卫健委)医政司和中华护理学会的协助下,袁剑云博士先后在北京、山东、上海等十多个省市举办"系统化整体护理与模式病房建设"研习班,帮助大家学习和理解系统化整体护理的内涵和实质。

(二)模式病房试点阶段

　　受过培训的护理管理者及护理骨干们回院后纷纷以不同方式、最快的速度宣传、推广系统化整体护理。1995－1996 年整体护理模式病房的试点工作在全国各大医院相继开展起来。

（三）模式病房全面推广阶段

模式病房的试点工作取得了显著成效后，卫生部（现卫健委）大了对模式病房建设的支持。卫生部（现卫健委）还成立了全国整体护理协作网及全国整体护理专家指导组，对具体工作进行指导，以确保整体护理的顺利进行。

二、系统化整体护理的内涵

系统化整体护理是以现代护理观为指导，以护理程序为核心将护理临床业务和护理管理的各个环节系统化的工作模式。核心是护理程序，以"整体性、系统化"为基础，为患者解决问题的一种科学方法。

（一）整体性

狭义的整体性是指护理应把服务对象视为生物的、社会的、文化的、发展的人，强调以"人"为中心，护理就是要解决人的整体的健康问题。广义的整体性是指护理专业的整体性，指护理行政与业务、护理管理与品质保证、护理教育与研究以及临床护理业务等各个环节都应紧密联系，相互配合，协调一致，以保证整体护理水平的提高。其内涵包括以下4点：①应把患者作为一个整体；②人的一生的整体；③社会的人的整体；④护理制度、护理管理、服务质量、护士素质等是一个整体。

（二）系统化

护理本身是由一些相互关联和相互作用的部分组成的一个系统的整体。护理业务和护理管理的各个环节、护理程序的各个步骤及护理人员之间的沟通网络的协调一致，连续且环环相扣的完整统一。"系统化"可分3个层次来理解。第1个层次是临床的工作上，"护理程序"必须系统化，护士对每个工作环节都要做到以护理程序为框架，环环相扣。第2个层次是在医院管理上系统化，在确立护理管理制度、护理职责与护士行为考核标准、考虑护理人员调配与组织、进行护理质量评价都应以护理程序为框架。第3个层次是在实施系统化整体护理时，为使中国护理改革向前推进，必须在国家政策法规和各级行政管理方面的系统化，有国家层面、省市层面、机构层面和个人层面。

三、系统化整体护理的影响

（一）转变了护士单纯执行医嘱的从属地位

系统化整体护理是以护理程序为核心，护理程序包括评估、诊断、计划、实施和评价五个步骤。它的出现标志着护理人员从单纯的"操作者"转变为"思考者"。实施整体护理后，护士有了自己的护理诊断，有了自己的工作模式——护理程序,除了执行医嘱外,把更多的时间用于患者的诊断和健康问题的解决上。

(二)将健康教育纳入护士的日常工作,密切了护患关系

系统化整体护理要求护理人员把健康教育贯穿于护理操作的全过程。通过健康教育使护理人员更好地了解患者,正确地评估、照顾患者,建立良好的护患关系。

(三)规范了护理表格,便于评价护理效果

系统化整体护理以护理程序为框架设计各种护理表格,如患者入院评估表、健康教育表、住院评估表等。每一份表格都有自己的作用,各表相互联系,环环相扣,它不仅详细地记录了患者住院期间的护理全过程,及时准确地反映了患者情况,而且在护理记录中把患者的问题、护理措施与结果评价联系起来,以体现出患者经护理后的最终效果。

四、责任制护理与系统化整体护理异同点

(一)共同点

责任制护理与系统化整体护理均以现代护理观为指导,按照护理程序的理论与方法开展工作。它们强调护士不是被动的执行者,而是主动的思想者;护士应对患者负责,而不是仅对医师负责;护理不是单纯的技术操作和疾病护理,而是涉及生理、心理、社会等各层面的整体护理;恢复健康的过程不是医护人员单方面的活动,而是医护及其亲属共同参与和合作的活动过程。

(二)区别点

(1)责任制护理具有以下特点:强调责任护士应由业务水平高、临床经验丰富的护士承担;强调对患者的护理应有连续性。

(2)系统化整体护理具有以下特点:认为每个护士都可以做责任护士;重视健康教育,视护理为护患合作性活动;采用标准化护理表格,以减少护士用于病历书写工作时间。

第二节 临床护理路径

临床护理路径(CNP)是一种科学高效的医学护理管理模式,是综合多学科的医疗护理管理计划,属于临床路径的范畴。CNP 和临床路径两者是相辅相成的,对临床路径的全面理解和学习能更好地促进对临床护理路径的掌握。

一、临床路径

临床路径的概念最早起源于美国。20 世纪 70 年代早期,美国高速发展的医疗技术和政府服务项目收费的医疗体制及不断增加的慢性疾病和老年人口等因素,导致医疗高费用和健康服务资源的不适当利用。美国政府为了降低医疗费用的增长,采用了一系列控制医疗资源适当利用的措施。在工业生产中应用广泛的关键路径技术遂被引入到临床工作中,临床路径因而诞生。其基本原则是根据疾病严重程度的标准和医疗护理强度的标准,政府根据相应的疾病只对医院提供的适当的临床健康服务项目补偿医疗费用,以调控医院临床服务的适当性,控制过度利用。其基础是由耶鲁大学研发的"诊断关联群(DRGS)"。因此,医院只能改变内部结构和运作方式,不断寻求提高医院的营运效率,提高医疗服务质量,降低医疗成本的措施。

临床路径是经过医护人员仔细地调查、核准,经医疗专家科学论证并经多学科组成员共同商讨制订的疾病康复路径图,是针对某一个病种(或手术),以时间为横轴,以入院指导、诊断、检查、治疗、护理、教育和出院计划等手段为纵轴,制订标准化的治疗护理流程(临床路径表)。它以缩短平均住院口,减少医疗费用支出,节约医疗资源为目的,增强了诊疗活动的计划性,从而有效地降低医疗成本和有效运用资源;同时也有利于医疗服务质量的控制和持续改进。

医院拥有领导的重视和支持,并且做好充分的思想动员与培训后方可开展临床路径。开展临床路径应遵循以下步骤。①充分尊重患者的意见。②选择要推行的疾病或手术。③选择开展临床路径的团队人员。④制订临床路径图。⑤确定预期目标、建立评价标准。⑥资料的收集与记录。⑦阶段评估与分析。

随着中国医疗卫生事业的发展,以患者为中心的整体医疗与整体护理正在作为一种先进的服务理念广为应用。我国已于 2009 年 12 月试点启动临床路径,2010 年 1 月至 2011 年 10 月组织开展试点实施,现已完成了评估总结工作,获得了丰富的经验。自之后,得到普遍应用。

二、CNP

CNP 是患者住院期间的护理模式,是有计划、有目的、有预见性的护理工作。它通过依据每天护理计划标准,为患者制订从入院到出院的一整套医疗护理整体工作计划和健康教育的路线图或表格,使护理工作更加标准化、规范化。

(一)CNP 的产生和发展

1985 年美国波士顿新英格兰医疗中心的护士 Karen Zander 和助手们最先

运用护理程序与工业中关键路径的概念。之后,CNP 逐渐在欧美等国家地区得以应用和推广,到 20 世纪 80 年代末,CNP 已经成为美国开发的护理标准化工具。虽然 CNP 已于 20 世纪 90 年代传入中国大陆,但直到 2002 年在北京召开了"临床路径研讨会"后,临床路径才开始应用于医疗护理服务。随着 CNP 在国内许多医院不断推广和研究,CNP 作为医院医疗质量与服务质量管理改革的一项重要工具,已取得了明显的效果。现已应用广泛。

(二)CNP 的实施

1.CNP 的制定

CNP 是指导临床护理工作的有效工具,它的制定必须满足以下条件。

(1)体现以患者为中心的原则。

(2)由多学科组成的委员会共同制订护理路径。

(3)以取得最佳护理效果为基本水准。

(4)依据现有的国际、国内疾病护理标准。

(5)有委员会签署发布的文字资料,能结合临床实践及时予以修改。

(6)由委员会定期修订,以保证符合当前的护理标准。

2.CNP 的内容

CNP 通常包括:查看前一天护理路径记录、实验室检查,实施治疗护理措施、用药、饮食、健康教育等。

3.CNP 的步骤

(1)患者入院后由主管医师、责任护士对患者进行评估,建立良好的护患关系,解释 CNP 的有关内容、目的和注意事项等,患者和家属同意实施后与之签订知情同意书。

(2)护理小组长协同责任护士 24 小时内制订护理计划。

(3)CNP 护理篇放于护理病历中,便于当班护士按照 CNP 上的参考时间落实措施,将 CNP 患者篇悬挂于床尾,告知患者在各时间段医师和护士将要为他们做的治疗和护理。

(4)护理小组长按每阶段内容认真执行和评估,病区医师、护士共同参与CNP 实施,并得到科主任的指导。

(5)护士长通过每天的护理查房督查是否达到预期目标并进行指导,科护士长不定时检查与指导。对不能达到预期目标者,质量控制小组人员共同分析,给予修改、补充或重新制订护理计划和措施,完善和更新 CNP。

(6)出院前护士长对 CNP 成效指标进行总结评价。

（三）CNP 的作用

CNP 作为一种提高医疗护理质量,降低医疗护理成本的全新医疗护理服务模式,现已受到越来越多的医院管理者和医护人员的青睐并接受。

CNP 主要有以下几个作用。

1.有利于健康教育的规范化,显著地提高护理效果

CNP 实施之后,使护士有更多的时间深入病房,按设置好的程序有序执行,保证临床护理工作持续改进和提高,使健康教育做到有章可循,明显提高了整体护理质量。和以往对患者单纯的灌输式的单一教育不同,CNP 教育方式是通过个别指导、讲解、操作示范、观看录像等方法,使健康教育模式向多向式交流转化。

2.有利于提高患者的生活质量

CNP 的制订须遵循以患者为中心的原则,在具体的临床工作中护理人员也应以患者为中心指导、协调护理工作。CNP 以严格的时间框架为指导,使患者明确自己的护理目标,充分尊重了患者的知情权和监督权。不同的护理人员在CNP 的帮助下也能很好地交流、传递信息,保证患者的护理工作的延续性。

3.有利于护理工作的标准化,提高护理质量

CNP 是经多学科委员会审定的科学、实用、表格化的护理路线图。护理人员有预见性、计划性、主动性、连续性地实施护理,帮助患者以最快的速度完成各项检查、诊疗,掌握好相关健康知识,对疾病发展、转归、预后进一步了解,使患者变被动为主动地配合治疗和护理,并能有效地减少护理疏漏。CNP 使记录简单、一目了然,减少了护理文件书写记录的时间,护士有更多的时间,按设置好的程序有序执行。CNP 克服了部分护理人员知识的缺陷,有章可循,明显提高了整体护理质量。

4.有利于增强医护人员团结协作精神

CNP 让护理人员能够全面、准确地观察患者病情,能及时向医师提供患者的全面、准确分析的信息,从而减少不必要的医疗处置,避免资源浪费,同时减少病患住院时因医护人员处理程序不同而产生的各种变异情况。医护人员团结协作精神得到增强,保证了患者住院期间医护工作的连续性和协调性,从而提高了服务质量和工作效率。

5.有利于有效地减少护理差错,提高患者对医院工作满意度

CNP 可使单病种的诊疗过程更加标准化、规范化、程序化,医务人员可以按照规程指导为患者提供医疗服务,以此来规范医疗行为。由于患者在住院期间能得到最有效、最有利的医疗护理服务,因此在很大程度上能杜绝护理人员由于遗忘或个人疏忽造成的护理差错,从而避免医疗纠纷或医疗事故的发生。

CNP 已在我国很多地区进行了尝试,不少患者在其中接受人性化的护理服务,能真切感受到护士的关爱与亲情,无论从生理还是心理上均能使其获得极大的满足感和安全感,充分体现了"以人为本"的护理内涵。

三、变异的处理

患者在住院期间不一定完全都能按照预先设计好的路径接受诊疗和护理,个别患者在假设的标准中出现偏差或在沿着标准临床路径接受医疗照护的过程中有所变化的现象称为变异。

根据引起变异因素的来源不同,临床路径研究人员将变异分为 3 类,即与医院系统相关的变异、与医务人员相关的变异和与患者相关的变异。

一旦出现负性变异,医务人员应迅速分析其原因,科学而全面地分析变异原因,结合客观实际,找出解决变异的最佳措施,不断修改、完善临床路径,积累经验。变异处理的成效如何,很大程度上取决于所有医疗服务人员对变异的认识和接受程度以及医院各个系统和部门的合作与协调。需特别强调的是,对于变异的处理应因人而异、因地制宜,任何情况下都不能偏离科学的论据与论断,只有这样,才能使临床路径得到不断的完善和发展。

第三节 循 证 护 理

循证护理是 20 世纪 90 年代受循证医学影响而产生的一种新的护理理念,直译为"以证据为基础的护理",Muhall 将其定义为"护理人员在计划其护理活动中,将科研结论与临床经验、患者需要相结合,获取实证,作为临床护理决策的过程。"

一、循证护理的产生与发展

循证护理的产生源于循证医学。1991 年加拿大 McMaster 大学的内科医学 Guyatt 博士在前人的基础上最先提出了"循证医学"这一术语。同校的大学护理系的 Alba Dicenso 教授最早将循证医学应用于护理工作,提出循证护理的概念,之后其观点迅速得到了广泛的关注和研究。循证护理在 20 世纪 90 年代迅速兴起和发展得益于两个条件:信息与网络技术的发展和政府的重视。

循证护理是 20 世纪 90 年代伴随着循证医学的发展而产生的一种护理新理念、新概念、新观点和新思维。如今循证观念正在向许多其他学科渗透,其中循证护理既是循证医学的重要组成部分,又是独立的实践与研究领域,已引起世界上许多国家的重视。循证护理是护理人员在计划其护理活动过程中,将科研结论与临床经验、患者需求相结合,获得实证,作为临床护理决策依据的过程。

随着中国护理事业的发展,临床护理、护理科研和护理教育体系不断完善,以实证为基础的循证护理已经开始受到学术界和临床护理工作者的高度重视。因此,积极探讨循证护理实践与研究,提出切实可行的对策,对促进中国循证护理的运用和发展,提高护理质量具有重要意义。

二、循证护理的概念与内涵

(一)概念

循证护理又称实证护理或以证据为基础的护理,其定义为慎重、准确、明智地应用当前所获得的最佳的研究依据,并根据护理人员的个人技能和临床经验,考虑患者的价值、愿望与实际情况,将三者结合起来制订出完整的护理方案。其核心是运用现有最新最好的科学证据为服务对象提供服务,即以有价值的、可信的科学研究结果为证据,提出问题,寻找实证,并且运用实证,对患者实施最佳的护理。

(二)内涵

循证护理包含 3 个要素:①可利用的最适宜的护理研究依据;②护理人员的个人技能和临床经验;③患者的实际情况、价值观和愿望。护理人员在制订患者的护理计划时应将这 3 个要素有机地结合起来,树立以科学研究指导实践、以科学研究带动实践的观念,促进护理学科的发展。同时,专业护理人员的经验积累也是护理实践不可缺少的财富。整体护理的中心理念是以患者为中心,从患者的实际情况出发,这同样也是循证护理的基本出发点,如果只注重统一化的所谓最佳行为,就会忽视个体化的护理。

三、循证护理的实践程序

(一)实践循证护理的原则

循证护理的操作原则是根据可靠信息决定护理活动,实践循证护理应遵循的原则包括以下几点。

(1)根据有关护理信息提出相应问题。

（2）根据最优资料和临床资料，搜索最佳证据。

（3）评价各种证据的科学性和可靠性。

（4）结合临床技能和患者的具体特点，将证据应用于临床实践。

（5）评价实践后的效果和效率并进行改进。

（二）循证护理的实践程序

一个完整的循证护理程序是由 5 个基本步骤组成：①确定临床护理实践中的问题；②检索有关文献；③分析与评价研究证据；④应用最佳证据指导临床护理实践；⑤实践反馈，对应用的效果进行评价。

（三）循证护理应用方法举例

根据临床问题和情况，按照循证护理程序的实践步骤实施，举例如下。

例：对创伤性骨折患者出现患肢肿胀、疼痛问题进行循证护理实践。

（1）确定问题：多数创伤性骨折患者急诊入院时患肢肿胀明显，疼痛难忍，治疗上通常静脉滴注 20％甘露醇或 β-七叶皂苷钠，5～7 天肿胀消退方可进行手术，不仅增加了患者的经济负担和护理人员工作量，也影响到病房床位周转。

（2）检索证据：查阅相关资料，获得具体检索结果。

（3）分析、评价证据：冷疗可以使局部创面迅速降温，并可抑制组胺类炎性递质的释放，抑制微血管的通透性，减轻水肿，抑制高代谢，使局部温度降低到皮肤疼痛阈值下，从而有效缓解肿胀与疼痛。

（4）应用证据：对急性创伤（伤后 24～48 小时），患肢明显肿胀、疼痛但周围循环良好的患者进行冷疗，同时可将患肢抬高 15°～20°，观察肿胀消退及周围血运情况。

（5）评价护理效果：患肢 2 天后明显消肿，疼痛减轻，第 3 天可以进行手术。

四、循证护理对护理工作的促进

（一）促进护理科研成果在临床中的应用

循证护理的过程中，护理人员在临床实践中查找期刊资料和网络资源的同时，也运用了相关问题的先进理念和科研成果，这些科研成果又在临床实践中得到验证推广及修正，并再次用于指导临床护理实践。

（二）促进护理人员知识更新及科研水平的提高

循证护理是科学指导护理实践的方法，使以经验为基础的传统护理向以科学为依据的现代护理发展。在循证护理实践时，护理人员要打破基于习惯轻视研究的传统，这就要求护理人员具备扎实的医学知识、专业技能和临床护理知识，不断提高和丰富自己的专业水平，完善自身知识结构，才能准确把握，圆满完成护理任务。

（三）改进护理工作效率,提高护理服务质量

推行循证护理能提高临床护理工作质量和卫生资源配置的有效性。将证据应用于临床护理实践,可以避免一些不必要的工作步骤,一些低效率的操作也能被经过实践证明更有效的操作所取代,同时还可以减少不必要的试验性治疗。因此,花费在低效率操作和试验性干预上的时间和费用就可大大缩减,使护理实践工作在效率和效益两方面受益。

（四）促进护患关系的改善

循证护理改变了以往医护人员掌握主动权而患者只能被动接受治疗护理的传统观念,要求护理人员有义务和责任将收集、获取的信息、证据告知患者及家人,使其了解当前有效诊疗方法、不良反应及费用等,护患双方相互交流互动,使患者及家人根据自己的意愿和支付能力酌情进行选择,增强了患者自我意识和能力,有利于获得患者及亲属的信任,达到最佳护理效果。因此,循证护理使传统的护患关系发生了质的变化。

（五）循证护理促进护理学科的发展

许多护理手段停留在约定俗成的习惯与经验阶段,缺乏科学依据。循证护理理念的出现打破了传统的思维和工作模式,为护理学的发展指明了方法论,使临床护理发展科学化,它以科学的方式促使经验向理论升华,从而促进了护理学科的发展。

（六）具有很大的经济学价值和法律意义

循证护理的理念是将科学与技术结合起来,为成本-效益提供依据,有利于节约资源,控制医疗费用的过快增长,具有经济学价值。此外,循证护理是通过正确利用及分析大量的临床资料来制订护理决策的,在此基础上进一步做出判断以指导临床各项治疗、护理措施,这一过程有着严格的事实依据。在法律规范日臻完善和患者维权意识日益增强的今天,将循证护理运用于临床不失为临床护理人员维护患者利益和保护自身合法权益的有力的措施。

循证护理是20世纪90年代护理领域中兴起的新观点、新思维,这个观念同整体性护理一样,应渗透到护理的各个领域,一旦为护理人员所认同和接受,将使护士行为产生巨大的转变。

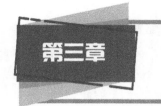

第三章　常用护理技术操作

第一节　有创机械通气

机械通气是指当呼吸中枢或呼吸器官自身异常,导致不能维持正常的气体交换,发生(或可能发生)呼吸衰竭时,以机械装置(呼吸机)完全代替或辅助患者自主呼吸的一种治疗措施。根据是否需要建立有创人工气道,又可分为有创机械通气和无创机械通气。有创机械通气是指通过建立人工气道(经鼻或口进行气管插管、气管切开)进行的机械通气方式。

一、病情观察与评估

(1)监测生命体征,观察有无呼吸、心率增快。

(2)评估患者配合度,决定是否需要镇静、镇痛。

(3)评估有无因躁动或镇静不足引起非计划拔管的风险。

二、护理措施

(一)呼吸机准备

(1)连接呼吸机管道各部件,连接呼吸机电源、气源(氧气、压缩空气),开机,自检。

(2)根据病情需要预置通气方式及参数,连接"膜肺",检查呼吸机运转情况,观察2分钟。

(二)呼吸机与人工气道连接

检查人工气道位置及通畅情况,取下"膜肺",将呼吸机与患者气道紧密相连。

(三)监测血气及调节参数

机械通气半小时后行动脉血气分析,根据血气分析结果选择合适的通气模式,按需调节潮气量、呼吸频率、吸入氧浓度和吸呼比等参数。

(四)呼吸机运转监测

(1)观察呼吸机运转是否正常,记录呼吸机通气模式及各项参数,如吸入氧浓度、潮气量、呼吸频率和呼气末正压等。

(2)观察呼吸机管路冷凝水形成情况,及时倾倒,避免误触发或反流入患者气道,保持管路连接紧密。

(3)观察胸廓运动是否对称,双肺呼吸音是否对称、强弱是否相等。

(4)观察呼吸机工作过程中的各种报警并及时处理:①高压报警常见于痰液较多、管道折叠扭曲、人-机对抗、体位不当和湿化罐灭菌纯化水过多;②低压报警常见于管道连接不紧密、管道脱落和漏气等;③通气不足常见于管道漏气、脱落;④呼吸频率过快常见于参数设置不合理、人-机对抗等。

(5)观察机械通气治疗效果,确定有无机械通气并发症。如出现呼吸急促、氧饱和度下降、气道高压,提示有气胸可能,应及时处理。

(6)按需监测血气分析,并根据结果调整呼吸机参数。

(五)预防呼吸机相关性肺炎

(1)如无禁忌证,床头抬高 $30°\sim45°$,减少胃液反流或误吸的发生。

(2)使用带声门下吸引的气管导管,持续或定期行声门下分泌物引流。

(3)每班监测气管内导管的套囊压力,保持压力在 $25\sim30\ cmH_2O$ 之间。

(4)口腔护理:可选用氯己定、复方氯己定等专用口腔护理液,有真菌感染者可选用 $2\%\sim4\%$ 的碳酸氢钠溶液。口腔护理每 $2\sim6$ 小时 1 次。

(5)不提倡常规更换呼吸回路,有明显污染时需更换;湿化罐内添加灭菌注射用水。

(6)呼吸回路积水杯应处于最低位置,冷凝水不超过积水杯的 $1/2$,避免冷凝水反流入患者气道。

(7)尽早开启肠内营养,减少或停止使用抑制胃酸分泌的药物。

(六)撤机准备及撤机后护理

(1)撤机条件:血流动力学稳定,呼吸中枢能维持自主呼吸节律,可以满足断开呼吸机后呼吸功消耗;氧合良好,吸氧浓度 $\leq40\%$ 的情况下,氧分压(PaO_2)$>60\ mmHg$,呼气末正压(PEEP)$<5\ cmH_2O$。

(2)撤机前停止使用镇静剂。

(3)撤机后给予导管内吸氧,严密观察患者生命体征。鼓励患者多做自主呼吸,锻炼呼吸肌,增强自信心。

(4)呼吸机和急救用品暂留床旁备用,当出现呼吸急促、心率增快和氧饱和度下降等情况时,提示撤机失败,应重新给予呼吸机辅助呼吸。

三、健康指导

(1)告知患者及家属机械通气的目的、注意事项及配合要点。

(2)告知清醒患者床上活动的注意事项,防止管道牵拉、受压、打折、扭曲,防止非计划拔管情况的发生。

(3)指导清醒患者与医务人员进行有效沟通,表达其需要。

第二节　无创机械通气

无创机械通气是指无须建立人工气道(经鼻或口进行气管插管、气管切开)所进行的机械通气方式,主要是经口或鼻面罩实施的正压机械通气方式。

一、病情观察与评估

(1)监测生命体征,观察有无呼吸、心率增快。

(2)观察面部皮肤有无创伤、手术或畸形。

(3)评估意识和合作情况,明确有无排痰障碍。

(4)评估有无因面罩过紧造成压疮的风险。

二、护理措施

(一)卧位

半卧位或床头抬高30°～45°。

(二)选择面罩

根据患者脸型大小选择型号合适的面罩,如口鼻罩或鼻罩。

(三)设置参数

根据患者病情选择合适的通气模式。常用 S/T 模式,呼吸频率为 10～16 次/分,吸气时间为 0.8～1.2 秒,吸气压力(IPAP)为 10～25 cmH_2O,呼气压力(EPAP)为 3～5 cmH_2O,吸氧浓度为 40%～60%。

(四)判断通气效果

观察面罩漏气量大小,患者的面色、呼吸、脉搏,以及血气分析等情况,判断通气效果。

（五）一般护理

（1）口腔护理每 2～6 小时 1 次。

（2）加强气道湿化，鼓励患者咳痰，必要时吸痰，保持呼吸道通畅。

（4）及时倾倒冷凝水（不超过积水杯的 1/2）。

（4）不提倡常规更换管路，如有污染需更换管路。

（六）并发症护理

1.面部压疮

长期机械通气的患者应选择型号正确、佩戴舒适的面罩；保持局部皮肤适宜的温度、湿度，观察接触部位及周围皮肤/黏膜情况，可采用聚氨酯泡沫敷料保护骨隆突处皮肤或与面罩接触部位皮肤。

2.口咽干燥

多见于使用鼻罩又有经口漏气者，指导患者用鼻呼吸，勿张口，多饮水。

3.胃肠胀气

指导患者尽量用鼻呼吸并减少吞咽动作。腹胀后可使用小茴香或芒硝热敷腹部。腹胀明显者尽早采用胃肠减压术或加用胃动力药。

三、健康指导

（1）告知患者使用无创机械通气的目的、意义及配合要点。

（2）告知患者勿自行摘除面罩或调整呼吸机参数。

（3）指导患者进行有效咳嗽、排痰的方法。

（4）需实施保护性约束的患者，告知家属约束的目的，取得理解和配合。

第三节　经皮氧分压/二氧化碳分压监测

经皮氧分压（$TcPO_2$）/二氧化碳分压（$TcPCO_2$）监测是利用监测仪进行的一项无创、连续性监测技术。通过对 $TcPO_2$、$TcPCO_2$ 的持续监测，一方面提供皮肤氧供和灌注的信息，成为有价值的评估外周血管疾病的诊断工具；另一方面可动态了解患者的通气和氧合状况。使用呼吸机的患者亦可指导机械通气参数的调节，避免反复穿刺动脉采血给患者带来痛苦和血液的丢失。

一、病情观察与评估

（1）评估患者病情，是否有经皮氧分压（$TcPO_2$）/二氧化碳分压（$TcPCO_2$）监测的适应证和禁忌证。

适应证：各种原因引起的严重感染、创伤、休克、多脏器功能不全的患者，大手术后患者，慢性阻塞性肺疾病患者，机械通气和机械通气撤机初期患者及糖尿病足患者。

禁忌证：无绝对禁忌证。当患者循环不稳定、末梢循环不良时，会使监测的数值有较大差异。

（2）观察患者意识，评估其合作程度。

（3）观察患者局部皮肤有无水肿、皮损、疖、痈和瘢痕等。

（4）评估患者的血流动力学状况，有无低血压、局部皮肤循环不良、应用大剂量血管活性药物等影响监测结果的因素。

二、护理措施

（一）正确使用监测仪

（1）监测前对氧、二氧化碳电极进行定标（操作按仪器使用说明进行）。

（2）选择患者前胸、手臂、大腿内侧毛细血管丰富且脂肪不多的地方，将电极固定在皮肤上（不要直接压迫电极，避免导致测量无效或引起皮肤溃烂、坏死）。

（3）设置成人加热温度为 43.5 ℃ 或 44 ℃，连续监测 8 小时之后重新定标（把电极从固定环中取下，用滤纸把基础液吸净，再放入电极舱中进行定标），更换监测部位。

（4）使用中的电极膜应每周更换。

（二）局部皮肤护理

使用过程中如出现局部皮肤发红、痒等电极片过敏现象，更换电极片粘贴部位，清除原粘贴部位的凝胶，保持局部清洁干燥。严重时加用抗过敏药物，如阿司咪唑、盐酸异丙嗪等，并停止监测。

（三）排出干扰因素

患者血压低、心排血量低、局部皮肤循环不良、应用大剂量血管活性药物等会产生电极温度变化的表现，所监测的 $TcPO_2$、$TcPCO_2$ 值差异较大，需结合其他方式（如血气分析的 PO_2、PCO_2）进行判断和处理。

（四）异常处理

记录 $TcPO_2$、$TcPCO_2$ 值，发现异常情况，及时报告医师，结合临床情况进行判断和处理。

（五）仪器处理

监测后将监测仪表面用季铵盐类消毒液或 75% 乙醇擦拭消毒备用。

三、健康指导

（1）告知患者和家属经皮氧分压（TcPO₂）/二氧化碳分压（TcPCO₂）监测的目的、意义。

（2）切勿自行去掉监测电极，翻身不可过猛，以免牵扯掉电极或导线。

（3）若感觉皮肤发烫、发痒，及时告知医务人员。

第四节　呼气末二氧化碳分压监测

呼气末二氧化碳分压（PETCO₂）监测是连续测量呼气末二氧化碳水平的一项临床监测手段，可反映机械通气状态下 PaCO₂ 的动态变化，也能反映呼吸、循环功能及肺血流情况。PETCO₂ 正常范围为 35～45 mmHg。

一、病情观察与评估

（1）观察患者病情、意识状态，评估其合作程度。

（2）观察患者的呼吸状态、氧合情况及血气分析结果。

（3）评估人工气道的位置与畅通情况。

二、护理措施

（一）正确使用监测仪

（1）将二氧化碳传感器定标。

（2）将二氧化碳测量设置为"开"。

（3）将二氧化碳测量窗传感器接头连接在接近人工气道侧的呼吸机管路上，或在接近人工气道侧的呼吸机管路上连接带有侧孔的细管，通过负压吸出气道内的气体到二氧化碳传感器进行测定。

（4）将二氧化碳传感器按箭头指示方向安装在测量窗上。

（5）观察 PETCO₂ 波形及数值变化。

（二）测压注意事项

（1）正确连接管道，衔接紧密，无折叠。

（2）保持监测装置清洁，如被痰液污染及时清除并重新定标。

（三）异常情况处理

（1）PETCO₂ 突然降到零：常见于气管插管扭曲、呼吸机管道脱落、二氧化碳分析仪故障。

（2）PETCO$_2$突然降到非零水平：常见于呼吸管道漏气，伴有气道压力升高或降低。

（3）PETCO$_2$基线突然变化或伴有曲线平顶水平变化：常见于校准有误、分析器中有水滴或气道接头处有水凝集。

三、健康指导

（1）告知患者及家属 PETCO$_2$监测的目的及意义。

（2）指导患者正确配合 PETCO$_2$监测，勿随意牵拉管道。

第五节　纤维支气管镜检查

纤维支气管镜检查是利用光学纤维内镜对气管、支气管管腔进行的检查。可在直视下行活检或刷检、钳取异物或清除阻塞物，亦可用于吸除气道内的分泌物，留取痰液标本，并可做支气管肺泡灌洗，行细胞学或液体成分的分析。利用支气管镜可注入药物或切除气管内腔的良性肿瘤等。

一、病情观察与评估

（1）监测患者生命体征，观察呼吸、心率变化。

（2）评估氧饱和度及血气分析结果。

（3）评估患者对消毒剂、局麻药或术前用药是否过敏。

二、护理措施

（一）体位

让患者取去枕仰卧位，头部后仰，肩部垫软枕，下颌略抬高。

（二）检查中观察

（1）密切观察患者有无面色发绀、心率减慢、血氧饱和度降低等症状，如有异常，立即停止检查并给予吸氧，待缓解后再决定是否继续进行检查。

（2）如患者出现心搏骤停，应立即进行复苏抢救。

（三）检查后护理

（1）观察患者有无发热、胸痛、呼吸困难等症状。

（2）患者术后数小时内避免吸烟、谈话或咳嗽，减少咽喉部刺激，以免造成声音沙哑或咽喉部疼痛。

（3）鼓励患者轻轻咳出痰液和血液，如有声嘶或咽痛，可给予雾化吸入。

（4）观察患者分泌物的颜色和性状，术后一般有较短时间的痰中带血，不需处理。若出血量较多，遵医嘱给予止血药物，及时清除气道内分泌物，防止窒息的发生。

（四）饮食护理

检查前禁饮、禁食 4 小时，检查后禁饮、禁食 2 小时，麻醉消失、咳嗽和呕吐反射恢复后可进温凉流质或半流质饮食，进食前小口喝水，无呛咳再进食。

三、健康指导

（1）告知患者检查前、后的注意事项及配合要点，减轻患者紧张情绪，配合检查顺利进行。

（2）告知患者检查后可能有少量出血，属于正常现象，若出血量大，及时告知医务人员。

第六节　振动排痰技术

振动排痰是根据物理定向叩击原理，由垂直于身体表面的垂直力和平行于身体表面的水平力作用，移动和排出分泌物和代谢废物，使支气管平滑肌舒张，改善肺通气状况。

一、病情观察与评估

（1）观察患者病情、意识状态，评估其合作程度。

（2）观察患者背部皮肤有无破损、皮疹、感染。

（3）观察患者有无肋骨骨折、气胸、胸腔积液、出血性疾病、肺部血栓等禁忌证。

（4）评估有无痰液不能及时排出导致窒息的风险。

二、护理措施

（一）体位

根据病情选取坐位、半卧位或侧卧位。

（二）排痰治疗时间

选择餐前 1～2 小时或餐后 2 小时进行治疗，不宜在饱餐后进行。

(三)排痰治疗模式选择

根据病情、年龄、体质和治疗目的选择合适的叩击头、振动频率、振动时间，一般患者选择的频率为 30～40 次/分(15～30 Hz)，操作时间为每次 10～20 分钟，每天 2～4 次。

(四)振动排痰治疗

(1)在排痰过程中根据患者情况，调整叩击头的位置和方向，从下向上，由外向内，叩击头紧贴皮肤，一手轻轻捏住叩击头手柄，另一手引导叩击头，轻加压力。

(2)操作过程中观察患者的呼吸及面色，询问患者感受，如有不适，暂停操作，对症处理。

(五)振动排痰治疗后护理

(1)为避免发生交叉感染，使用一次性叩击头罩，一人一换。

(2)振动排痰仪使用季铵盐类消毒液擦拭消毒备用。

(3)鼓励患者咳嗽排痰，必要时进行吸痰。

三、健康指导

(1)告知患者振动排痰的作用，以及操作配合要点。

(2)告知患者正确咳嗽排痰的方法。

第七节　动脉采血技术

动脉采血是通过动脉抽取血液标本，进行血气分析，检测有无酸碱平衡失调、缺氧或二氧化碳潴留，判断有无呼吸衰竭及其程度，为诊断和治疗提供可靠依据。

一、病情观察与评估

(1)监测生命体征，观察患者体温、呼吸变化。

(2)观察患者意识状态，评估其配合程度。

(3)观察穿刺部位有无皮损、红肿及动脉搏动强弱。

二、护理措施

(一)体位及穿刺部位选择

取合适体位,充分暴露穿刺部位,首选桡动脉,其次足背动脉。若为股动脉穿刺,穿刺侧肢体需外展。

(二)消毒及穿刺

消毒穿刺部位,戴无菌手套,操作者的示指、中指固定动脉搏动最明显处,持注射器在两指间垂直或与动脉走向呈 45°角刺入动脉,一般采血 1～2 mL。

(三)拔针

用无菌棉签垂直按压穿刺部位 5～10 分钟,防止出血或局部形成血肿。

(四)标本处理

排尽标本内的空气,切勿回抽,并用橡皮塞封闭针头以隔绝空气,轻轻转动针栓使血液与肝素充分混合,及时送检。

三、健康指导

(1)告知患者采取动脉血的目的、意义及配合要点。

(2)告知患者穿刺部位如有肿胀、疼痛、渗血等情况,需及时告知医务人员。

第八节　中心静脉压监测

中心静脉压是指右心房及上、下腔静脉胸腔段的压力,其变化可反映血容量和右心功能。正常值为 5～12 cmH_2O。监测方法有标尺测量法和持续测量法。

一、病情观察与评估

(1)监测生命体征,观察患者有无体温、脉搏、呼吸、血压异常。

(2)观察患者能否平卧。

(3)评估中心静脉导管置管深度、管道是否通畅。

二、护理措施

(一)标尺测量法

1.测量方法

(1)三通连接测压装置、输液器及中心静脉管路。

(2)测压管固定在有刻度的标尺上。

(3)零点调节:将测压管刻度上的"0"调到与右心房平行(相当于平卧时腋中线第4肋间)水平处;或用水平仪标定右心房水平在测压管上的读数,该读数就是"0"点。

(4)确定中心静脉通路通畅。

(5)测压:①转动三通,输液管与测压管相通,液面在测压管上升,排尽空气(液面高于患者实际中心静脉压又不能从上端管口流出);②转动三通,关闭输液通路,测压管与中心静脉导管相通,测压管液面下降,当液面不再下降时读数;③转动三通,关闭测压管,开放输液通路。

2.测量注意事项

(1)只能通过液面下降测压,不可让静脉血倒流入测压管。

(2)防止空气进入。

(3)严格无菌操作,防止发生感染。

(二)持续测量法

1.测量方法

(1)压力传感器排气后与中心静脉导管相连。

(2)取平卧位,压力传感器置于腋中线第4肋间与右心房同一水平。

(3)校零:压力传感器与大气相通,点击监护仪的校零按键,中心静脉压数值显示为"0",校零成功。

(4)调节三通方向,使压力传感器与中心静脉(CVC)导管相通,显示中心静脉压曲线和数值,取稳定的中心静脉压值即为所测得的中心静脉压。

2.测量注意事项

(1)保持管道通畅,正确连接管道、衔接紧密,无折叠;持续 0~10 U/mL 肝素盐水匀速加压冲洗,加压袋压力为 300 mmHg。

(2)患者进食、吸痰后 15 分钟内勿测压;测压时保持安静,勿说话、咳嗽或翻身等活动,以免使测压值增高。

(3)测压管腔如有静脉输液暂停输注,勿再使用血管活性药物的通道测压,以免终止药物输注时导致血压的波动。

三、健康指导

(1)告知患者及家属监测中心静脉压的目的及意义。

(2)告知患者不要随意牵拉测压系统,避免影响监测结果或使管道脱落。

(3)测压时保持安静。

第九节 临时起搏器的应用

临时起搏器是采用电极导线经中心静脉送入右心室,电极接触心内膜,起搏器置于体外。常用于急性心肌梗死相关性心动过缓,非急性心肌梗死相关性心动过缓,某些不适合电复律、药物治疗无效或药物治疗有禁忌证的快速心律失常等。放置时间一般不超过 1 个月。

一、病情观察与评估

(1)监测生命体征,观察患者心率、心律变化。

(2)了解患者相关检查结果,如心电图、心脏彩超、凝血等检查结果。

二、护理措施

(一)术前护理

(1)向患者及家属介绍手术的必要性和安全性,手术的过程、方法和注意事项,缓解其紧张、恐惧等不良情绪。

(2)皮肤准备:通常临时起搏器经股静脉安置,故备皮范围是会阴部及双侧腹股沟。

(3)训练患者床上大小便,以免术后由于体位限制导致排便困难。

(4)行择期手术者,术前 6 小时需禁食。

(二)术中配合

严密监测心率、心律、呼吸及血压的变化,发现异常立即通知医师。

(三)术后护理

1.休息与活动

术后绝对卧床,取平卧位或左侧卧位,不能取右侧卧位,术侧肢体避免屈曲或活动过度。术后第 1 次活动应动作缓慢,防止跌倒。

2.观察起搏器工作情况

观察起搏阈值、起搏频率,判断有无自主心率,心率与起搏频率是否一致;观察有无电极导线移位或起搏器起搏感知障碍。

3.伤口护理

伤口局部以沙袋或弹力绷带加压 6 小时,每间隔 2 小时解除压迫 5 分钟。观察伤口有无渗血、红、肿,有无局部疼痛、皮肤变暗发紫、波动感等,及时发现出血、感染等并发症。每天换药 1 次,一般术后 7 天拆线。

4.穿刺侧肢体观察

观察右下肢皮温、皮肤颜色、足背动脉搏动情况。

5.感染预防

做好伤口护理,监测体温及血常规变化,遵医嘱应用抗生素 3～5 天,预防感染。

三、健康指导

(1)告知患者不要随意牵拉导线、抚弄起搏器置入部位。

(2)避免剧烈运动,装有起搏器的一侧肢体避免过度用力或外伸。

(3)避免强磁场或高电压场所,如核磁、激光等。移动电话远离起搏器至少 15 cm,拨打或接听电话时采用对侧。

(4)指导患者有胸闷、心悸等不适时,及时告知医务人员。

第十节 漂浮导管监测

漂浮导管监测是将前端带有气囊的漂浮导管经上腔或下腔静脉进入右心房、右心室到肺动脉,可以测得右心房压、肺动脉压、肺动脉嵌顿压,并可采用热稀释法测定心排血量,是心血管疾病患者重要而有意义的监测方法。

一、病情观察与评估

(1)观察置管长度、有无松脱。

(2)观察穿刺点有无渗血、渗液。

(3)评估有无因烦躁导致意外拔管的风险。

二、护理措施

(一)正确监测

1.连接

压力传感器排气后与漂浮导管相连。

2.体位

取平卧位,压力传感器置于腋中线第 4 肋间与右心房同一水平。

3.校零

压力传感器与大气相通,点击监护仪的校零按键,肺动脉数值显示为"0",校零成功。

4.调节三通

调节三通方向,使压力传感器与肺动脉导管相通,显示肺动脉曲线和数值。

5.测量

测量肺动脉嵌顿压时,将气囊缓慢充气(<1.5 mL),待出现嵌顿压图形后,记录数字并及时放气。

(二)测压注意事项

(1)压力传感器与右心房保持同一水平,变换体位后需调整压力传感器位置,并重新校零。

(2)确保测压管路连接紧密,管道内无气体。

(3)测肺动脉嵌顿压时应缓慢注气,注气过程中可感觉到轻微阻力,如未遇阻力应怀疑气囊破裂,立即停止注气。

(4)气囊充气时间不能持续超过30秒。不要在气囊注气或嵌顿在肺动脉内时冲洗管道。

(5)观察波形及压力变化,如波形改变及时调整导管位置。

(三)漂浮导管护理

(1)妥善固定导管,每班观察、记录并交接置管刻度,避免导管脱出。

(2)保持管道通畅:正确连接管道、衔接紧密,无折叠;持续0~10 U/mL肝素盐水匀速加压冲洗,加压袋压力为300 mmHg。

(3)透明敷料常规7天更换1次,纱布敷料常规2天更换1次,如有污染、脱落及时更换。

(4)躁动患者实施保护性约束,并适当镇静,防止意外拔管。

(5)每天评估拔管指征,血流动力学稳定后尽早拔出导管,避免导管相关性血流感染的发生。

(四)并发症护理

1.心律失常

可发生于插管、调整管道位置及拔管过程中,室性期前收缩和一过性室性心动过速最为常见。密切心电监护,发生一过性室性心动过速或室性期前收缩,可自行终止,无须特殊处理;如持续时间长,遵医嘱使用抗心律失常药物。

2.血栓形成及栓塞

长时间留置导管可引起血栓形成,范围小时通常无临床表现,可能仅在 X 线下发现导管顶端外侧有新的肺部阴影。使用 5 U/mL 肝素盐水持续冲洗导管,测肺动脉嵌顿压时间不宜过长,最长不超过 30 秒。

3.感染

穿刺部位出现红、肿、热、痛或出现发热、寒战,应考虑肺动脉漂浮导管相关感染,应立即拔出导管,并做导管尖端培养,必要时遵医嘱给予抗感染治疗。

三、健康指导

(1)告知患者及家属留置漂浮导管的重要性,切勿自行拔出。

(2)穿刺处皮肤疼痛、发痒,不要自行抓挠,及时告知医务人员处理。

(3)实施保护性约束的患者,告知约束的目的及注意事项。

第十一节　排尿异常护理技术

一、成人尿失禁的护理

排尿失去了控制,尿液不由自主地流出或排出,称尿失禁。当膀胱的神经传导受阻或神经功能受损,均可使膀胱括约肌失去作用,而出现尿失禁。

(一)尿失禁的种类

(1)紧迫性尿失禁:是一种与突然和强烈排尿欲有关的不随意尿失禁。

(2)张力性尿失禁:是一种在咳嗽、打喷嚏、大笑或做其他可增加腹压的生理活动时出现的不随意尿失禁。

(3)充盈性尿失禁:是一种因膀胱过度扩张而引起的不随意尿失禁。

(4)功能性尿失禁:是由下尿道以外的因素所致,如生理和功能性的慢性损伤。

(二)尿失禁的护理

1.行为疗法

行为疗法包括:①膀胱训练。嘱患者抑制紧迫排尿的感觉,力争延迟排尿,制订排尿时间表,训练定时排尿,开始间歇为 2～3 小时,夜间可不做硬性规定,以后逐渐延长排尿间歇时间,直至排尿正常。此训练需持续数天,适用于不稳定膀胱所致尿失禁,对张力性尿失禁也有效。②行为训练。根据患者自然排尿规律来定时排尿。与膀胱训练不同的是,训练不要求患者延迟排尿和抑制紧迫感。③鼓励排尿。护理人员定时检查、询问并鼓励患者到卫生间排尿。④骨盆训练。使阴道周围肌和肛门括约肌作"吸入"动作,但要避免腹肌、臀肌及大腿内侧肌收缩,收缩和松弛交替进行各占 10 秒,每天做 30～90 次,持续 6 周。主要用于张力性尿失禁。⑤阴道圆锥训练。将一定重量的圆锥物顶部塞入阴道,然后收缩会阴肌,将其保留在阴道内 15 分钟以上,每天 2 次。

2.药物疗法

溴丙胺太林、双环维林治疗,经上述行为疗法无效的,其病因明确的尿失禁者。苯丙醇胺、雌激素可治疗张力性尿失禁。

3.器械疗法

包括:①导尿,采用留置尿管持续导尿或定时放尿。②阴茎夹,对短期括约肌失调患者可使用阴茎夹,每 3 小时放松排尿 1 次。③阴道环,适用于其他疗法无效的年老体弱者,使用时须经常检查并在专业人员指导下使用。

二、前列腺肥大患者的导尿方法

前列腺肥大患者伴急性尿潴留,在行常规导尿术中由于前列腺近尿道段弯曲、伸长,在导尿时需强制插管,尿道因受到强烈刺激引起反射性平滑肌痉挛,加重尿道狭窄,常致导尿失败而行膀胱造瘘术。为了减轻患者痛苦,介绍几种导尿方法。

(一)第 1 种方法

患者取侧卧位,垫高臀部成 30°角,用前列腺尿管常规方法导尿即可。

(二)第 2 种方法

个别患者用上法仍不能插入,可行耻骨上膀胱穿刺抽尽尿液后即可顺利插入导尿管。前列腺肥大尿潴留插导尿管困难是由于平卧时高度充盈的膀胱向腹腔下陷,后尿道被扭曲,致正常男性尿道呈反"S"形方向改变,插入的导尿管头部顶住前列腺膜部的前壁,不能前进所致。

(三)第 3 种方法

物品准备同男患者导尿术用物。另加灭菌液状石蜡 1 瓶,5 mL 注射器一支及 0.1%丁卡因药液 4～5 mL。其操作方法是按男患者常规导尿术消毒后铺孔巾,左手用消毒纱布将阴茎向上提起与腹壁成 60°角,伸直尿道有利于药液顺利通过。在助手的协助下用注射器抽吸 4～5 mL 0.1%丁卡因药液,取下针头,直接从尿道外口缓慢推入,左手不放,再用原空针直接抽吸 3～4 mL 液状石蜡直接从尿道外口缓慢推入尿道,然后按常规导尿术进行插管导尿。

三、高龄女患者导尿术

女患者导尿因尿道短直,插管比较容易,但对一些老年尤其是高龄女患者导尿,往往会遇到寻找尿道口困难的问题。这里要讲的从阴道前壁中寻找尿道口的方法既准确可靠又无痛苦。

操作方法:常规消毒外阴后戴无菌手套,左手示指、中指并拢,轻轻伸入阴道 1.5～2 cm 时,屈曲指端关节将阴道前壁拉紧外翻,即在外翻的黏膜中找到尿道口。变异的尿道口一般陷入不深,手指无须伸入阴道过深。导尿管置入方向不是直进,顺翻转阴道前壁所造成的尿道弧度慢慢插入即可。

四、处女膜异常患者的导尿术

由于处女膜肥厚或新婚后处女膜破裂时方向特殊改变,其中的一块处女膜破裂后上翘到尿道口下方或尿道口发生粘连,使之扯拉变形,或者破裂后处女膜堵在尿道口下方,宛如门槛遮盖尿道口,阻碍排尿,引起尿频、尿急及尿路感染,故又有处女膜伞病之称。因此,这种患者导尿时往往直接看不到尿道口,须戴无菌手套,消毒后于前庭中将正常位置尿道口处的处女膜往上翻,或将"隆起"的前庭黏膜上、下、左、右轻轻拨开,即可见尿道口而顺利导尿。

五、尿道处女膜融合症患者的导尿术

正常尿道口与阴道口之间的距离应在 0.5 cm 以上,如两者之间距离先天较近或无前庭组织隔开,尿道开口于阴道内,称之为尿道处女膜融合症。这类患者导尿时也应将前庭组织往上推,阴道前壁往外拉,才能正确辨认尿道口而顺利导尿。

六、膀胱灌注新方法

干扰素膀胱灌注方法是近几年来治疗浅表性膀胱癌采用的一种新方法。膀胱灌注方法的正确实施,是保证和提高干扰素疗效的重要因素之一。

(一)膀胱灌洗前的准备

(1)灌洗时间最好是上午,当天早晨少饮水或禁水,使尿量减少以防止膀胱内干扰素灌注液过早地被尿液稀释,保证药物对癌细胞有效的治疗浓度。

(2)在膀胱灌注前应使膀胱排空。

(3)尿道外口常规消毒。

(二)灌洗方法

(1)干扰素灌注液的配制:干扰素 200 万 U,用注射用水 40 mL 溶解,现用现

配,不可放置过久。

(2)先用注射器经尿道外口向膀胱内注入空气 50 mL,使膀胱膨胀,膀胱黏膜皱襞扩展,以使干扰素灌注液充分与黏膜上皮接触。

(3)采用膀胱冲洗器或注射器,直接经尿道外注入法,将配制干扰素灌注液注入膀胱。因干扰素尿道黏膜无刺激性,避免采用导尿管对尿道黏膜造成机械性损伤。

(4)灌注液注入后,立即用左手示指、中指和拇指夹住尿道外口,再用注射器或膀胱冲洗器经尿道外口注入 5～10 mL 空气,使残留在尿道内的灌注液进入膀胱内,防止尿道内的干扰素灌注液外溢流失。

(三)注意事项

(1)灌注后尽量让患者延长排尿时间以增加干扰素对膀胱黏膜的作用。

(2)嘱患者多变动体位,使干扰素能充分与膀胱黏膜接触。

(3)为了使膀胱内肿瘤部位能充分与干扰素接触,让患者采取下述相应体位:①肿瘤位于膀胱前壁者多采用俯卧位。②肿瘤位于膀胱顶部者采取仰卧位,臀部垫高。③肿瘤位于膀胱后壁者采用平卧位或半卧位。④肿瘤位于膀胱左侧或右侧壁者则采用左侧或右侧卧位。⑤肿瘤位于膀胱颈部尿道内口部位者采用站立体位。

七、气囊导尿管导尿法

应用气囊导尿管经尿道持续留置导尿这一技术已经取代一般导尿管,具有操作简单,患者痛苦少,固定简单,不易脱落的特点。气囊导尿管多系天然胶精制而成,具有结构合理、导管柔顺、性能良好、弹性适中、表面光滑的特点。

(一)结构

气囊导尿管尖端 2.5～4 cm 处设有气囊 1～2 个,管腔末端由 2～3 个腔组成,以供向气囊内注气、注水、冲洗、引流之用。加之气囊强度高,密封性好,腔囊气体不泄漏、安全、可靠且具有多种功能。

1.种类

(1)双腔单囊导尿管,又称止血双腔导尿管、氟莱导尿管。

(2)双腔单囊女性导尿管。

(3)三腔单囊,尖端弯头导尿管,又称前列腺导尿管。

(4)三腔单囊导尿管。

(5)三腔双囊导尿管。

2.型号

气囊导尿管分大小不等型号,以供临床不同年龄、性别以及不同病种选用。

(二)按照男女常规导尿术准备用物

另备气囊导尿管 1 条,无菌注射水或生理盐水 250 mL,10~30 mL 注射器 1 支。

(三)操作方法

(1)按照男女常规导尿术中的操作步骤进行。

(2)插管时将导尿包内的一般导尿管改为气囊导尿管,注气或水检查气囊有无漏气,而后轻轻插入 20 cm 见尿后再插入 2 cm,即根据需要注气或注水 3 mL、5 mL、10 mL、15 mL、30 mL。临床实践证实成人 5~10 mL,小儿 3~5 mL 为宜,如成人系压迫止血作用,则 10~15 mL 为宜,最多不超过 30 mL,注气或注水后轻轻向外拉至有阻力感为止,连接储尿袋,观察引流情况,整理用物。

(四)注意事项

(1)严格无菌技术操作。

(2)要根据患者病情、性别、年龄的不同,选择合适的导尿管型号。

(3)操作时(插管前)应检查尿管管腔是否通畅,气囊有无漏气,注入气、液体量充盈情况。

(4)对长期留置导尿管的患者应注意观察尿量、性质、尿液排出是否通畅等。

(5)注意有无导管受压、扭曲,尿液外漏,气囊充盈情况,阻力感有无减少等。

(6)保持尿道口的清洁,每天清洁 1 次,膀胱冲洗 1 周后开始每天 1 次,以防尿道隐形感染,注意倾听患者主诉。

(7)留置导尿管每周更换 1 次,但更换新导尿管前与下次插管时,中间应间停 4 小时为宜。

(8)注意患者主诉,如出现下腹部灼热感,不适感,排尿感发热等应注意膀胱炎的发生。

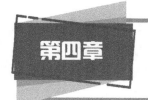

第四章

心内科疾病护理

第一节　心脏瓣膜病

心脏瓣膜病是由于炎症、黏液瘤样变性、退行性改变、缺血性坏死、先天性畸形、创伤等原因引起的单个或多个瓣膜(包括瓣叶、瓣环、腱索、乳头肌等)的功能或结构异常,导致瓣口狭窄和(或)关闭不全。二尖瓣最常受累,约占70%,二尖瓣并主动脉病变者占20%～30%,单纯主动脉病变占2%～5%,而三尖瓣和肺动脉瓣病变者少见。其次为主动脉瓣。

风湿性心脏病简称风心病,是风湿性炎症过程所致瓣膜损害,主要累及40岁以下人群,女性多于男性。近年发病率已有所下降,但仍是我国常见的心脏病之一。老年人的瓣膜钙化和瓣膜黏液瘤样变性在我国日渐增多。

一、常见的心脏瓣膜病

(一)二尖瓣狭窄

1.病因

二尖瓣狭窄的最常见病因为风湿热。急性风湿热后,至少需2年始形成明显的二尖瓣狭窄。风湿性二尖瓣狭窄仍是我国主要的瓣膜病,2/3的患者为女性。约半数患者无急性风湿热史,但多有反复链球菌扁桃体炎或咽峡炎史。反复风湿活动、呼吸道感染、心内膜炎、妊娠、分娩等诱因均可促使病情加重。多次发作急性风湿热较一次发作后出现狭窄早。

2.临床表现

(1)早期患者可无症状,一般在二尖瓣中度狭窄时方有明显症状。①呼吸困难:为最常见的早期症状,主要由肺的顺应性降低所致。患者首次呼吸困难发作常以运动、精神紧张、性交、感染、妊娠或心房颤动为诱因,并先有劳力性呼吸困难,严重者出现阵发性夜间呼吸困难、静息时呼吸困难、端坐呼吸,甚至发生急性肺水肿。②咯血:突然咯大量鲜血,通常见于严重二尖瓣狭窄,可为首发症状。支气管静脉同时回流入体循环静脉和肺静脉,当肺静脉压突然升高时,黏膜下淤血、扩张而壁薄的支气管静脉破裂引起大咯血,咯血后肺静脉压减低,咯血可自止;血性痰或带血丝痰伴阵发性夜间呼吸困难或咳嗽;急性肺水肿时咳大量粉红色泡沫痰;肺梗死伴咯血,为本症晚期并发慢性心力衰竭时少见的情况。③咳嗽:常见,尤其在冬季明显。表现在卧床时干咳,可能与支气管黏膜淤血水肿易引起慢性支气管炎,或左心房增大压迫主支气管有关。④声音嘶哑:较少见,由于扩张的左心房增大压迫左主支气管有关。⑤其他:如乏力、心悸,前者由心功能减退、心排血量减少供血不足所致,后者由心律失常尤其是心房颤动所致。食欲减退、腹胀、肝区胀痛、下肢水肿由右心衰竭致体循环淤血所致。

(2)体征:①二尖瓣重度狭窄常有"二尖瓣面容",双颧绀红。②心尖部可触及舒张期震颤。③听诊可闻及舒张中晚期隆隆样杂音,是二尖瓣狭窄最重要的体征。④心尖部第一心音亢进呈拍击样及二尖瓣开瓣音,存在则高度提示二尖瓣狭窄以及瓣膜仍有一定的柔顺性和活动力,对决定手术治疗的方法有一定的意义。⑤肺动脉瓣区第二心音亢进伴分裂。⑥右心功能不全可有颈静脉怒张、肝大、下肢水肿等。

3.并发症

(1)心律失常:以心房颤动最常见,为相对早期的并发症,起始可为阵发性,此后可发展为慢性房颤。心房颤动的发生率随左心房增大和年龄增长而增加。房颤降低心排出量更诱发或加重心力衰竭。

(2)急性肺水肿:为重度二尖瓣狭窄的严重并发症,如不及时救治,可能致死。

(3)血栓:以脑动脉栓塞最常见,20%的患者可发生体循环栓塞,其余依次为外周(下肢、视网膜)动脉、内脏(脾、肾、肠系膜)动脉和肺动脉等栓塞。栓塞栓子大多来自左心耳,多发生在伴房颤时,因左心房扩张和淤血易形成血栓,血栓脱落引起动脉栓塞。

(4)其他:并发肺部感染常见,可诱发或加重心力衰竭。晚期常有右心衰竭,是晚期常见并发症及主要死亡原因。亦可并发感染性心内膜炎,但较少见。

(二)二尖瓣关闭不全

二尖瓣关闭不全常与二尖瓣狭窄同时存在,亦可单独存在。

1.病因

心脏收缩期二尖瓣关闭依赖二尖瓣装置(瓣叶、瓣环、腱索、乳头肌)和左心室的结构和功能的完整性,其中任何部分的异常均可致二尖瓣关闭不全。风湿性炎症引起瓣叶纤维化、增厚、僵硬和缩短,使心室收缩时两瓣叶不能紧密闭合,如有乳头肌纤维化、融合和缩短,更加重关闭不全。

2.临床表现

(1)症状。①急性:轻度二尖瓣反流仅有轻微劳力性呼吸困难;严重反流(如乳头肌断裂)很快发生急性左心衰竭,甚至出现急性肺水肿或心源性休克。②慢性:轻度二尖瓣关闭不全可终身无症状,严重反流有心排血量减少,首先出现的突出症状是疲乏无力,肺淤血的症状如呼吸困难出现较晚。风心病无症状期常超过20年,一旦出现症状,多有不可逆的心功能损害,急性肺水肿和咯血较二尖瓣狭窄少见;二尖瓣脱垂多无症状,或仅有不典型胸痛、心悸、乏力、头晕、体位性晕厥和焦虑等,严重的二尖瓣关闭不全晚期出现左心衰竭。

(2)体征。①急性:心尖冲动为高动力型;第二心音肺动脉瓣成分亢进;心尖区反流性杂音于第二心音前终止,而非全收缩期,低调,呈递减型,不如慢性者响。②慢性:心尖冲动呈高动力型,左心室增大时向左下移位。风心病时第一心音减弱,可闻及全收缩期吹风样的高调一贯型杂音,向左腋下和左肩胛下区传导;二尖瓣脱垂和冠心病时第一心音多正常,在典型的二尖瓣脱垂为随咯喇音之后的收缩晚期杂音;冠心病乳头肌功能失常时可有收缩早期、中期、晚期或全收缩期杂音。

3.并发症

并发症与二尖瓣狭窄相似,但感染性心内膜炎发生率较二尖瓣狭窄高,而体循环栓塞较二尖瓣狭窄少见。

(三)主动脉瓣狭窄

1.病因

先天性二叶瓣畸形为最常见的先天性主动脉瓣狭窄的病因。风湿性炎症导致主动脉瓣膜交界处粘连融合、瓣叶纤维化、僵硬、钙化和挛缩畸形,因而瓣口狭窄。老年人单纯主动脉瓣狭窄的常见原因是退行性钙化。

2.临床表现

(1)症状出现较晚,呼吸困难、心绞痛和晕厥为典型主动脉瓣狭窄常见的三联征。①呼吸困难:劳力性呼吸困难见于90%的有症状患者,进而可发生阵发性夜间呼吸困难、端坐呼吸和急性肺水肿。②心绞痛:见于60%的有症状患者,常由运动诱发,休息后缓解,主要由心肌缺血引起。③晕厥:见于 1/3 的有症状患者,多发生于直立、运动中或运动后即刻,少数在休息时发生,由于脑缺血引起。

(2)体征:①心尖冲动相对局限、持续有力,主动脉瓣第一听诊区可触及收缩期震颤,并可闻及粗糙而响亮的喷射性收缩期吹风样杂音,向颈部、胸骨左下缘和心尖区传导,主动脉区粗糙而响亮的收缩期杂音是主动脉瓣狭窄的最重要体征。②第二心音减弱。老年人钙化性主动脉瓣狭窄者杂音在心底部。③心尖区抬举性搏动。④脉压缩小。

3.并发症

(1)心律失常:10%的患者可发生心房颤动,可致严重低血压、晕厥或肺水肿。主动脉钙化侵及传导系统可致房室传导阻滞;左心室肥厚、心内膜下心肌缺血可致室性心律失常;两种情况均可导致晕厥,甚至猝死。猝死一般发生于先前有症状者。患者若发生左心衰竭,自然病程明显缩短,因此终末期的右心衰竭少见。

(2)心脏性猝死:仅见于 1%～3%的患者。

(3)感染性心内膜炎:不常见,年轻人的较轻瓣膜畸形比老年人的钙化性瓣膜狭窄发生感染性心内膜炎的危险性大。

(4)其他:体循环栓塞、心力衰竭和胃肠道出血少见。

(四)主动脉瓣关闭不全

1.病因

(1)急性:主动脉瓣膜穿孔或瓣周脓肿、创伤、主动脉夹层和人工瓣撕裂。

(2)慢性:约 2/3 的主动脉瓣关闭不全为风心病所致,由于风湿性炎性病变使瓣叶纤维化、增厚、缩短、变形,影响舒张期瓣叶边缘对合,可造成关闭不全。感染性心内膜炎的感染性赘生物妨碍主动脉瓣闭合而引起关闭不全。另外,先天畸形和主动脉瓣黏液样变性也可引起主动脉瓣关闭不全。

2.临床表现

(1)症状。①急性:轻者无症状,重者出现急性左心衰竭和低血压。②慢性:多年可无症状,常有体位性头晕。心悸是最先出现的症状,伴心前区不适,因左心室明显增大、心尖冲动增强所致;因舒张压过低、快速改变体位时可产生脑缺血而眩晕,脉压增大明显时可有颈部搏动感;左心衰竭是晚期出现的表现;心绞痛较主动脉瓣狭窄少见,由冠状动脉供血减少所致。

(2)体征:①心尖冲动向左下移位,呈心尖抬举样搏动。②胸骨左缘第 3～

4 肋间主动脉瓣第二听诊区可闻及高调舒张期叹气样递减型杂音,是主动脉瓣关闭不全的最重要体征,舒张早期向心尖部传导,前倾坐位和深呼气时易听到。③主动脉瓣区第二心音减弱或消失,见于瓣膜活动很差或反流严重时。④心尖冲动向左下移位,呈抬举性搏动。⑤严重主动脉瓣关闭不全时,收缩压升高、舒张压降低、脉压增大。可出现周围血管征,如颈动脉搏动明显、随心脏搏动的点头征、毛细血管搏动征、水冲脉、枪击音等。

3.并发症

(1)左心衰竭为主要并发症,也是主动脉瓣关闭不全患者的主要死亡原因。

(2)感染性心内膜炎较常见。

(3)可发生室性心律失常,心脏性猝死少见。

二、护理

(一)护理目标

患者焦虑减轻,体温得到控制,未发生感染或发生后得到及时的控制;未发生并发症;患者及家属了解了整个疾病的发生发展过程。

(二)护理措施

1.一般护理

(1)休息与活动:心功能代偿期,一般体力活动不限制,但要注意多休息,以降低耗氧量,减轻心脏负担。心功能失代偿期,卧床休息,限制活动量,协助生活护理,待病情好转,实验室检查正常后逐渐增加活动。左心房内有巨大附壁血栓者应绝对卧床休息,以防血栓脱落造成其他部位栓塞。病情允许时应鼓励并协助患者翻身、活动下肢或下床活动,防止下肢深静脉血栓形成。

(2)饮食:给予高热量、高蛋白、高维生素易消化饮食。有心力衰竭时应限制钠盐摄入、少量多餐、多吃蔬菜、水果,保持大便通畅。

2.病情观察

监测生命体征,尤其是心率、心律、血压、脉搏、呼吸频率、节律及伴随症状,注意患者的精神状态及意识变化。观察有无风湿活动的表现,如皮肤环行红斑、皮下结节、关节红肿及疼痛等。观察患者有无呼吸困难、乏力、食欲减退、尿少等心力衰竭的征象。密切观察有无栓塞的征象,一旦发生,立即报告医师并给予相应的处理。

3.对症护理

根据病情给予间断或持续吸氧。每 4 小时测量 1 次体温,超过 38.5 ℃给予物理降温并记录降温效果。大量出汗者应勤换衣裤、被褥,防止受凉。关节炎时可局部热敷以减轻关节炎性水肿对神经末梢的压迫,改善血液循环,使疼痛减轻。

4.用药护理

遵医嘱给予抗生素及抗风湿药物治疗,观察其疗效和不良反应,如阿司匹林可致胃肠道反应、柏油便、牙龈出血等。

5.心理护理

加强与患者的沟通,耐心向患者解释病情,消除患者的焦虑紧张情绪,使其积极配合治疗。向患者和家属详细介绍治疗的方法和目的,缓解患者或家属因不了解介入或手术治疗的效果和顾虑费用而产生的压力。

6.健康指导

(1)疾病知识:告诉患者及家属本病的病因和病程进展特点,说明本病治疗需要长期性,鼓励患者树立信心。有手术适应证者应尽早择期手术。提高生活质量。

(2)休息与活动:保持室内空气流通、温暖、干燥、阳光充足,避免居住环境潮湿、阴暗等不良条件。帮助患者根据心功能情况协调好活动与休息,避免重体力劳动和剧烈运动。教育家属理解患者并给予支持。

(3)预防感染:防治链球菌感染,避免上呼吸道感染、咽炎、扁桃腺炎,注意防寒保暖,一旦发生上呼吸道感染、咽炎、扁桃体炎应立即用药治疗。扁桃体反复发炎者在风湿活动控制后 2～4 个月可手术摘除扁桃体。行拔牙、内镜检查、导尿术、分娩、人工流产等手术操作要预防性使用抗生素。风湿活动期禁止拔牙、导尿等侵入性操作。保持口腔清洁,预防口腔感染。

(4)用药指导:告诉患者坚持服药的重要性,按医嘱服用抗风湿药物、抗心力衰竭药物及抗生素。并定期门诊复查,防止病情进展。

(5)妊娠指导:育龄妇女要根据心功能情况在医师指导下控制好妊娠与分娩时机,病情较重不能妊娠与分娩者,做好患者及家属的思想工作。

(三)护理评价

患者能保持一定的活动耐力,生活自理;自我保护意识增强,感染减少;了解疾病的特点,理解治疗的长期性,能积极配合;家庭成员能从各个方面给予患者支持与鼓励,积极配合医院治疗。

第二节 心 肌 病

心肌病是指伴有心肌功能障碍性疾病。WHO 和国际心脏病学会工作组将心肌病分为 4 型,即扩张型心肌病、肥厚型心肌病、限制型心肌病和致心律失常型心肌病。其中以扩张型心肌病的发病率最高,肥厚型心肌病为其次。

一、扩张型心肌病

扩张型心肌病的主要特征是一侧或双侧心腔扩大,室壁变薄,心肌收缩功能减退,伴或不伴充血性心力衰竭,常合并心律失常,病死率较高。发病率男＞女(2.5：1),发病率为 13～84/10 万。

(一)病因及病理

病因尚不清楚,除特发性、家族遗传性外,近年认为病毒感染是其重要原因。本病的病理改变以心腔扩张为主,室壁变薄,纤维瘢痕形成,常伴附壁血栓。组织学非特异性心肌细胞肥大、变性,特别是程度不同等纤维化等病变混合存在。

(二)临床表现

起病缓慢,逐渐出现活动后气急、心悸、胸闷、乏力甚至端坐呼吸,水肿和肝大等充血性心力衰竭。常合并各种心律失常,如室性期前收缩、房性期前收缩、房颤,晚期常发生室性心动过速甚至室颤,可导致猝死,部分可发生心、脑、肾等栓塞。主要体征:为心脏扩大及全心衰竭的体征,75% 可听到第三或第四心音。

(三)实验室及其他辅助检查

1.胸部 X 线检查

心影明显增大,可见肺淤血征象。

2.心电图检查

可见心房颤动、房室传导阻滞等心律失常改变及 ST-T 改变。

3.超声心动图检查

各心腔均扩大,左心室扩大早而显著,室壁运动普遍减弱。

4.其他检查

心导管检查、核素显影。

(四)治疗要点

尚无特殊治疗,主要是对症治疗,目前的治疗原则是针对心力衰竭和心律失常。限制体力活动,低盐饮食,应用洋地黄和利尿药物减轻心脏负荷,及时有效地控制心律失常,晚期条件允许进行心脏移植。

二、肥厚型心肌病

肥厚型心肌病是以左心室或右心室肥厚为特征,常为心肌非对称性肥厚,心室腔变小,以左心室血液充盈受阻,舒张期顺应性下降为基本病态的心肌病。临床上根据左心室流出道有无梗阻分为梗阻性肥厚型心肌病和非梗阻性肥厚型心肌病。

(一)病因及病理

本病常有明显家族史(约占 1/3),目前认为是常染色体显性遗传疾病。本病的主要病理改变在心肌,尤其是左心室形态学改变,其特征为不均等的心室间隔增厚。组织学特征为心肌细胞肥大、形态特异、排列紊乱。

(二)临床表现

部分患者可无自觉症状,因猝死或在体检中才被发现。非梗阻性肥厚型的临床表现类似扩张型心肌病。梗阻性轻者无症状,重者因心排血量下降而出现重要脏器血供不足的表现,如劳累后心悸、胸痛、乏力、头晕、晕厥,甚至猝死。突然站立、运动、应用硝酸甘油等使回心血量下降,加重左心室流出道梗阻,上述症状加重,部分患者因肥厚心肌耗氧量上升致心绞痛,但硝酸甘油或休息多不能缓解。主要体征有心脏轻度增大,胸骨左缘第 3～4 肋间闻及收缩期杂音。

(三)实验室及其他辅助检查

1.X 线检查

心影左缘明显突出,提示左心室大块肥厚。但有些患者增大不明显,如合并心力衰竭则心影明显增大。

2.心电图检查

最常见为左心室肥大伴劳损(ST-T 改变),病理性 Q 波出现为本病的一个特征。

3.超声心动图检查

对本病的诊断有重要意义,可显示左心室和室间隔非对称性肥厚。

4.其他检查

左心室造影及左心导管术对确诊有重要价值。

(四)诊断要点

对不能用已知心脏病来解释的心肌肥厚应考虑本病可能。结合心电图、超声心动图及心导管检查作出诊断。有阳性家族史(猝死、心脏增大等)更有助于诊断。

（五）治疗要点

本病的治疗原则为延缓肥厚的心肌，防止心动过速及维持正常窦性心律，减轻左心室流出道狭窄和控制室性心律失常。目前主张应用β受体阻滞药及钙拮抗药治疗，减轻流出道肥厚心肌的收缩，降低流出道梗阻程度，增加心室充盈，增加心排血量，并可治疗室性心律失常。对重度梗阻性肥厚型心肌病可做介入或手术治疗，消除或切除肥厚的室间隔心肌。

三、心肌病患者的护理

（一）护理评估

1.健康史

询问家族中有无心肌病的患者；发病前有无病毒的感染、酒精中毒以及代谢异常的情况；有无情绪激动、高强度运动、高血压等诱因。

2.身体状况

有无疲劳、乏力、心悸和气促以及胸痛，有无呼吸困难、肝大、水肿或胸腹水的心力衰竭表现。

3.心理-社会状况

患者有无恐惧，能否正确认识该疾病。

4.实验室检查

超声心动图检查结果，心电图检查，心导管检查确诊。

（二）主要护理诊断

1.疼痛：胸痛

与肥厚型心肌耗氧量增加、冠状动脉供血相对不足有关。

2.气体交换受损

与心力衰竭有关。

3.潜在并发症

心力衰竭、心律失常、猝死。

（三）护理目标

（1）呼吸困难得以改善或消失。

（2）患者胸痛改善或消失。

（3）无并发症发生。

（四）护理措施

1.一般护理

（1）饮食：给予高蛋白、高维生素的清淡饮食。多食蔬菜和水果，少食多餐，避免便秘。合并心力衰竭的患者,限制水、钠的摄入。

(2)活动和休息:限制体力活动尤为重要,可减轻心脏负荷、改善心功能。有心力衰竭的患者应该绝对卧床休息。当心力衰竭得到控制后仍应限制活动量。另外,肥厚型心肌病的患者体力活动时有晕厥或猝死的危险,故应避免持重、屏气以及剧烈运动,并避免单独外出。

(3)吸氧:根据缺氧程度调节流量。

2.病情观察

(1)观察患者的生命体征,必要时进行心电监护。

(2)严密观察有无并发症发生:观察患者有无乏力、呼吸困难、肝大、水肿等心力衰竭的表现,准确记录出入液量,定期测体重;附壁血栓易脱落导致动脉栓塞,观察患者有无偏瘫、失语、胸痛、咯血等的表现;及时发现心律失常的先兆,防止晕厥以及猝死。

(3)准备好抢救药物和用品。

3.用药护理

遵医嘱用药,以控制心力衰竭为主,观察疗效以及不良反应,严格控制滴数。扩张型心肌病的患者对洋地黄的耐受差,要避免洋地黄中毒。

4.心理护理

不良情绪可使交感神经兴奋、心肌耗氧量增加,护理人员需耐心解释,安慰鼓励患者。

5.健康宣教

保证充足的休息和睡眠,避免劳累和上呼吸道感染。保持大便通畅和情绪稳定。遵医嘱服药,教会患者及其亲属观察其疗效和不良反应。

(五)护理评价

患者胸痛改善或消失;呼吸困难改善或消失;未发生并发症。

第三节 急性心肌梗死

急性心肌梗死(acute myocardial infarction,AMI)是急性心肌缺血性坏死,是在冠状动脉病变的基础上,发生冠状动脉血供急剧减少或中断,使相应的心肌严重而持久地急性缺血所致。原因通常是在冠状动脉样硬化病变的基础上继发血栓形成所致。非动脉粥样硬化所导致的心肌梗死可由感染性心内膜炎、血栓脱落、主动脉夹层形成、动脉炎等引起。

一、病因和发病机制

急性心肌梗死绝大多数（90％以上）是由于冠状动脉粥样硬化所致。由于冠状动脉有弥漫而广泛的粥样硬化病变，使管腔有＞75％的狭窄，侧支循环尚未充分建立，在此基础上一旦由于管腔内血栓形成、劳力、情绪激动、休克、外科手术或血压剧升等诱因而导致血供进一步急剧减少或中断，使心肌严重而持久急性缺血达1小时以上，即可发生心肌梗死。

冠状动脉闭塞后约半小时，心肌开始坏死，1小时后心肌凝固性坏死，心肌间质充血、水肿、炎性细胞浸润。以后坏死心肌逐渐溶解，形成肌溶灶，随后渐有肉芽组织形成，坏死组织1～2周后开始吸收，逐渐纤维化，在6～8周形成瘢痕而愈合，即为陈旧性心肌梗死。坏死心肌波及心包可引起心包炎。心肌全层坏死，可产生心室壁破裂，游离壁破裂或室间隔穿孔，也可引起乳头肌断裂。若仅有心内膜下心肌坏死，在心室腔压力的冲击下，外膜下层向外膨出，形成室壁膨胀瘤，造成室壁运动障碍甚至矛盾运动，严重影响左心室射血功能。冠状动脉可有一支或几支闭塞而引起所供血区部位的梗死。

急性心肌梗死时，心脏收缩力减弱，顺应性减低，心肌收缩不协调，心排出量下降，严重时发生泵衰竭、心源性休克及各种心律失常，病死率高。

二、病理生理

主要出现左心室舒张和收缩功能障碍的一些血流动力学变化，其严重度和持续时间取决于梗死的部位、程度和范围。当心脏收缩力减弱、顺应性减低、心肌收缩不协调时，左心室压力曲线最大上升速度（dp/dt）减低，左心室舒张末期压增高、舒张和收缩末期容量增多。射血分数减低，心搏血量和心排血量下降，心率增快或有心律失常，血压下降，静脉血氧含量降低。心室重构出现心壁厚度改变、心脏扩大和心力衰竭（先左心衰竭然后全心衰竭），可发生心源性休克。右心室梗死在心肌梗死患者中少见，其主要病理生理改变是右心衰竭的血流动力学变化，右心房压力增高，高于左心室舒张末期压，心排血量减低，血压下降。

急性心肌梗死引起的心力衰竭称为泵衰竭，按Killip分级法可分为：Ⅰ级尚无明显心力衰竭；Ⅱ级有左心衰竭，肺部啰音＜50％肺野；Ⅲ级有急性肺水肿，全肺闻及大、小、干、湿、啰音；Ⅳ级有心源性休克等不同程度或阶段的血流动力学变化。心源性休克是泵衰竭的严重阶段。但如兼有肺水肿和心源性休克则情况最严重。

三、临床表现

(一)病史

发病前常有明显诱因,如精神紧张、情绪激动、过度体力活动、饱餐、高脂饮食、糖尿病未控制、感染、手术、大出血、休克等。少数在睡眠中发病。约有半数以上的患者过去有高血压及心绞痛史。部分患者则无明确病史及先兆表现,首次发展即是急性心肌梗死。

(二)症状

1.先兆症状

急性心肌梗死多突然发病,少数患者起病症状轻微。1/2～2/3 的患者起病前 1～2 日至 1～2 周或更长时间有先兆症状,其中最常见的是稳定型心绞痛转变为不稳定型;或既往无心绞痛,突然出现心绞痛,且发作频繁,程度较重,用硝酸甘油难以缓解,持续时间较长。伴恶心、呕吐、血压剧烈波动。心电图显示 ST 段一时性明显上升或降低,T 波倒置或增高。这些先兆症状如诊断及时,治疗得当,约半数以上患者可免于发生心肌梗死;即使发生,症状也较轻,预后较好。

2.胸痛

为最早出现而突出的症状。其性质和部位多与心绞痛相似,但常发生于安静或睡眠时,程度更为剧烈,呈难以忍受的压榨、窒息,甚至"濒死感",伴有大汗淋漓及烦躁不安。持续时间可长达 1～2 小时甚至 10 小时以上,或时重时轻达数天之久。用硝酸甘油无效,需用麻醉性镇痛药才能减轻。疼痛部位多在胸骨后,但范围较为广泛,常波及整个心前区,约 10% 的病例波及剑突下及上腹部或颈、背部,偶尔到下颌、咽部及牙齿处。约 25% 病例无明显的疼痛,多见于老年、糖尿病(由于感觉迟钝)或神志不清患者,或有急性循环衰竭者,疼痛被其他严重症状所掩盖。15%～20% 病例在急性期无症状。

3.心律失常

见于 75%～95% 的患者,多发生于起病后 1～2 日,而以 24 小时内最多见。经心电图观察可出现各种心律失常,可伴乏力、头晕、晕厥等症状,且为急性期引起死亡的主要原因之一。其中最严重的心律失常是室性异位心律(包括频发性期前收缩、阵发性心动过速和颤动)。频发(>5 次/分),多源,成对出现,或 R 波落在 T 波上的室性早搏可能为心室颤动的先兆。房室传导阻滞和束支传导阻滞也较多见,严重者可出现完全性房室传导阻滞。室上性心律失常则较少见,多发生于心力衰竭患者。前壁心肌梗死易发生室性心律失常,下壁(膈面)梗死易发生房室传导阻滞。

4.心力衰竭

主要是急性左心衰竭,发生率为 32%～485,为心肌梗死后收缩力减弱或不协调所致,可出现呼吸困难、咳嗽、烦躁及发绀等症状。严重时两肺满布湿啰音,形成肺水肿,进一步则导致右心衰竭。右心室心肌梗死者可一开始就出现右心衰竭,并伴血压下降。

5.低血压和休克

仅于疼痛剧烈时血压下降,未必是休克。但如疼痛缓解而收缩压仍低于 10.7 kPa(80 mmHg),伴有烦躁不安、大汗淋漓、脉搏细快、尿量减少(<20 mL/h)、神志恍惚甚至晕厥时,则为休克,主要为心源性,由于心肌广泛坏死、心排血量急剧下降所致。而神经反射引起的血管扩张尚属次要,有些患者还有血容量不足的因素参与。

6.胃肠道症状

疼痛剧烈时,伴有频繁的恶心呕吐、上腹胀痛、肠胀气等,与迷走神经张力增高有关。

7.全身症状

主要是发热,一般在发病后 1～3 天出现,体温 38 ℃左右,持续约 1 周。

(三)体征

包括:①约半数患者心浊音界轻度至中度增大,有心力衰竭时较显著。②心率多增快,少数可减慢。③心尖区第一心音减弱,有时伴有第三或第四心音奔马律。④10%～20%的患者在病后 2～3 天出现心包摩擦音,多数在几天内又消失,是坏死波及心包面引起的反应性纤维蛋白性心包炎所致。⑤心尖区可出现粗糙的收缩期杂音或收缩中晚期喀喇音,为二尖瓣乳头肌功能失调或断裂所致。⑥可听到各种心律失常的心音改变。⑦常见到血压下降到正常以下(病前高血压者血压可降至正常),且可能不再恢复到起病前水平。⑧还可伴有休克、心力衰竭的相应体征。

(四)并发症

心肌梗死除可并发心力衰竭及心律失常外,还可有下列并发症。

1.动脉栓塞

主要为左室壁血栓脱落所引起。根据栓塞的部位,可能产生脑部或其他部位的相应症状,常在起病后 1～2 周发生。

2.心室壁瘤

梗死部位在心脏内压的作用下,显著膨出。心电图常示持久的 ST 段持续抬高。

3.心肌破裂

少见。常在发病 1 周内出现,患者常突然心力衰竭甚至休克造成死亡。

4.乳头肌功能不全

乳头肌功能不全的病变可分为坏死性与纤维性二种,在发生心肌梗死后,心尖区突然出现响亮的全收缩期杂音,第一心音减低。

5.心肌梗死后综合征

发生率约 10%,于心肌梗死后数周至数月内出现,可反复发生,表现为发热、胸痛、心包炎、胸膜炎或肺炎等症状、体征,可能为机体对坏死物质的变态反应。

四、诊断要点

(一)诊断标准

诊断 AMI 必须至少具备以下标准中的两条。

(1)缺血性胸痛的临床病史,疼痛常持续 30 分钟以上。

(2)心电图的特征性改变和动态演变。

(3)心肌坏死的血清心肌标记物浓度升高和动态变化。

(二)诊断步骤

对疑为 AMI 的患者,应争取在 10 分钟内完成。

(1)临床检查(问清缺血性胸痛病史,如疼痛性质、部位、持续时间、缓解方式、伴随症状;查明心、肺、血管等的体征)。

(2)描记 18 导联心电图(常规 12 导联加 $V_7 \sim V_9$,$V_{3R} \sim V_{5R}$),并立即进行分析、判断。

(3)迅速进行简明的临床鉴别诊断后做出初步诊断(老年人突发原因不明的休克、心衰、上腹部疼痛伴胃肠道症状、严重心律失常或较重而持续性胸痛或胸闷,应慎重考虑有无本病的可能)。

(4)对病情做出基本评价并确定即刻处理方案。

(5)继之尽快进行相关的诊断性检查和监测,如血清心肌标记物浓度的检测,结合缺血性胸痛的临床病史、心电图的特征性改变,做出 AMI 的最终诊断。此外,尚应进行血常规、血脂、血糖、凝血时间、电解质等检测,二维超声心动图检查,床旁心电监护等。

（三）危险性评估

（1）伴下列任一项者，如高龄（>70岁）、既往有心肌梗死史、心房颤动、前壁心肌梗死、心源性休克、急性肺水肿或持续低血压等可确定为高危患者。

（2）病死率随心电图ST段抬高的导联数的增加而增加。

（3）血清心肌标记物浓度与心肌损害范围呈正相关，可助估计梗死面积和患者预后。

五、鉴别诊断

（一）不稳定型心绞痛

疼痛的性质、部位与心肌梗死相似，但发作持续时间短、次数频繁、含服硝酸甘油有效。心电图的改变及酶学检查是与心肌梗死鉴别的主要依据。

（二）急性肺动脉栓塞

大块的栓塞可引起胸痛、呼吸困难、咯血、休克，但多出现右心负荷急剧增加的表现，如有心室增大，P_2亢进、分裂和有心衰体征。无心肌梗死时的典型心电图改变和血清心肌酶的变化。

（三）主动脉夹层

该病也具有剧烈的胸痛，有时出现休克，其疼痛常为撕裂样，一开始即达高峰，多放射至背部、腹部、腰部及下肢。两上肢的血压和脉搏常不一致是本病的重要体征。可出现主动脉瓣关闭不全的体征，心电图和血清心肌酶学检查无AMI时的变化。X线和超声检查可出现主动脉明显增宽。

（四）急腹症

急性胆囊炎、胆石症、急性坏死性胰腺炎、溃疡病穿孔等常出现上腹痛及休克的表现，但应有相应的腹部体征，心电图及影像、酶学检查有助于鉴别。

（五）急性心包炎

尤其是非特异性急性心包炎，也可出现严重胸痛、心电图ST段抬高，但该病发病前常有上呼吸道感染，呼吸和咳嗽时疼痛加重，早期即有心包摩擦音。无心电图的演变及酶学异常。

六、处理

（一）治疗原则

改善冠状动脉血液供给，减少心肌耗氧，保护心脏功能，挽救因缺血而濒死的心肌，防止梗死面积扩大，缩小心肌缺血范围，及时发现、处理、防治严重心律失常、泵衰竭和各种并发症，防止猝死。

（二）院前急救

流行病学调查发现，50％的患者发病后 1 小时在院外猝死，死因主要是可救治的心律失常。因此，院前急救的重点是尽可能缩短患者就诊延误的时间和院前检查、处理、转运所用的时间；尽量帮助患者安全、迅速地转送到医院；尽可能及时给予相关急救措施，如嘱患者停止任何主动性活动和运动，舌下含化硝酸甘油，高流量吸氧，镇静止痛（吗啡或哌替啶），必要时静脉注射或滴注利多卡因，或给予除颤治疗和心肺复苏；缓慢性心律失常给予阿托品肌内注射或静脉注射；及时将患者情况通知急救中心或医院，在严密观察、治疗下迅速将患者送至医院。

（三）住院治疗

急诊室医师应力争在 10～20 分钟内完成病史、临床检数记录 18 导联心电图，尽快明确诊断。对 ST 段抬高者应在 30 分钟内收住冠心病监护病房（CCU）并开始溶栓，或在 90 分钟内开始行急诊 PTCA 治疗。

1.休息

患者应卧床休息，保持环境安静，减少探视，防止不良刺激。

2.监测

在冠心病监护室进行心电图、血压和呼吸的监测 5～7 日，必要时进行床旁血流动力学监测，以便于观察病情和指导治疗。

3.护理

第一周完全卧床，加强护理，对进食、漱洗、大小便、翻身等，都需要别人帮助。第二周可从床上坐起，第三～四周可逐步离床和室内缓步走动。但病重或有并发症者，卧床时间宜适当延长。食物以易消化的流质或半流质为主，病情稳定后逐渐改为软食。便秘 3 日者可服轻泻剂或用甘油栓等，必须防止用力大便造成病情突变。焦虑、不安患者可用地西泮等镇静剂。禁止吸烟。

4.吸氧

在急性心肌梗死早期，即便未合并有左侧心力衰竭或肺疾病，也常有不同程度的动脉低氧血症。其原因可能由于细支气管周围水肿，使小气道狭窄，增加小气道阻力，气流量降低，局部换气量减少，特别是两肺底部最为明显。有些患者虽未测出动脉低氧血症，由于增加肺间质液体，肺顺应性一过性降低，而有气短症状。因此，应给予吸氧，通常在发病早期用鼻塞给氧 24～48 小时，3～5 L/min。有利于氧气运送到心肌，可能减轻气短、疼痛或焦虑症状。在严重左侧心力衰竭、肺水肿和并有机械并发症的患者，多伴有严重低氧血症，需面罩加压给氧或气管插管并机械通气。

5.补充血容量

心肌梗死患者,由于发病后出汗,呕吐或进食少,以及应用利尿药等因素,引起血容量不足和血液浓缩,从而加重缺血和血栓形成,有导致心肌梗死面积扩大的危险。因此,如每天摄入量不足,应适当补液,以保持出入量的平衡。

6.缓解疼痛

AMI时,剧烈胸痛使患者交感神经过度兴奋,产生心动过速、血压升高和心肌收缩力增强,从而增加心肌耗氧量。并易诱发快速性室性心律失常,应迅速给予有效镇痛药。本病早期疼痛是难以区分坏死心肌疼痛和可逆性心肌缺血疼痛,二者常混杂在一起。先予含服硝酸甘油,随后静脉点滴硝酸甘油,如疼痛不能迅速缓解,应用强的镇痛药,吗啡和派替啶最为常用。吗啡是解除急性心肌梗死后疼痛最有效的药物。其作用于中枢阿片受体而发挥镇痛作用,并阻滞中枢交感神经冲动的传出,导致外周动、静脉扩张,从而降低心脏前后负荷及心肌耗氧量。通过镇痛,减轻疼痛引起的应激反应,使心率减慢。1 次给药后 10～20 分钟发挥镇痛作用,1～2 小时作用最强,持续 4～6 小时。通常静脉注射吗啡 5～10 mg,必要时每 1～2 小时重复 1 次,总量不宜超过 15 mg。吗啡治疗剂量时即可发生不良反应,随剂量增加,发生率增加。不良反应有恶心、呕吐、低血压和呼吸抑制。其他不良反应有眩晕,嗜睡,表情淡漠,注意力分散等。一旦出现呼吸抑制,可每隔 3 分钟静脉注射纳洛酮有拮抗吗啡的作用,剂量为 0.4 mg,总量不超过 1.2 mg。一般用药后呼吸抑制症状可很快消除,必要时采用人工辅助呼吸。派替啶有消除迷走神经作用和镇痛作用,其血流动力学作用与吗啡相似,75 mg派替啶相当于 10 mg 吗啡,不良反应有致心动过速和呕吐作用,但较吗啡轻。可用阿托品 0.5 mg 对抗之。临床上可肌内注射 25～75 mg,必要时 2～3 小时重复,过量出现麻醉作用和呼吸抑制,当引起呼吸抑制时,也可应用纳洛酮治疗。对重度烦躁者可应用冬眠疗法,经肌内注射派替啶25 mg异丙嗪 12.5 mg,必要时 4～6 小时重复 1 次。

中药可用复方丹参滴丸,麝香保心丸口服,或复方丹参注射液 16 mL 加入 5%葡萄糖液250～500 mL中静脉滴注。

(四)再灌注心肌

起病 3～6 小时,使闭塞的冠状动脉再通,心肌得到再灌注,濒临坏死的心肌可能得以存活或使坏死范围缩小,预后改善,是一种积极的治疗措施。

1.急诊溶栓治疗

溶栓治疗是 20 世纪 80 年代初兴起的一项新技术,其治疗原理是针对急性心肌梗死发病的基础,即大部分穿壁性心肌梗死是由于冠状动脉血栓性闭塞引起的。血栓是由于凝血酶原在异常刺激下被激活,形成凝血酶,使纤维蛋白原转化为纤维蛋白,然后与其他有形成分一起形成的。机体内存在一个纤维蛋白溶解系统,它是由纤维蛋白溶解原和内源性或外源性激活物组成的。在激活物的作用下,纤维蛋白溶酶原被激活,形成纤维蛋白溶酶,它可以溶解稳定的纤维蛋白血栓,还可以降解纤维蛋白原,促使纤维蛋白裂解、使血栓溶解。但是纤维蛋白溶酶的半衰期很短,要想获得持续的溶栓效果,只有依靠连续输入外源性补给激活物的办法。现在临床常用的纤溶激活物有两大类,一类为非选择性纤溶剂,如链激酶、尿激酶。它们除了激活与血栓相关的纤维蛋白溶酶原外,还激活循环中的纤溶酶原,导致全身的纤溶状态,因此可以引起出血并发症。另一类为选择性纤溶剂,有重组组织型纤溶酶原激活剂(αt-Pa),单链尿激酶型纤溶酶原激活剂(SCUPA)及乙酰纤溶酶原-链激酶激活剂复合物(APSAC)。它们选择性的激活与血栓有关的纤溶酶原,而对循环中的纤溶酶原仅有中等度的作用。这样可以避免或减少出血并发症的发生。

(1)溶栓疗法的适应证:①持续性胸痛超过半小时,含服硝酸甘油片后症状不能缓解。②相邻两个或更多导联 ST 段抬高>0.2 mV。③发病 12 小时内,或虽超过 6 小时,患者仍有严重胸痛,并且 ST 段抬高的导联有 R 波者,也可考虑溶栓治疗。

(2)溶栓治疗的禁忌证:①近 10 天内施行过外科手术者,包括活检、胸腔或腹腔穿刺和心脏体外按压术等。②10 天内进行过动脉穿刺术者。③颅内病变,包括出血、梗死或肿瘤等。④有明显出血或潜在的出血性病变,如溃疡性结肠炎、胃十二指肠溃疡或有空洞形成的肺部病变。⑤有出血性或脑栓死倾向的疾病,如各种出血性疾病、肝肾疾病、心房纤颤、感染性心内膜炎、收缩压>24 kPa(180 mmHg),舒张压>14.7 kPa(110 mmHg)等。⑥妊娠期或分娩后前 10 天。⑦在半年至 1 年内进行过链激酶治疗者。⑧年龄>65 岁,因为高龄患者溶栓疗法引起颅内出血者多,而且冠脉再通率低于中年。

(3)药物选择一般需结合实际临床病情,常用介绍如下。

1)链激酶(Streptokinase SK):SK 是 C 类乙型链球菌产生的酶,在体内将前活化素转变为活化素,后者将纤溶酶原转变为纤溶酶。有抗原性,用前需做皮肤过敏试验。静脉滴注常用量为50~150 万 U 加入 5%葡萄糖液 100 mL 内,在 60 分钟内滴完,后每小时给予 10 万 U,静脉滴注 24 小时。治疗前半小时肌内注射异丙嗪 25 mg,加少量(2.5~5 mg)地塞米松同时静脉滴注可减少变态反应的发生。用药前后进行凝血方面的化验检查,用量大时尤应注意出血倾向。冠脉内注射时先做冠脉造影,经导管向闭塞的冠状动脉内注入硝酸甘油 0.2～0.5 mg,后注入 SK2 万 U,继之每分钟 2000～4000 U,共 30～90 分钟至再通后继用每分钟 2000 U 30～60 分钟。患者胸痛突然消失,ST 段恢复正常,心肌酶峰值提前出现为再通征象,可每分钟注入 1 次造影剂观察是否再通。

2)尿激酶(Urokinase UK):作用于纤溶酶原使之转变为纤溶酶。本品无抗原性,作用较 SK 弱。150 万～200 万 U 静脉滴注,30 分钟滴完。冠状动脉内应用时每分钟 6000 U 持续 1 小时以上至溶栓后再维持 0.5～1 小时。

3)组织型重组纤维蛋白溶酶原激活剂(rt-PA):本品对血凝块有选择性,故疗效高于 SK。冠脉内静脉滴注 0.375 mg/kg,持续 45 分钟。静脉滴注用量为 0.75 mg/kg,持续 90 分钟。

4)其他制剂:还有单链尿激酶型纤维蛋白溶酶原激活剂(SCUPA),异化纤维蛋白溶酶原链激酶激活剂复合物(APSAC)等。

以上溶栓剂的选择:文献资料显示,用药 2～3 小时的开通率 rt-PA 为 65%～80%,SK 为 65%～75%,UK 为 50%～68%,APSAC 为 68%～70%。究竟选用哪一种溶栓剂,不能根据以上的数据武断的选择,而应根据患者的病变范围、部位、年龄、起病时间的长短以及经济情况等因素选择。比较而言,如患者年轻(年龄<45 岁)、大面积前壁 AMI、到达医院时间较早(2 小时内)、无高血压,应首选 rt-PA。如果年龄较大(>70 岁)、下壁 AMI、有高血压,应选 SK 或 UK。由于 APSAC 的半衰期最长(70～120 分钟),因此它可在患者家中或救护车上一次性快速静脉注射;rt-PA 的半衰期最短(3～4 分钟),需静脉持续滴注 90～180 分钟;SK 的半衰期为 18 分钟,给药持续时间为 60 分钟;UK 半衰期为 40 分钟,给药时间为 30 分钟。SK 与 APSAC 可引起低血压和变态反应,UK 与 rt-PA 无这些不良反应。rt-PA 需要联合使用肝素,SK、UK、APSAC 除具有纤溶作用外,还有明显的抗凝作用,不需要积极使用静脉肝素。另外,rt-PA 价格较贵,SK、UK 较低廉。以上这些因素在临床选用溶栓剂时应予以考虑。

(4)溶栓治疗的并发症。

出血:①轻度出血,皮肤、黏膜、肉眼及显微镜下血尿、或小量咯血呕血等(穿刺或注射部位少量瘀斑不作为并发症)。②重度出血,大量咯血或消化道大出血,腹膜后出血等引起失血性休克或低血压,需要输血者。③危及生命部位的出血,颅内、蛛网膜下腔、纵隔内或心包出血。

再灌注心律失常,注意其对血流动力学的影响。

一过性低血压及其他的变态反应。

2.经皮腔内冠状动脉成形术(PTCA)

(1)直接 PTCA(direct PTCA):急性心肌梗死发病后直接做 PTCA。指征:静脉溶栓治疗有禁忌证者;合并心源性休克者(急诊 PTCA 挽救生命是作为首选治疗);诊断不明患者,如急性心肌梗死病史不典型或左束支传导阻滞(LBBB)者,可从直接冠状动脉造影和 PTCA 中受益;有条件在发病后数小时内行 PTCA 者。

(2)补救性 PTCA(rescue PTCA):在发病 24 小时内,静脉溶栓治疗失败,患者胸痛症状不缓解时,行急诊 PTCA,以挽救存活的心肌,限制梗死面积进一步扩大。

(3)半择期 PTCA(semi-elective PTCA):溶栓成功患者在梗死后 7～10 日,有心肌缺血指征或冠脉再闭塞者。

(4)择期 PTCA(elective PTCA):在急性心肌梗死后 4～6 周,用于再发心绞痛或有心肌缺血客观指征,如运动试验、动态心电图、^{201}Tl 运动心肌断层显像等证实有心肌缺血。

(5)冠状动脉旁路移植术(CABG):适用于溶栓疗法及 PTCA 无效,而仍有持续性心肌缺血;急性心肌梗死合并有左房室瓣关闭不全或室间隔穿孔等机械性障碍需要手术矫正和修补,同时进行 CABG;多支冠状动脉狭窄或左冠状动脉主干狭窄。

(五)缩小梗死面积

AMI 是心肌氧供/氧需的严重失衡,纠正这种失衡,就能挽救濒死的心肌,限制梗死的扩大,有效地减少并发症和改善患者的预后。控制心律失常,适当补充血容量和治疗心力衰竭,均有利于减少梗死区。目前多主张采用以下几种。

1.扩血管药物

扩血管药物必须应用于梗死初期的发展阶段,即起病后 4～6 小时。一般首选硝酸甘油静脉滴注或异山梨酯舌下含化,也可在皮肤上用硝酸甘油贴片或软膏。使用时应注意:静脉给药时,最好有血流动力学监测,当肺动脉楔嵌压 ≥2 kPa,动脉压正常或增高时,其疗效较好,反之,则可使病情恶化;应从小剂量开始,在应用过程中保持肺动脉楔嵌压 ≥2 kPa,且动脉压不低于正常低限,以保证必需的冠状动脉灌注。

2.β受体阻滞剂

大量临床资料表明,在 AMI 发生后的 4～12 小时,给普萘洛尔或阿普洛尔、氨酰心安、美托洛尔等药治疗(最好是早期静脉内给药),常能达到明显降低患者的最高血清酶(CPK,CK-MB 等)水平,提示有限制梗死范围扩大的作用。但因这些药的负性肌力、负性频率作用,临床应用时,当心率<每分钟 60 次,收缩压≤14.6 kPa,有心力衰竭及下壁心肌梗死者应慎用。

3.低分子右旋糖酐及复方丹参等活血化瘀药物

一般可选用低分子右旋糖酐每天静脉滴注 250~500 mL,7~14 天为一疗程。在低分子右旋糖酐内加入活血化瘀药物如血栓通 4~6 mL、川芎嗪 80~160 mg 或复方丹参注射液 12~30 mL,疗效更佳。心功能不全者低分子右旋糖酐者慎用。

4.极化液(GIK)

可减少心肌坏死,加速缺血心肌的恢复。但近几年因其效果不显著,已趋向不用,仅用于 AMI 伴有低血容量者。其他改善心肌代谢的药物有维生素 C(3~4 g)、辅酶 A(50~100 U)、肌苷(0.2~0.6 g)、维生素 B_6(50~100 mg),每天 1 次静脉滴注。

5.其他

有人提出用大量激素(氢化可的松 150 mg/kg)或透明质酸酶(每次 500 U/kg,每 6 小时 1 次,日 4 次),或用钙拮抗剂(硝苯地平 20 mg,每 4 小时 1 次)治疗 AMI,但对此分歧较大,尚无统一结论。

(六)严密观察,及时处理并发症

1.左心功能不全

AMI 时左心功能不全因病理生理改变的程度不同,可表现轻度肺淤血、急性左心衰(肺水肿)、心源性休克。

(1)急性左心衰(肺水肿)的治疗:可选用吗啡、利尿剂(呋塞米等)、硝酸甘油(静脉滴注),尽早口服 ACEI 制剂(以短效制剂为宜)。肺水肿合并严重高血压时应静脉滴注硝普钠,由小剂量(10 μg/min)开始,据血压调整剂量。伴严重低氧血症者可行人工机械通气治疗。洋地黄制剂在 AMI 发病 24 小时内不主张使用。

(2)心源性休克:在严重低血压时应静脉滴注多巴胺 5~15 μg/(kg·min),一旦血压升至 90 mmHg 以上,则可同时静脉滴注多巴酚丁胺 3~10 μg/(kg·min),以减少多巴胺用量。如血压不升应使用大剂量多巴胺[≥15 μg/(kg·min)]。大剂量多巴胺无效时,可静脉滴注去甲肾上腺素 2~8 μg/min。轻度低血压时,可用多巴胺或与多巴酚丁胺合用。药物治疗无效者,应使用主动脉内球囊反搏

（IABP）。AMI 合并心源性休克提倡 PTCA 再灌注治疗。中药可酌情选用独参汤、参附汤、生脉散等。

2.抗心律失常

急性心肌梗死约有 90％以上出现心律失常，绝大多数发生在梗死后 72 小时内，不论是快速性或缓慢性心律失常，对急性心肌梗死患者均可引起严重后果。因此，及早发现心律失常，特别是严重的心律失常前驱症状，并给予积极的治疗。

（1）对出现室性早搏的急性心肌梗死患者，均应严密心电监护及处理。频发的室性早搏或室速，应以利多卡因 50～100 mg 静脉注射，无效时 5～10 分钟可重复，控制后以每分钟 1～3 mg 静脉滴注维持，情况稳定后可改为药物口服；美西律 150～200 mg，普鲁卡因胺 250～500 mg，溴苄胺 100～200 mg 等，6 小时 1 次维持。

（2）对已发生室颤应立即行心肺复苏术，在进行心脏按压和人工呼吸的同时争取尽快实行电除颤，一般首次即采取较大能量（200～300 J）争取 1 次成功。

（3）对窦性心动过缓如心率每分钟少于 50 次，或心率每分钟 50～60 次但合并低血压或室性心律失常，可以阿托品每次 0.3～0.5 mg 静脉注射，无效时 5～10 分钟重复，但总量不超过 2 mg。也可以氨茶碱 0.25 g 或异丙基肾上腺素 1 mg 分别加入 300～500 mL 液体中静脉滴注，但这些药物有可能增加心肌氧耗或诱发室性心律失常，故均应慎用。以上治疗无效症状严重时可采用临时起搏措施。

（4）对房室传导阻滞Ⅰ度和Ⅱ度量型者，可应用肾上腺皮质激素、阿托品、异丙肾上腺素治疗，但应注意其不良反应。对Ⅲ度及Ⅱ度Ⅱ型者宜行临时心脏起搏。

（5）对室上性快速心律失常可选用 β 阻滞剂、洋地黄类（24 小时内尽量不用）、维拉帕米、胺碘酮、奎尼丁、普鲁卡因胺等治疗，对阵发性室上性、房颤及房扑药物治疗无效可考虑直流同步电转复或人工心脏起搏器复律。

3.机械性并发症的处理

（1）心室游离壁破裂：可引起急性心包填塞致突然死亡，临床表现为电-机械分离或心脏停搏，常因难以即时救治而死亡。亚急性心脏破裂应积极争取冠状动脉造影后行手术修补及血管重建术。

（2）室间隔穿孔：伴血流动力学失代偿者，提倡在血管扩张剂和利尿剂治疗及 IABP 支持下，早期或急诊手术治疗。如穿孔较小，无充血性心衰，血流动力学稳定，可保守治疗，6 周后择期手术。

（3）急性二尖瓣关闭不全：急性乳头肌断裂时突发左心力衰竭和（或）低血

压,主张用血管扩张剂、利尿剂及 IABP 治疗,在血流动力学稳定的情况下急诊手术。因左心室扩大或乳头肌功能不全者,应积极应用药物治疗心衰,改善心肌缺血并行血管重建术。

(七)恢复期处理

住院 3～4 周后,如病情稳定,体力增进,可考虑出院。近年主张出院前作症状限制性运动负荷心电图、放射性核素和(或)超声显像检查,如显示心肌缺血或心功能较差,宜行冠状动脉造影检查考虑进一步处理。心室晚电位检查有助于预测发生严重室性心律失常的可能性。

七、护理

(一)护理评估

1.病史

发病前常有明显诱因,如精神紧张、情绪激动、过度体力活动、饱餐、高脂饮食、糖尿病未控制、感染、手术、大出血、休克等。少数在睡眠中发病。约有半数以上的患者过去有高血压及心绞痛史。部分患者则无明确病史及先兆表现,首次发展即是急性心肌梗死。

2.身体状况

(1)先兆:约半数以上患者在梗死前数天至数周,有乏力、胸部不适、活动时心悸、气急、心绞痛等,最突出为心绞痛发作频繁,持续时间较长,疼痛较剧烈,甚至伴恶心、呕吐、大汗、心动过缓,硝酸甘油疗效差等,称为梗前先兆。应警惕近期内发生心肌梗死的可能,要及时住院治疗。

(2)症状:急性心肌梗死的临床表现与梗死的大小、部位、发展速度及原来心脏的功能情况等有关。

1)疼痛:是最常见的起始症状。典型的疼痛部位和性质与心绞痛相似,但疼痛更剧烈,诱因多不明显,持续时间较长,多在 30 分钟以上,也可达数小时或数天,休息和含服硝酸甘油多不能缓解。患者常烦躁不安、出汗、恐惧,或有濒死感。老年人、糖尿病患者以及脱水、休克患者常无疼痛。少数患者以休克、急性心力衰竭、突然晕厥为始发症状。部分患者疼痛位于上腹部,或者疼痛放射至下颌、颈部、背部上方,易被误诊,应与相关疾病鉴别。

2)全身症状:有发热和心动过速等。发热由坏死物质吸收所引起,一般在疼痛后 24～48 小时出现,体温一般在 38 ℃左右,持续约 1 周。

3)胃肠道症状:频繁常伴有早期恶心、呕吐、肠胀气和消化不良,特别是下后壁梗死者。重症者可发生呃逆。

4)心律失常:见于 75%～95% 的患者,以发病 24 小时内最多见,可伴心悸、乏力、头晕、晕厥等症状。其中以室性心律失常居多,可出现室性期前收缩、室性心动过速、心室颤动或加速性心室自主心律。如出现频发的、成对的、多源的和 R 落在 T 的室性期前收缩,或室性心动过速,常为心室颤动的先兆。心室颤动是急性心肌梗死早期主要的死因。室上性心律失常则较少,多发生在心力衰竭者中。缓慢型心律失常中以房室传导阻滞最为常见,束支传导阻滞和窦性心动过缓也较多见。

5)低血压和休克:见于 20%～30% 的患者。疼痛期的血压下降未必是休克。如疼痛缓解后收缩压仍 <10.7 kPa(80 mmHg),伴有烦躁不安、面色苍白、皮肤湿冷、大汗淋漓、脉细而快、少尿、精神迟钝,甚或昏迷者,则为休克表现。休克多在起病后数小时至 1 周内发生,主要是心源性,为心肌收缩力减弱、心排血量急剧下降所致,尚有血容量不足、严重心律失常、周围血管舒缩功能障碍和酸中毒等因素参与。

6)心力衰竭:主要为急性左心衰竭。可在发病最初的几天内发生,或在疼痛、休克好转阶段出现。是因为心肌梗死后心脏收缩力显著减弱或不协调所致。患者可突然出现呼吸困难、咳泡沫痰、发绀等,严重时可发生急性肺水肿,也可继而出现全心衰竭,并伴血压下降。

(3)体征,根据患者的病情可有不同表现。

1)一般情况:患者常呈焦虑不安或恐惧,手抚胸部,面色苍白,皮肤潮湿,呼吸增快;如左心功能不全时呼吸困难,常采半卧位或咯粉红色泡沫痰;发生休克时四肢厥冷,皮肤有蓝色斑纹。多数患者于发病第2天体温升高,一般在 38 ℃ 左右,不超过39 ℃,1 周内退至正常。

2)心脏:心脏浊音界可轻至中度增大;心率增快或减慢;可有各种心律失常;心尖部第一心音常减弱,可出现第三或第四音奔马律;一般听不到心脏杂音,二尖瓣乳头肌功能不全或腱索断裂时心尖部可听到明显的收缩期杂音;室间隔穿孔时,胸骨左缘可闻及响亮的全收缩期杂音;发生严重的左心衰竭时,心尖部也可闻及收缩期杂音;1%～20% 的患者可在发病 1～3 天出现心包摩擦音,持续数天,少数可持续 1 周以上。

3)肺部:发病早期肺底可闻及少数湿啰音,常在 1～2 天消失,啰音持续存在或增多常提示左心衰竭。

3.实验室及其他检查

(1)心电图:可起到定性、定位、定期的作用。透壁性心肌梗死典型改变是出现异常、持久宽而深的 Q 波或 QS 波。损伤型 ST 段的抬高,弓背向上与 T 波融合形成单向曲线,起病数小时之后出现,数天至数周回到基线。T 波改变:起病数小时内异常增高,数天至 2 周左右变为平坦,继而倒置。但有 5%～15%病例心电图表现不典型,其原因为小灶梗死,多处或对应性梗死,再发梗死,心内膜下梗死以及伴室内传导阻滞,心室肥厚或预激综合征等。以上情况可不出现坏死性 Q 波,只表现为 QRS 波群高度、ST 段、T 波的动态改变。另外,右心梗死,真后壁和局限性高侧壁心肌梗死,常规导联中不显示梗死图形,应加做特殊导联以明确诊断。

(2)心向量图:当心电图不能肯定诊断为心肌梗死时,往往可通过心向量图得到证实。

(3)超声心动图:超声心动图并不用来诊断急性心肌梗死,但对探查心肌梗死的各种并发症极有价值,尤其是室间隔穿孔破裂,乳头肌或腱索断裂或功能不全造成的二尖瓣关闭不全、脱垂、室壁瘤和心包积液。

(4)放射性核素检查:放射性核素心肌显影及心室造影^{99m}Tc 及^{131}I 等形成热点成像或^{201}Tl、^{42}K 等冷点先是 ST 段普通压低,继而 T 波倒置。成像可判断梗死的部位和范围。用门电路控制 γ 闪烁照相法进行放射性核素血池显像,可观察壁动作及测定心室功能。

(5)心室晚电位(LPs):心肌梗死时 LPs 阳性率 28%～58%,其出现不似陈旧性心肌梗死稳定,但与室速与室颤有关,阳性者应进行心电监护及予以有效治疗。

(6)磁共振成像(MRI 技术):易获得清晰的空间隔像,故对发现间隔段运动障碍、间隔心肌梗死并发症较其他方法优越。

(7)实验室检查。

血常规:白细胞计数上升,达 10～20×10^9/L,中性粒细胞增至 75%～90%。

红细胞沉降率增快;C 反应蛋白(CRP)增高可持续 1～3 周。

血清酶学检查:心肌细胞内含有大量的酶,受损时这些酶进入血液,测定血中心肌酶谱对诊断及估计心肌损害程度有十分重要的价值。常用的有:①血清肌酸磷酸激酶(CPK):发病 4～6 小时在血中出现,24 小时达峰值,后很快下降,2～3 天消失。②乳酸脱氢酶(LDH)在起病 8～10 小时后升高,达到高峰时间在 2～3 天,持续 1～2 周恢复正常。其中 CPK 的同工酶 CPK-MB 和 LDH 的同工酶 CDH,诊断的特异性最高,其增高程度还能更准确地反映梗死的范围。

肌红蛋白测定:血清肌红蛋白升高出现时间比 CPK 略早,约在 2 小时,多数

24 小时即恢复正常;尿肌红蛋白在发病后 5～40 小时开始排泄,持续时间平均达 83 小时。

(二)护理目标

(1)患者疼痛减轻。

(2)患者能遵医嘱服药,说出治疗的重要性。

(3)患者的活动量增加、心率正常。

(4)生命体征维持在正常范围。

(5)患者看起来放松。

(三)护理措施

1.一般护理

(1)安置患者于冠心病监护病房(CCU),连续 5～7 日监测心电图、血压、呼吸,对行漂浮导管检查者做好相应护理,询问患者有无心悸、胸闷、胸痛、气短、乏力、头晕等不适。

(2)病室保持安静、舒适,限制探视,有计划地护理患者,减少对患者的干扰,保证患者充足的休息和睡眠时间,防止任何不良刺激。据病情安置患者于半卧位或平卧位。如无并发症,24 小时内可在床上活动肢体,无并发症者可在床上坐起,逐渐过渡到坐在床边或椅子上,每次 20 分钟,每天 3～5 次,鼓励患者深呼吸;第 1～2 周后开始在室内走动,逐步过渡到室外行走;第 3～4 周可试着上下楼梯或出院。病情严重或有并发症者应适当延长卧床时间。

(3)介绍本病知识和监护室的环境。关心、尊重、鼓励、安慰患者,以和善的态度回答患者提出的问题,帮助其树立战胜疾病的信心。

(4)给予低钠、低脂、低胆固醇、无刺激、易消化的饮食,少量多餐,避免进食过饱。

(5)心肌梗死患者由于卧床休息、消化功能减退、哌替啶或吗啡等止痛药物的应用,使胃肠功能和膀胱收缩无力抑制,易发生便秘和尿潴留。应予以足够的重视,酌情给予轻泻剂,嘱患者排便时勿屏气,避免增加心脏负担和导致附壁血栓脱落。排便不畅时宜加用开塞露,对 5 日无大便者可保留灌肠或给低压盐水灌肠。对排尿不畅者,可采用物理或诱导法,协助排尿,必要时行导尿。

(6)吸氧:氧治疗可提高改善低氧血症,有利于心肌梗死的康复。急性期给患者高流量吸氧,持续48 小时。氧流量在每分钟 3～5 L,病情变化可延长吸氧时间。待疼痛减轻,休克解除,可减低氧流量。注意鼻导管的通畅,24 小时更换1 次。如果合并急性左心衰竭,出现重度低氧血症时。病死率较高,可采用加压吸氧或酒精除泡沫吸氧。

（7）防止血栓性静脉炎或深部静脉血栓形成：血栓性静脉炎表现为受累静脉局部红、肿、痛，可延伸呈条索状，多因反复静脉穿刺输液和多种药物输注所致。所以行静脉穿刺时应严格无菌操作，患者感觉输液局部皮肤疼痛或红肿，应及时更换穿刺部位，并予以热敷或理疗。下肢静脉血栓形成一般在血栓较大引起阻塞时才出现患肢肤色改变，皮肤温度升高和可凹性水肿。应注意每天协助患者做被动下肢活动 2～3 次，注意下肢皮肤温度和颜色的变化避免选用下肢静脉输液。

2.病情观察与护理

急性心肌梗死系危重疾病、应早期发现危及患者生命的先兆表现，如能得到及时处理，可使病情转危为安。故需严密观察以下情况：

（1）血压：始发病时应 0.5～1 小时测量一次血压，随血压恢复情况逐步减少测量次数为每天4～6次，基本稳定后每天1～2 次。若收缩压在 12 kPa（90 mmHg）以下，脉压减小，且音调低落，要注意患者的神志状态、脉搏、面色、皮肤色泽及尿量等，是否有心源性休克的发生。此时，在通知医师的同时，对休克者采取抗休克措施，如补充血容量，应用升压药、血管扩张剂以及纠正酸中毒，避免脑缺氧，保护肾功能等。有条件者应准备好中心静脉压测定装登或漂浮导管测定肺微血管楔嵌压设备，以正确应用输液量及调节液体滴速。

（2）心率、心律：在冠心病监护病房（CCU）进行连续的心电、呼吸监测，在心电监测示波屏上，应注意观察心率及心律变化。及时检出可能作为恶性心动过速先兆的任何室性期前收缩，以及室颤或完全性房室传导阻滞，严重的窦性心动过缓，房性心律失常等，如发现室性早搏为：①每分钟 5 次以上。②呈二、三联律。③多源性期前收缩。④室性早搏的 R 波落在前一次主搏的 T 波之上，均为转变阵发性室性心动过速及心室颤动的先兆，易造成心搏骤停。遇有上述情况，在立即通知医师的同时，需应用相应的抗心律失常药物，并准备好除颤器和人工心脏起搏器，协同医师抢救处理。

（3）胸痛：急性心肌梗死患者常伴有持续剧烈的胸痛，因此，应注意观察患者的胸痛程度，因剧烈胸痛可导致低血压，加重心肌缺氧，扩大梗死面积，引起心力衰竭、休克及心律失常。常用的止痛剂有罂粟碱肌内注射或静脉滴注，硝酸甘油 0.6 mg 含服，疼痛较重者可用哌替啶或吗啡。在护理中应注意可能出现的药物不良反应，同时注意观察血压、尿量、呼吸及一般状态，确保用药的安全。

（4）呼吸急促：注意观察患者的呼吸状态，对有呼吸急促的患者应注意观察血压,皮肤黏膜的血循环情况,肺部体征的变化以及血流动力学和尿量的变化。发现患者有呼吸急促,不能平卧,烦躁不安,咳嗽,咯泡沫样血痰时,立即取半坐位,给予吸氧,准备好快速强心、利尿剂,配合医师按急性心力衰竭处理。

(5)体温:急性心肌梗死患者可有低热,体温在 37~38.5 ℃,多持续 3 天左右。如体温持续升高,1 周后仍不下降,应疑有继发肺部或其他部位感染,及时向医师报告。

(6)意识变化:如发现患者意识恍惚,烦躁不安,应注意观察血流动力学及尿量的变化。警惕心源性休克的发生。

(7)器官栓塞:在急性心肌梗死第 1~2 周,注意观察组织或脏器有无发生栓塞现象。因左心室内附壁血栓可脱落,而引起脑、肾、四肢、肠系膜等动脉栓塞,应及时向医师报告。

(8)心室膨胀瘤:在心肌梗死恢复过程中,心电图表现虽有好转,但患者仍有顽固性心力衰竭或心绞痛发作,应疑有心室膨胀瘤的发生。这是由于在心肌梗死区愈合过程中,心肌被结缔组织所替代,成为无收缩力的薄弱纤维瘢痕区。该区内受心腔内的压力而向外呈囊状膨出,造成心室膨胀瘤。应配合医师进行X 线检查以确诊。

(9)心肌梗死后综合征:需注意在急性心肌梗死后 2 周、数月甚至 2 年内,可并发心肌梗死后综合征。表现为肺炎、胸膜炎和心包炎征象,同时也有发热、胸痛、血沉和白细胞升高现象,酷似急性心肌梗死的再发。这是由于坏死心肌引起机体自身免疫变态反应所致。如心肌梗死的特征性心电图变化有好转现象又有上述表现时,应做好 X 线检查的准备,配合医师做出鉴别诊断。因本病应用激素治疗效果良好,若因误诊而用抗凝药物,可导致心腔内出血而发生急性心包填塞。故应严密观察病情,在确诊为本病后,应向患者及家属做好解释工作,解除顾虑,必要时给患者应用镇痛及镇静剂;做好休息、饮食等生活护理。

(四)健康教育

(1)注意劳逸结合,根据心功能进行适当的康复锻炼。

(2)避免紧张、劳累、情绪激动、饱餐、便秘等诱发因素。

(3)节制饮食,禁忌烟酒、咖啡、酸辣刺激性食物,多吃蔬菜、蛋白质类食物,少食动物脂肪、胆固醇含量较高的食物。

(4)按医嘱服药,随身常备硝酸甘油等扩张冠状动脉药物,定期复查。

(5)指导患者及家属,病情突变时,采取简易应急措施。

第四节　心源性猝死

一、疾病概述

(一)概念和特点

心源性猝死(sudden cardiac death,SCD)是指由心脏原因引起的急性症状发作后以意识突然丧失为特征的、自然死亡。世界卫生组织将发病后立即或 24 小时以内的死亡定为猝死,2007 年美国 ACC 会议上将发病1小时内死亡定为猝死。

据统计,全世界每年有数百万人因心源性猝死丧生,占死亡人数的 15%～20%。美国每年有约 30 万人发生心源性猝死,占全部心血管病死亡人数的 50%以上,而且是 20～60 岁男性的首位死因。在我国,心源性猝死也居死亡原因的首位,虽然没有大规模的临床流生病学资料报道,但心源性猝死比例在逐年增高,且随年龄增加发病率也逐渐增高,老年人心源性猝死的概率高达 80%～90%。

心源性猝死的发病率男性较女性高,美国 Framingham 数据显示冠心病猝死发病率男性为女性的3.8 倍;北京市的流行病学资料显示,心源性猝死的男性年平均发病率为 10.5/10 万,女性为3.6/10 万。

(二)相关病理生理

冠状动脉粥样硬化是最常见的病理表现,病理研究显示心源性猝死患者急性冠状动脉内血栓形成的发生率为 15%～64%。陈旧性心梗也是心源性猝死的病理表现,这类患者也可见心肌肥厚、冠状动脉痉挛、心电不稳与传导障碍等病理改变。

心律失常是导致心源性猝死的重要原因,通常包括致命性快速心律失常、严重缓慢性心律失常和心室停顿。致命性快速心律失常导致冠状动脉血管事件、心肌损伤、心肌代谢异常和(或)自主神经张力改变等因素相互作用,从而引起的一系列病理生理变化,引发心源性猝死,但其最终作用机制仍无定论。严重缓慢性心律失常和心室停顿的电生理机制是当窦房结和(或)房室结功能异常时,次级自律细胞不能承担起心脏的起搏功能,常见于病变弥漫累及心内膜下浦肯野纤维的严重心脏疾病。

非心律失常导致的心源性猝死较少,常由心脏破裂、心脏流入和流出道的急性阻塞、急性心脏压塞等原因导致。心肌电机械分离是指心肌细胞有电兴奋的节律活动,而无心肌细胞的机械收缩,是心源性猝死较少见的原因之一。

(三)病因与危险因素

1.基本病因

绝大多数心源性猝死发生在有器质性心脏病的患者。Braunward 认为心源性猝死的病因有 10 大类:①冠状动脉疾患;②心肌肥厚;③心肌病和心力衰竭;④心肌炎症、浸润、肿瘤及退行性变;⑤瓣膜疾病;⑥先天性心脏病;⑦心电生理异常;⑧中枢神经及神经体液影响的心电不稳;⑨婴儿猝死症候群及儿童猝死;⑩其他。

(1)冠状动脉疾患:主要包括冠心病及其引起的冠状动脉栓塞或痉挛等。而另一些较少见的,如先天性冠状动脉异常、冠状动脉栓塞、冠状动脉炎、冠状动脉机械性阻塞等都是引起心源性猝死的原因。

(2)心肌问题和心力衰竭:心肌的问题引起的心源性猝死常在剧烈运动时发生,其机制认为是心肌电生理异常的作用。慢性心力衰竭患者由于其射血分数较低常常引发猝死。

(3)瓣膜疾病:在瓣膜病中最易引发猝死的是主动脉瓣狭窄,瓣膜狭窄引起心肌突发性、大面积的缺血而导致猝死。梅毒性主动脉炎、主动脉扩张引起主动脉瓣关闭不全时引起的猝死也不少见。

(4)电生理异常及传导系统的障碍:心传导系统异常、Q-T 间期延长综合征、不明或未确定原因的心室颤动等都是引起心源性猝死的病因。

2.主要危险因素

(1)年龄:从年龄关系而言,心源性猝死有两个高峰期,即出生后至 6 个月内及 45~75 岁之间。成年人心源性猝死的发病率随着年龄增长而增长,而老年人是成年人心源性猝死的主要人群。随着年龄的增长,高血压、高血脂、心律失常、糖尿病、冠心病和肥胖的发生率增加,这些危险因素促进了心源性猝死的发生率。

(2)冠心病和高血压:在西方国家,心源性猝死约 80% 是由冠心病及其并发症引起。冠心病患者发生心肌梗死后,左室射血分数降低是心源性猝死的主要因素。高血压是冠心病的主要危险因素,且在临床上两种疾病常常并存。高血压患者左室肥厚、维持血压应激能力受损,交感神经控制能力下降易出现快速心律失常而导致猝死。

(3)急性心功能不全和心律失常:急性心功能不全患者心脏机械功能恶化

时,可出现心肌电活动紊乱,引发心力衰竭患者发生猝死。临床上多种心脏病理类型几乎都是由心律失常恶化引发心源性猝死的。

(4)抑郁:其机制可能是抑郁患者交感或副交感神经调节失衡,导致心脏的电调节失调所致。

(5)时间:美国 Framingham 38 年随访资料显示,猝死发生以 7∶00～10∶00时和 16∶00～20∶00时为两个高峰期,这可能与此时生活、工作紧张,交感神经兴奋,诱发冠状动脉痉挛,导致心律失常有关。

(四)临床表现

心源性猝死可分为四个临床时期:前驱期、终末事件期、心搏骤停期与生物学死亡期。

1.前驱期

前驱症状表现形式多样,具有突发性和不可测性,如在猝死前数天或数月,有些患者可出现胸痛、气促、疲乏、心悸等非特异性症状,但也可无任何前驱症状,瞬间发生心脏骤停。

2.终末事件期

终末事件期是指心血管状态出现急剧变化到心搏骤停发生前的一段时间,时间从瞬间到 1 小时不等。心源性猝死所定义时间多指该时期持续的时间。其典型表现包括:严重胸痛、急性呼吸困难、突发心悸或眩晕等。在猝死前常有心电活动改变,其中以致命性快速心律失常和室性异位搏动为主因室颤猝死者,常先有室性心动过速,少部分以循环衰竭为死亡原因。

3.心脏骤停期

心搏骤停后脑血流急剧减少,患者出现意识丧失,伴有局部或全身的抽搐。心搏骤停刚发生时可出现叹息样或短促痉挛性呼吸,随后呼吸停止伴发绀,皮肤苍白或发绀,瞳孔散大,脉搏消失二便失禁。

4.生物学死亡期

从心搏骤停至生物学死亡的时间长短取决于原发病的性质和复苏开始时间。心搏骤停后 4～6 分钟脑部出现不可逆性损害,随后经数分钟发展至生物学死亡。心搏骤停后立即实施心肺复苏和除颤是避免发生生物学死亡的关键。

(五)急救方法

1.识别心搏骤停

在最短时间内判断患者是否发生心搏骤停。

2.呼救

在不影响实施救治的同时,设法通知急救医疗系统。

3.初级心肺复苏

初级心肺复苏即基础生命活动支持,包括人工胸外按压、开放气道和人工呼吸,被简称 CBA 三部曲。如果具备 AED 自动电除颤仪,应联合应用心肺复苏和电除颤。

4.高级心肺复苏

高级心肺复苏即高级生命支持,是在基础生命支持的基础上,应用辅助设备、特殊技术等建立更为有效的通气和血运循环,主要措施包括气管插管、电除颤转复心律、建立静脉通道并给药维护循环等。在这一救治阶段应给予心电、血压、血氧饱和度及呼气末二氧化碳分压监测,必要时还需进行有创血流动力学监测,如动脉血气分析、动脉压、中心动脉压、肺动脉压、肺动脉楔压等。早期电除颤对于救治心搏骤停至关重要,如有条件越早进行越好。心肺复苏的首选药物是肾上腺素,每3～5分钟重复静脉推注 1 mg,可逐渐增加剂量到 5 mg。低血压时可使用去甲肾上腺素、多巴胺、多巴酚丁胺等,抗心律失常药物常用胺碘酮、利多卡因、β 受体阻滞剂等。

5.复苏后处理

处理原则是维护有效循环和呼吸功能,特别是维持脑灌注,预防再次发生心搏骤停,维护水电解质和酸碱平衡,防治脑水肿、急性肾衰竭和继发感染等,其中重点是脑复苏提高营养补充。

(六)预防

1.识别高危人群、采用相应预防措施

对高危人群,针对其心脏基础疾病采用相应的预防措施能减少心源性猝死的发生率,如对冠心病患者采用减轻心肌缺血、预防心梗或缩小梗死范围等措施;对急性心梗、心梗后充血性心衰的患者应用 β 受体阻滞剂;对充血性心衰患者应用血管紧张素转换酶抑制剂。

2.抗心律失常

胺碘酮在心源性猝死的二级预防中优于传统的 I 类抗心律失常药物。抗心律失常的外科手术治疗对部分药物治疗效果欠佳的患者有一定的预防心源性猝死的作用。近年研究证明,埋藏式心脏复律除颤器(implantable cardioverter defibrillator,ICD)能改善一些高危患者的预后。

3.健康知识和心肺复苏技能的普及

高危人群尽量避免独居,对其及家属进行相关健康知识和心肺复苏技能普及。

二、护理评估

(一)一般评估

(1)识别心搏骤停:当发现无反应或突然倒地的患者时,首先观察其对刺激的反应,并判断有无呼吸和大动脉搏动。判断心搏骤停的指标包括:意识突然丧失或伴有短阵抽搐;呼吸断续,喘息,随后呼吸停止;皮肤苍白或明显发绀,瞳孔散大,大小便失禁;颈、股动脉搏动消失;心音消失。

(2)患者主诉:胸痛、气促、疲乏、心悸等前驱症状。

(3)相关记录:记录心搏骤停和复苏成功的时间。

(4)复苏过程中须持续监测血压、血氧饱和度,必要时进行有创血流动力学监测。

(二)身体评估

1.头颈部

轻拍肩部呼叫,观察患者反应、瞳孔变化情况,气道内是否有异物。手指于胸锁乳突肌内侧沟中检测颈总动脉搏动(耗时不超过 10 秒)。

2.胸部

视诊患者胸廓起伏,感受呼吸情况,听诊呼吸音判断自主呼吸恢复情况。

3.其他

观察全身皮肤颜色及肢体活动情况,触诊全身皮肤温湿度等。

(三)心理-社会评估

复苏后应评估患者的心理反应与需求,家庭及社会支持情况,引导患者正确配合疾病的治疗与护理。

(四)辅助检查结果评估

(1)心电图:显示心室颤动或心电停止。

(2)各项生化检查情况和动脉血气分析结果。

(五)常用药物治疗效果的评估

1.血管升压药的评估要点

(1)用药剂量和速度、用药的方法(静脉滴注、注射泵/输液泵泵入)的评估与记录。

(2)血压的评估:患者意识是否恢复,血压是否上升到目标值,尿量、肤色和肢端温度的改变等。

2.抗心律失常药的评估要点

(1)持续监测心电,观察心律和心率的变化,评估药物疗效。

(2)不良反应的评估:应观察用药后不良反应是否发生,如使用胺碘酮可能引起窦性心动过缓、低血压等现象,使用利多卡因可能引起感觉异常、窦房结抑制、房室传导阻滞等。

三、主要护理诊断/问题

(一)循环障碍

与心脏收缩障碍有关。

(二)清理呼吸道无效

与微循环障碍、缺氧和呼吸形态改变有关。

(三)潜在并发症

脑水肿、感染、胸骨骨折等。

四、护理措施

(一)快速识别心搏骤停,正确及时进行心肺复苏和除颤

心源性猝死抢救成功的关键是快速识别心搏骤停和启动急救系统,尽早进行心肺复苏和复律治疗。快速识别是进行心肺复苏的基础,而及时行心肺复苏和尽早除颤是避免发生生物学死亡的关键。

(二)合理饮食

多摄入水果、蔬菜和黑鱼等易消化的清淡食物,可通过改善心律变异性预防心源性猝死。

(三)用药护理

应严格按医嘱用药,并注意观察常用药的疗效和毒副作用,发现问题及时处理等。

(四)心理护理

复苏后部分患者会对曾发生的猝死产生明显的恐惧和焦虑心情,应帮助患者正确评估所面对情况,鼓励患者和积极参与治疗和护理计划的制订,使之了解心源性猝死的高危因素和救治方法。帮助患者建立良好有效的社会支持系统,帮助患者克服恐惧和焦虑的情绪。

(五)健康教育

1.高危人群

对高危人群,如冠心病患者应教会患者及家属了解心源性猝死早期出现的症状和体征,做到早发现、早诊断、早干预。教会家属基本救治方法和技能,患者外出时随身携带急救物品和救助电话,以方便得到及时救助。

2.用药原则

按时、正确服用相关药物,让患者了解常用药物不良反应及自我观察要点。

五、急救效果的评估

(1)患者意识清醒。

(2)患者恢复自主呼吸和心跳。

(3)患者瞳孔缩小。

(4)患者大动脉搏动恢复。

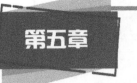

第五章　神经内科疾病护理

第一节　脑血栓形成

脑血栓形成是脑梗死常见的类型,约占全部脑梗死的60%,指颅内外供应脑组织的动脉血管壁发生病理改变,以动脉粥样硬化多见,导致脑动脉主干或分支动脉管腔狭窄、闭塞或形成血栓,引起该动脉供血区局部脑组织血流减少或中断,使脑组织缺血、缺氧性坏死,造成脑局部急性血流中断,出现相应的神经系统症状与体征,如偏瘫、失语等。动脉粥样硬化是本病的根本病因,因此,脑血栓形成临床上主要指大动脉粥样硬化型脑梗死。

一、病因

(1)脑动脉粥样硬化:脑血栓形成最常见的病因。

(2)脑动脉炎:如钩端螺旋体感染引起的脑动脉炎。

(3)其他少见原因:血液系统疾病,如红细胞增多症、血小板增多症、夹层动脉瘤、先天性血管畸形、血液高凝状态等。

(4)血栓-栓塞:由颈动脉粥样硬化的斑块脱落引起的栓塞。

二、临床表现

脑梗死的临床表现取决于梗死灶的大小和部位及受损区侧支循环情况。

(一)临床特点

(1)一般特点:本病好发于中老年人,多见于50岁以上动脉硬化者,且多伴有高血压、冠心病、糖尿病,年轻发病者以各种原因的脑动脉炎为多见,男性多于女性。

(2)安静睡眠中发病,部分病例有TIA的前驱症状,如肢体麻木、无力、头晕、头痛等。

（3）起病缓慢，局灶体征多在发病后数小时或数天内发展至高峰。也可为症状进行性加重或波动。

（4）多数患者意识清楚，以偏瘫、失语、偏身感觉障碍和共济失调等症状为主。

（5）当发生基底动脉血栓或大面积脑梗死时，可有意识障碍、头痛、呕吐，甚至危及生命。

(二)临床分型

根据梗死的部位不同，可分为前循环梗死、后循环梗死和腔隙性梗死。根据起病形式可分为以下几种。

1.可逆性缺血性神经功能缺失

此型患者的症状和体征持续时间超过 24 小时，但在 1～3 周内完全恢复，不留任何后遗症。可能是缺血未导致不可逆的神经细胞损害，侧支循环迅速而充分的代偿，发生的血栓不牢固，伴发的血管痉挛及时解除等。

2.完全型

起病 6 小时内病情达高峰，为完全性偏瘫，病情重，甚至出现昏迷，多见于血栓-栓塞。

3.进展型

局灶性脑缺血症状逐渐进展，阶梯式加重，可持续 6 小时至数天。临床症状因血栓形成的部位不同而出现相应动脉支配区的神经功能障碍。可出现对侧偏瘫，偏身感觉障碍，失语等，严重者可引起颅内压增高、昏迷、死亡。

4.缓慢进展型

患者症状在起病 2 周以后仍逐渐发展。多见于颅内动脉颅外段血栓形成，但颅内动脉逆行性血栓形成亦可见。

三、治疗

脑梗死患者应在卒中单元中接受治疗，由多科医师、护士、治疗师参与，实施治疗、护理、康复一体化，最大限度地恢复脑卒中患者的受损功能。遵循超早期、个体化、整体化原则。重点是急性期治疗。

(一)急性期治疗

（1）早期溶栓：常用药物有注射用阿替普酶、尿激酶。

（2）降纤治疗：常用药物有巴曲酶、降纤酶等。

（3）防治脑水肿：发病 3～5 天是脑水肿的高发期，严重的脑水肿导致颅内压增高而诱发脑疝。常用20％甘露醇、呋塞米、甘油果糖注射液。

(4)调整血压。

(5)血小板聚集治疗:同TIA。

(6)抗凝治疗:如低分子肝素、华法林。

(7)血管扩张剂:如尼莫地平。

(8)脑保护治疗:如胞磷胆碱、纳洛酮、依达拉奉等。

(9)防治上消化道出血:如奥美拉唑。

(10)中医药治疗:丹参、川芎嗪、银杏叶制剂等。

(11)早期康复治疗:患者病情不再进展,生命体征稳定,即可进行早期康复治疗。

(二)恢复期治疗

以康复治疗为主。

四、护理评估

(一)健康史

1.起病情况

询问起病的时间、方式,有无明显的前驱症状和伴发症状。

2.病因和危险因素

了解患者的年龄、性别,有无颈动脉狭窄、高血压、糖尿病、高脂血症及TIA病史;有无长期高盐高脂肪饮食;有无烟酒嗜好及家族性脑卒中病史;是否进行过正规、系统的治疗,目前用药情况。

3.既往史

如外伤史、手术史、肿瘤、感染病史、颈椎病、腰椎管狭窄、过敏或中毒等。

4.心理-社会状况

应评估患者及照顾者对疾病的认识程度,家庭经济状况,家属对患者的关心程度。

(二)身体评估

1.生命体征

监测体温、脉搏、血压、呼吸有无异常。

2.意识状态

观察患者有无意识障碍及其类型。

3.头颈部检查

观察患者瞳孔大小及对光反射,视野有无缺损;有无眼球运动受限、眼球震颤及眼睑闭合不全;有无口角歪斜及鼻唇沟变浅;有无听力下降、耳鸣;有无饮水呛咳、吞咽困难或咀嚼无力;有无口吃或失语。

4.四肢躯干检查

注意有无肢体活动障碍和感觉缺失,有无步态不稳和肢体不自主运动,四肢肌力、肌张力状态,有无肌萎缩及关节活动受限,皮肤有无水肿、多汗、脱屑或破损,括约肌功能有无障碍。

(三)辅助检查

1.血生化检查

血糖、血脂、凝血功能和同型半胱氨酸是否正常。

2.影像学检查

CT 是最常用的检查,发病 24 小时内多无变化,但可除外脑出血,24 小时后脑梗死区出现低密度灶,脑干、小脑梗死 CT 显示不佳;MRI 可以早期显示缺血组织的大小、部位,甚至可以显示皮质下、脑干和小脑的梗死灶。

3.经颅多普勒(TCD)

TCD 检查有无大血管的闭塞及血管弹性改变。

4.数字减影血管造影(DSA)

可显示血栓形成部位、程度及侧支循环,但不作为脑梗死的常规检查,是脑血管病变检查的金标准。

五、护理措施

(一)重症患者的病情观察与护理

1.病情监测

护士应严格进行六联观察,即患者的体温、脉搏、呼吸、血压、瞳孔、意识,掌握脑疝前期的表现,及时协助医师给予处理,防止脑疝发生。

2.呼吸道管理

重症患者采取侧卧位或头偏向一侧,取下义齿,根据病情使用口咽通气道,防止舌后坠阻塞呼吸道,床旁备吸引器,增加翻身叩背次数,及时清理呼吸道分泌物,如伴有潮式呼吸、下颌式呼吸,应在医师陪同下为患者吸痰,做好抢救准备。如果患者出现呼吸困难、喘憋、发绀、呼吸间停等现象,应立即报告医师,必要时给予气管插管或气管切开。

3.管道维护

重症患者身体上一般带有多个管道,同时连接监护仪器,需要护士精心的维护。首先要摆放整齐有序,避免杂乱缠绕,保证安全、固定、通畅、在有效期内,防止牵拉、打折、脱落、过期留置等不良情况发生,协助患者更换体位时,要先妥善安置各个管道。静脉留置针尽量不要与血压袖带放在同一肢体,避免因监测血压而影响留置针的留置时间。

(二)躯体活动障碍的护理

1.生活护理

根据患者日常生活活动能力,给予相应的协助。卧床及瘫痪患者保持床单位整洁;瘫痪患者使用气垫床、按摩床和相应的保护器具,抬高患肢并协助被动运动,预防压疮和下肢静脉血栓形成;协助定时翻身、拍背;每天温水擦浴1~2次,促进肢体的血液循环,促进睡眠;鼓励和帮助患者摄取充足的水分和均衡饮食,保证营养供给,防止误吸;保持大便通畅;注意口腔卫生,每天口腔护理2~3次。

2.安全护理

重点要防止坠床和跌倒,床铺高度适中,应有保护性护栏;呼叫器和经常使用的物品应置于床头患者伸手可及处;运动场所要明亮、宽敞、无障碍,走廊、厕所要装扶手;地面要保持平整、干燥、防湿、防滑;患者穿防滑软底鞋,衣着宽松舒适;防烫伤。

3.康复护理

告知患者及家属早期康复的重要性、训练内容与开始时间。早期康复有助于抑制和减轻肢体痉挛姿势的出现与发展,能预防并发症,促进肢体康复、减轻致残程度和提高生活质量。一般认为,缺血性脑卒中患者,只要意识清楚,生命体征稳定,病情不再发展后48小时即可进行。

(三)吞咽障碍的护理

(1)评定患者吞咽功能和营养状态,观察患者能否自口进食,进食不同稠度食物的吞咽情况,饮水时有无呛咳。

(2)鼓励能吞咽的患者进食,保证营养充足。进食高纤维素、高蛋白食物,选择软饭、半流质或糊状、冻状的黏稠食物,避免粗糙、干硬、辛辣等刺激性食物。少量多餐,能坐起的患者坐位进食,不能坐起的患者取仰卧位将床头抬高30°,头下垫枕使头部前屈,吞咽方法选择健侧咀嚼并吞咽,防止食物进入气管或残留在患侧;必要时给予鼻饲,一般鼻饲量以2000~2500 mL/d为宜,也可以根据病情适当加减,加强留置胃管的护理和口腔护理,防治口腔感染。躁动患者适当约束,防止拔管。

(3)防止窒息:床旁备吸引器,进食前注意休息,进餐时不要讲话,要注意力集中;吞咽困难的患者不可以用吸管喝水和饮料,用杯子饮水时,杯子内的水应装至半杯以上,防止因水少低头饮水增加误吸的危险;如患者呛咳、误吸或呕吐,应立即让患者取头侧位,及时清理口鼻分泌物和呕吐物,保持呼吸道通畅,预防窒息及吸入性肺炎。

（4）营养支持:鼻饲饮食、胃肠外营养等。

（四）言语沟通障碍护理

遵循由少到多、由易到难、由简单到复杂的过程,循序渐进。借助图片、符号、描画、表情、手势、交流手册等进行交流。

（五）用药护理

护士应掌握患者用药的时间、剂量、用法、注意事项、不良反应、观察要点及基本的药理作用,严格遵医嘱用药。

（六）心理护理

重视对精神情绪变化的监控,耐心讲解疾病知识,提高对抑郁、焦虑状态的认识,及时发现患者的心理问题,进行针对性的心理治疗（解释、安慰、鼓励、保证等）,增强战胜疾病的信心。

（七）手术治疗

按外科手术护理。

六、健康指导

（一）疾病知识指导

指导患者及家属了解病因、主要危险因素和危害,告知本病的早期症状和就诊时机,使患者和家属认识到预防比治疗重要。控制危险因素,合理降低血压、血糖、血脂,健康的饮食和运动,规律的生活方式是预防的基础。发病后积极就医。

（二）康复指导

康复训练是漫长艰辛的过程,做好患者思想工作,需要循序渐进,康复过程中加强安全防范,防止发生意外。

（三）饮食指导

合理进食:指导患者清淡饮食,改变不良饮食习惯,戒烟限酒,每天食盐量不超过６ g。增加粗纤维食物摄入,如芹菜、韭菜,适量增加进水量,防止便秘的发生,必要时可用开塞露或缓泻剂。

（四）用药指导

应用溶栓药物时有出血倾向的表现,监测凝血功能;需按照医嘱服药。

（五）日常生活指导

（1）患者需要安静、舒适的环境，情绪稳定，生活规律，适当运动，合理休息和娱乐，日常生活不依赖家人，做力所能及的家务。

（2）患者起床、起坐或低头时动作宜慢，平时外出有人陪伴防跌倒。

（3）气候变化时防感冒。

（六）预防复发

遵医嘱正确用药，定期门诊检查，动态了解血压、血糖、血脂变化及心脏功能情况，及时就医。

第二节　重症肌无力

重症肌无力是一种神经-肌肉接头传递功能障碍的获得性自身免疫性疾病，主要由于神经-肌肉接头突触后膜上乙酰胆碱受体受损引起。

一、病因

临床研究发现 70％的重症肌无力患者胸腺肥大，10％～15％的患者合并胸腺瘤，4％的患者有家族史，因此多数学者认为本病是一种与胸腺异常有关的自身免疫性疾病，并与遗传因素有关。

二、临床表现

本病可见于任何年龄，小至数月，大至 70～80 岁。发病年龄有两个高峰：20～40 岁发病者女性多于男性，约为 3∶2；40～60 岁发病者以男性多见，多合并胸腺瘤。少数患者有家族史。常见诱因有感染、手术、精神创伤、过度疲劳、全身性疾病、妊娠、分娩等，有时可以诱发重症肌无力危象。

（一）受累骨骼肌病态疲劳

肌肉连续收缩后出现严重无力甚至瘫痪，休息后症状减轻。肌无力于下午或傍晚因劳累后加重，晨起或休息后减轻，此种波动现象称"晨轻暮重"。

（二）受累肌肉的分布和表现

全身骨骼肌均可受累，多以脑神经支配的肌肉最先受累。肌无力常从一组肌群开始，范围逐渐扩大。首发症状常为一侧或双侧眼外肌麻痹，如上睑下垂、斜视和复视，重者眼球运动明显受限，甚至眼球固定，但瞳孔括约肌不受累。面部肌肉和口咽肌受累时出现表情淡漠、苦笑面容;连续咀嚼无力、饮水呛咳、吞咽困难;说话带鼻音、发音障碍。累及胸锁乳突肌和斜方肌时则表现为颈软、抬头困难,转颈、耸肩无力。四肢肌肉受累以近端无力为重,表现为抬臂、梳头、上楼梯困难,腱反射通常不受影响,感觉正常。

(三)重症肌无力危象

重症肌无力危象指呼吸肌受累时出现咳嗽无力甚至呼吸困难,需用呼吸机辅助通气,是致死的主要原因。

(四)胆碱酯酶抑制剂治疗有效

这是重症肌无力一个重要的临床特点。

(五)病程特点

起病隐匿,整个病程有波动,缓解与复发交替。晚期患者休息后不能完全恢复。多数病例迁延数年至数十年,靠药物维持。少数病例可自然缓解。

三、治疗要点

(一)药物治疗

(1)抗胆碱酯酶药物:溴吡斯的明、溴新斯的明。

(2)肾上腺皮质激素。①冲击疗法:适用于住院危重病例、已用气管插管或呼吸机者。甲泼泥龙 1 g 静脉滴注,每天 1 次,连用 3~5 天。②小剂量递增法:从小剂量开始隔天每天早晨顿服泼尼松 20 mg,每周递增 10 mg,直到服用 60~80 mg。长期应用激素者应注意激素的不良反应如:胃溃疡出血、血糖升高、库欣综合征、股骨头坏死、骨质疏松等。

(3)免疫抑制剂:环磷酰胺、硫唑嘌呤、环孢素 A。

(4)禁用和慎用药物:氨基糖苷类抗生素、新霉素、多黏菌素、巴龙霉素等可加重神经-肌肉接头传递障碍;奎宁、奎尼丁等药物可以降低肌膜兴奋性;另外吗啡、地西泮、苯巴比妥、苯妥英钠、普萘洛尔等药物也应禁用或慎用。

(二)血浆置换法

应用正常人血浆或血浆代用品置换重症肌无力患者的血浆,以去除患者血液中的 AChR 抗体,其效果仅维持 1 周左右,需重复进行。

(三)淋巴细胞置换法

定期应用正常人血淋巴细胞替代患者血中产生 AChR 抗体的淋巴细胞,疗效短暂。

(四)手术和放射治疗

对年轻女性、病程短、进展快的患者可行胸腺摘除术,对年龄较大、不宜手术者可行胸腺放射治疗。

(五)危象的处理

应尽快改善呼吸功能,有呼吸困难者应及时行人工呼吸,对呼吸骤停者应立即行呼吸机辅助呼吸。

(1)肌无力危象:为最常见的危象,由抗胆碱酯酶药量不足所致,注射依酚氯铵或新斯的明后如症状减轻则可诊断。

(2)胆碱能危象:非常少见。由抗胆碱酯酶药物过量所致,可静脉注射依酚氯铵 2 mg,如症状加重则应立即停用抗胆碱酯酶药物,待药物排除后可重新调整剂量。

(3)反拗危象:由于患者对抗胆碱酯酶药物不敏感而出现严重的呼吸困难,依酚氯铵实验无反应,此时应停止抗胆碱酯酶药物,对气管插管或气管切开的患者可采用大剂量类固醇激素治疗,待运动终板功能恢复后再重新调整抗胆碱酯酶药物剂量。

四、护理评估

(一)健康史

1.起病情况

询问起病时间、方式、病程、肌无力特点及分布区域。

2.病因与危险因素

了解患者的年龄、性别、有无家族史、有无诱发因素。多数患者初次发病一般没有明显诱因,部分患者或复发患者可先有感染、过度疲劳、精神创伤、妊娠和分娩史。

3.既往病史

询问患者既往的健康状况和过去曾经患过的疾病;是否有胸腺增生或胸腺瘤,重症肌无力 80％以上的患者胸腺不正常,65％胸腺增生,10％~20％患者为胸腺瘤且好发于年龄较大者。

4.生活方式与饮食习惯

注意是否缺乏体育锻炼及不合理饮食;是否平时抵抗力低,容易感冒;生活是否规律,有无烟酒嗜好。

5.其他

患者的一般状况,如睡眠、二便、营养状况等。

(二)身体状况

1.生命体征

监测体温、脉搏、呼吸、血压是否异常,重点评估患者的呼吸形态,防止因呼吸肌麻痹而窒息,有无发生重症肌无力危象的危险。

2.意识状态

评估患者有无意识障碍,其类型和严重程度。

3.头颈部检查

评估两侧瞳孔的大小、对光反射是否灵敏;评估视野有无缺损,有无眼球运动受限、眼睑下垂和闭合不全;有无饮水呛咳、吞咽困难和咀嚼无力等。

4.四肢躯干检查

检查有无肢体运动和感觉障碍;评估肢体无力程度,检查四肢肌力、肌张力和关节活动。

5.神经反射

腱反射是否异常,是否有病理反射。

(三)辅助检查

评估神经肌肉电生理检查有无异常;评估胸腺 CT、MRI 检查有无胸腺增生和肥大;评估血、尿、脑脊液检查结果是否阳性;常规肌电图及神经传导速度是否正常;有无 T_3、T_4 升高;部分患者抗核抗体和甲状腺抗体阳性。

(四)心理-社会评估

评估患者及家属对疾病的了解,评估经济状况、家属对患者的关心程度等。

五、护理措施

(一)一般护理

1.活动与休息

指导患者充分休息,避免疲劳,活动适宜选择清晨、休息后或肌无力症状较轻时进行,自我调节活动量,以省力和不感疲劳为原则。

2.生活护理

肌无力症状明显时,应协助做好洗漱、进食、个人卫生等生活护理,保持口腔清洁,防止外伤和感染等并发症。

(二)病情观察

密切观察病情;注意呼吸频率、节律与深度的改变,观察有无呼吸困难加重、发绀、咳嗽无力、唾液和喉头分泌物增多等现象;六联观察;避免感染、手术、情绪波动、过度紧张等诱发肌无力危象的因素;掌握肌无力危象的表现,随时做好抢救准备。

(三)用药护理

严格遵医嘱给予口服药物,避免因服药不当而诱发肌无力危象和胆碱能危象。应用抗胆碱酯酶药物时密切观察有无恶心、呕吐、腹痛、腹泻、出汗、流涎等不良反应;应用糖皮质激素期间要注意观察有无消化道出血、骨质疏松、股骨头坏死等并发症,应摄入高蛋白、低糖、含钾丰富的食物,必要时服用抑酸剂、胃黏膜保护剂;应用免疫抑制剂的患者加强保护性隔离,减少医源性感染。

(四)危象护理

(1)鼓励患者咳嗽和深呼吸,及时吸痰,清除口腔和鼻腔分泌物,遵医嘱给予氧气吸入,备好新斯的明、人工呼吸机等抢救药品和器材,尽快解除危象,必要时气管插管、气管切开和人工辅助呼吸。

(2)应用机械通气后,须严格执行气管插管/气管切开的护理常规。

(3)依不同类型的危象采用不同的处理方法,严格执行用药时间和剂量,配合医师合理使用药物,同时进行对症治疗,尽快解除危象。

(五)心理护理

由于病程长且易复发,影响患者正常生活,患者精神负担重,易出现悲观、恐惧,护士应对患者做好心理护理,鼓励患者树立战胜疾病的信心。

(六)饮食护理

给予高热量、高蛋白、高维生素,富含钾钙的软食或半流食,避免干硬和粗糙食物。进食时尽量取坐位,进餐前充分休息或服药15～30分钟后产生药效时进餐,进餐时给患者充足的时间,鼓励患者少量多餐,细嚼慢咽,重症患者给予鼻饲饮食,必要时遵医嘱给予静脉营养。

(七)康复护理

1.语言康复训练

鼓励患者多与他人交流,并为其准备笔、纸、画板等交流工具,指导患者采用文字形式或肢体语言表达需求。

2.躯体移动障碍

注意摆放肢体功能位,注意体位变换、床上运动训练、坐位训练、站立训练、步行训练、平衡共济训练等。

六、健康指导

(一)疾病知识指导

避免感染、精神创伤、过度疲劳、妊娠、分娩等,以免加重病情,甚至诱发重症肌无力危象。重症肌无力一般预后较好,但重症肌无力危象的病死率较高,特别1～2年内,易发生肌无力危象。

(二)用药指导

介绍所用药物的名称、剂量、常见不良反应等,指导患者遵医嘱正确服用抗胆碱酯酶药物,避免漏服、自行停服和更改剂量,防止因用药不足或过量而诱发危象发生或加重病情。因其他疾病就诊时应主动告知患有本病,以避免误用药物而加重病情。

(三)饮食指导

创造安静的就餐环境,减少不利因素。指导患者进食高蛋白、高维生素、高热量、富含钾、钙的软食,避免干硬或粗糙食物。了解患者的吞咽情况和进食能力,发现患者进食少、体重减轻或消瘦、皮肤弹性差时及时就诊。

(四)日常生活指导

生活有规律,保证充分休息和充足睡眠,养成良好的生活习惯,多注意眼睛的休息,减少看电视的时间,劳逸结合,增强体质,预防感冒。

第三节　特发性面神经麻痹

一、概述

特发性面神经麻痹又称贝尔麻痹,是指不明原因的急性单侧面神经管内段面神经损害,导致单侧面肌瘫痪。

苏格兰解剖学家 Charles Bell 于 1821 年首先指明此病是面神经损害所致,并阐述了面神经的径路及功能。

本病占全部急性周围性面神经麻痹患者的 60%～70%,年发病率为15/10 万～30/10 万。男女性别比无差异,妊娠女性发病率较普通女性高,尤其是产前 2 周至产后 2 周。左右侧发病比无差异,双侧同时受累的发生率小于1%。复发率 6%～13%。糖尿病患者发病率是普通人群的 4～5 倍。7%～10%患者有家族史。

二、病因和发病机制

确切病因尚不清楚。狭长的骨性面神经管使得面神经一旦出现炎性水肿则很容易受压缺血,病理改变为面神经水肿和脱髓鞘,严重时可出现轴突变性。单纯疱疹病毒 1 型感染可能是导致面神经炎性水肿的病因,EB 病毒、巨细胞病毒、人类疱疹病毒 6 型和 7 型等感染也有报道。水痘-带状疱疹病毒感染则可能导致 Ramsay Hunt 综合征。头面部受凉导致营养面神经的微血管痉挛使得面神经缺血缺氧也可能是病因之一。

三、临床表现

各个年龄段都可能发病,30～45 岁好发,15 岁以前发病者相对少见。目前尚未发现发病与季节或气候相关。

约半数病前有头面部受凉史,约 20％病前有过度疲劳,约 20％病前有上呼吸道感染史。

突然起病,也可能数天后才瘫痪明显,通常 2～7 天,极少数甚至 2～3 周,瘫痪严重程度达高峰。起病缓慢者要考虑继发性面瘫可能。临床表现为单侧额纹和鼻唇沟变浅或消失,睑裂增大,口角下垂歪斜,皱额、闭目、鼓腮和噘嘴乏力,食物和涎水常滞留在患侧口内并从患侧口角漏出。用力闭目时,患侧眼球转向外上方,露出白色巩膜,此称为贝尔现象。起病初期,患者还常伴有患侧耳后疼痛。

若病变波及鼓索支以上的面神经,则还会出现患侧舌前 2/3 区域味觉减退或丧失、唾液分泌减少和口干,但通常味觉障碍持续时间不超过两周。

若病变累及镫骨肌支以上的面神经,则除了前述的味觉和唾液分泌障碍之外,还伴有听觉过敏。

若病变累及膝状神经节,则除了前述味觉、唾液分泌、听觉障碍之外,还会出现泪腺和鼻黏膜腺体分泌减少、眼干、鼻干,外耳道、耳廓及乳突部疼痛(中间神经痛或称膝状节神经痛)、外耳道及耳郭疱疹。称为 Ramsay Hunt 综合征,是水痘-带状疱疹病毒感染所致。

85％～95％的患者预后良好。预后不佳者除了面肌瘫痪恢复不佳之外,还可能出现以下几点:患侧面肌痉挛;患侧面肌联带运动,即某些面肌随意运动的同时另一些面肌随之不自主运动,如闭眼时口周肌肉随之抽动,或口动时随之眨眼;面肌挛缩,表现为患侧鼻唇沟加深、睑裂缩小、口角反向患侧牵引,使健侧面肌出现假性瘫痪现象;鳄鱼泪综合征(又称 Bogorad 综合征),表现为患者进食时,尤其是味浓食物时,患侧眼睛会不自主地流泪,甚至只是看到或想到可口的食物而分泌唾液时,就会不自主流泪,可能的发生机制是面神经炎导致面神经中的传入和传出神经纤维脱髓鞘,其后神经纤维再生时,支配颌下腺、舌下腺和味觉的鼓索支与支配泪腺、鼻黏膜及腭处腺体分泌的岩大神经再生在一起,从而使得来自唾液腺和味觉的神经冲动引发流泪。

四、辅助检查

(一)电生理检查

可行面神经电图、神经兴奋性检查、瞬目反射、镫骨肌反射、面肌肌电图等检查,对判断预后和决定是否手术治疗有一定提示作用。

1.面神经电图

在同等距离下比较患侧与健侧。波幅差比,即(健侧波幅－患侧波幅)/健侧波幅<50%,M波潜伏期≤3.8毫秒者,预后好。波幅差比>90%者,预后欠佳。

有研究显示,波幅差比在起病7～14天内逐渐下降;起病14天时的波幅差比与预后相关性最显著;波幅差比<20%者起病2个月内完全康复,20%～60%者多数在起病3～4个月内完全康复,60%～90%者多数在起病5～6个月内完全康复,>90%者大多数在起病12个月后仍然不能完全康复。

M波潜伏期对预后的判断价值不如波幅差比。其早期的检测结果与预后相关性不明显;起病14天时的检测结果与预后的相关性较显著;≤4毫秒者大多在起病4个月内完全康复;4～5毫秒者约半数在起病5～6个月内完全康复,而有约半数在起病12个月后仍然不能完全康复;>5毫秒或M波消失者则在起病12个月后均不能完全康复。

2.神经兴奋性检查

在乳突下及下颌角后方刺激面神经主干,缓慢移动刺激极,寻找使用最小电流即可引起面部最轻收缩的部位,记录所需电流,并与健侧比较。差值<2.0 mA者,预后良好;差值>3.5 mA者,预后可能不佳。

3.瞬目反射

起病早期几乎都表现为异常,临床意义不大。因此起病3～4周之后行此检查,对判断预后才有意义。起病4周内能引出R_1波者,预后好。若起病3个月后仍无法引出R_1、R_2和R_2'波者,预后不佳。有研究发现,起病14天时,R_1波潜伏期越长,康复越慢。起病14天时的R_1波潜伏期<13毫秒者都能完全康复,大多是在起病1～2个月内完全康复;R_1波潜伏期>13毫秒者也能完全康复,但大多是在起病3～4个月内完全康复,R_1波无法引出者中约2/3的患者在起病12个月后仍不能完全康复。

4.镫骨肌反射

阳性者预后较好,阴性者预后可能欠佳。

5.面肌肌电图

起病1～2周后才可能出现失神经电位,因此早期此检查临床意义不大。起病2周后,多相波增多提示神经支配开始恢复,轻收缩时出现运动单位者预后相对较好,完全不出现运动单位者预后不佳。失神经电位的出现意味着面神经轴突已发生不可逆损伤,出现大量失神经电位意味着预后差。

(二)MRI检查

有研究显示,起病6天之内对患者内听道信号强度进行定量测定对预后有预测价值。

五、诊断和鉴别诊断

根据典型临床表现确定急性周围性面神经麻痹并不困难,但是要注意排查是否有其他病因导致此临床现象,尤其是起病缓慢者。耳部和唾液腺疾病可并发周围性面神经麻痹,如中耳炎、迷路炎、乳突炎、胆脂瘤、中耳癌、唾液腺肿瘤等,它们多起病缓慢,有原发病史和相应的特殊症状(如疼痛、发热等)可资鉴别。颅后窝肿瘤、外伤、手术、感染也可致周围性面神经麻痹,它们往往会累及多个脑神经。吉兰-巴雷综合征也可出现周围性面神经麻痹,但多为双侧受累。反复发作的周围性面神经麻痹应考虑 Melkersson-Rosenthal 综合征的可能。这是一种罕见的神经、皮肤黏膜变态反应性疾病,临床表现以反复发作周围性面瘫、先天性皱襞舌、复发性口唇面肿胀为三大特征。完全具有三大特征者少见,多只表现出三大特征之中的1～2个特征,属隐性遗传。糖皮质激素类药物可缓解症状。

六、治疗

若无禁忌证,应尽早使用肾上腺皮质激素类药物,起病立即使用,疗效较确切,7天后使用则疗效不理想,使用越早疗效越好。口服泼尼松 0.5～1 mg/(kg·d),最多 70 mg/d,或者等效的其他糖皮质激素类药物。连续使用 7 天后逐步减量,3～4 周后停药。

抗病毒药物的疗效仍缺乏足够循证医学证据。常用的抗病毒药物有阿昔洛韦(每次 200～400 mg,每天 5 次口服,连续用 5～10 天)和伐昔洛韦(每次 1000 mg,每天 1～3 次口服,连续用 5～7 天)。最好是在发病 72 小时之内开始使用抗病毒药物,伐昔洛韦的疗效可能优于阿昔洛韦。

对于 Ramsay Hunt 综合征患者,应考虑联合使用糖皮质激素类药物和抗病毒药物,并且药量宜增大。如:口服泼尼松 1 mg/(kg·d);口服伐昔洛韦,每次 1000 mg,每天 3 次,或口服阿昔洛韦每次 800 mg,每天 5 次。

此外,还可配合使用甲钴胺、维生素 B_1、改善微血管循环药物(贝前列腺素钠、地巴唑、尼麦角林)、加兰他敏等药。对三叉神经分支的各种周围神经阻滞疗法效果不确切。

针灸治疗有一定疗效,应配合药物治疗一起采用。针刺治疗常选用的穴位有:阳白(患侧)、地仓(患侧)、颊车(患侧)、下关(患侧)、翳风(患侧)、合谷(对侧)、太阳(患侧)、迎香(患侧)、颧髎(患侧)、足三里(双侧)。

进行面神经减压手术,尚存争议,因为可能导致严重并发症(如听力不可逆损害),所以应慎重考虑。通常对于面神经电图显示波幅差比＞90％才可考虑手术治疗。

各种物理治疗和面肌功能康复训练均可采用。高压氧治疗可能有一定疗效,可以考虑。

发病早期,使用眼药预防角膜炎、角膜溃疡和结膜炎,睡眠前使用眼药膏,睡眠时使用眼罩。晚期如果仍遗留有睑裂闭合不全,应考虑眼科手术干预。

晚期面肌痉挛、面肌联带运动和面肌挛缩者可考虑使用注射肉毒杆菌毒素 A 型治疗。面肌挛缩、严重面部不对称者可考虑请整形外科协助治疗,整形手术应在发病 1 年后方考虑。

七、预后

本病具有自愈倾向。即使不经过任何治疗,70％～85％患者可以完全康复,仅约 5％患者会遗留重度面肌功能障碍。大多数患者在起病后 2～3 周面肌功能开始康复。经过积极治疗后,85％～95％患者可以完全康复。

影响预后的危险因素有:出现疱疹、起病时面瘫程度重、既往有过面瘫、糖尿病、年龄＞45 岁、起病 4 周内面肌功能仍未见明显康复、高血压等。电生理检查结果对预后的预测价值,参见"辅助检查"中所述。

第四节　三叉神经痛

一、概述

三叉神经痛是指三叉神经的一支或多支分布区内反复突发短暂剧痛。大多数三叉神经痛无法发现确切的病因,称为特发性三叉神经痛。三叉神经痛是最常见的神经痛,其年发病率为 4/10 万～5/10 万,男女比约为 2：3,50～70 岁为好发年龄。

二、病因和发病机制

(一)病因

大多数患者无法完全明确病因。最常见的发现是三叉神经根受压。最常见的受压原因是三叉神经根被血管压迫,多数报道为动脉,尤其是小脑上动脉。若受累区域为三叉神经眼支分布区,则通常是小脑下前动脉压迫。其他的压迫原因有肿瘤、静脉和血管畸形等。三叉神经髓鞘本身的损害也可导致三叉神经痛,通常是多发性硬化所致。颅脑外伤、牙科手术和各种感染也可累及三叉神经,一般认为是脓肿侵及或上颌骨、下颌骨破坏而损伤三叉神经。水痘-带状疱疹病毒侵犯三叉神经可导致难治的剧烈疼痛。

(二)发病机制

关于发病机制,有多种假说,但都无法完全阐明整个发病过程。可将这些学说分为中枢性和周围性两大类。中枢性学说认为三叉神经痛的发病机制类似于局灶性癫痫。其强调各种病理因素慢性压迫刺激三叉神经根、三叉神经节或脑干中的三叉神经核,使得三叉神经传入阻滞减弱,从而导致三叉神经系统活性增强,最终出现轻微刺激三叉神经即引发三叉神经元感觉性癫痫样放电而表现为发作性疼痛。周围性学说则认为三叉神经的髓鞘和轴突病变导致三叉神经元对刺激的敏感性升高。目前认为主要病理改变为局灶性节段性脱髓鞘,多数患者是三叉神经根的三叉神经感觉纤维,少数患者是脑干中的三叉神经感觉纤维,其轴突发生脱髓鞘,部分髓鞘受压变薄,相邻裸露轴突紧密接触,神经胶质细胞消失,病灶中极少出现炎性细胞浸润,巨噬细胞少见,轴突常无明显变化。如果病变严重,可伴随有轴突变性、缩短和消失。病程较长时还可能存在复髓鞘现象,表现为较薄的髓鞘,施万细胞增生,炎性细胞浸润等。此病变导致产生异常的自发性神经冲动,邻近血管的搏动可能促进了此种异常的自发性神经冲动。相邻裸露无髓鞘的轴突紧密接触,触觉和痛觉纤维间的假突触传递得以建立。自发性神经冲动或对扳机点的轻触觉所诱发的神经冲动,通过假突触性传递方式传递给相邻伤害性感受器的轴突,并通过假突触性串扰方式互相传递并迅速积累放大,从而诱发疼痛。

三、临床表现

(1)40 岁以上起病多见,女性较多,95％以上为单侧发病,右侧稍多于左侧

（约 4：3）。疼痛局限于三叉神经一支或多支分布区，第一支和第三支分布区同时受累极为罕见。

（2）临床表现为反复发作的突发性三叉神经分布区内短暂的剧烈的疼痛，通常为电击样，也可为刺痛、锐痛、刀割样痛、表皮灼痛等。每次发作持续数秒至2分钟。严重的发作可在发作后仍有数分钟的较模糊的钝痛。疼痛可在数小时内连续发作，构成一个发作群。睡眠中发作罕见。

（3）扳机点（触发点）轻触某些区域，如唇、下颌、鼻翼、面颊、眼睑等，可诱发疼痛，这些区域称为扳机点，扳机点通常位于脸的中线附近部位。洗脸、刷牙、剃须、进食、抽烟、打哈欠、说话、风拂面等均可诱发，也可无诱因而发作。

（4）发作间期完全无症状，发作间期可为数天至数月，甚至也可能数年。

（5）发作常常逐渐加重，疼痛愈来愈剧烈，发作愈来愈频繁，自行痊愈者极少。患者害怕再次发作，常因此而惧怕洗脸、进食，甚至说话，情绪低落。

四、辅助检查

任何三叉神经痛患者都应该行颅脑 MRI 检查，这有助于发现三叉神经痛的病因，尤其是 3D-CISS、3D-FISP、3D-MPR、3D-TOF、3D-FLASH 等序列检查对于三叉神经与周围血管关系的评判有重要价值。约 15% 的三叉神经痛患者通过 MRI 检查可发现病因。荟萃分析显示 MRI 检查对于确诊血管压迫病因有一定价值，其敏感性约 77%，特异性约 71%，欲行微血管减压术之前必须做此检查。通过肌电图进行三叉神经反射测试也有重要价值，荟萃分析显示其对于鉴别特发性与症状性的敏感性约 94%，特异性约 87%。三叉神经诱发电位对于鉴别特发性与症状性及评估预后也有一定意义，其对于鉴别特发性与症状性的敏感性约 84%，但是其特异性较低，仅约 64%。

五、诊断和鉴别诊断

根据典型的临床表现，诊断三叉神经痛并不困难。但是要注意寻找可能的病因，并与其他头面部发作性疼痛性疾病相鉴别。

对于起病年龄轻，发作持续时间长于 2 分钟，发作非常频繁，累及双侧，伴有神经功能缺损体征（如：面部感觉减退或过敏、角膜反射减弱或消失、咀嚼肌乏力等），电生理三叉神经反射测试异常或无扳机点者，尤其要警惕症状性（继发性）三叉神经痛或其他头面部疼痛性疾患。颅脑 MRI 检查对于诊断症状性三叉神经痛有非常重要的价值。常见的症状性三叉神经痛病因有血管压迫、肿瘤、血管畸形、脱髓鞘疾病（如多发性硬化）、颅脑外伤、牙科手术、感染等。请耳鼻喉科和口腔科协助排查病因很重要。

类似三叉神经痛发作形式的疼痛还有以下几种。①舌咽神经痛：舌根、扁桃体窝、咽部、下颌角下方或耳部；②面神经之中的中间神经痛（膝状节神经痛）：外耳道、耳郭及乳突部；③迷走神经之中的喉上神经痛：喉部、甲状软骨，可放射至下颌角，甚至耳下；④枕神经痛：枕部，可向头顶、颈后、耳后、腮腺、耳垂、耳下和耳郭放射。这些神经痛的疼痛部位与三叉神经痛不同。

丛集性头痛和其他三叉自主神经性头痛：包括丛集性头痛、阵发性半侧颅痛和短暂单侧神经痛样头痛伴结膜充血和流泪。其鉴别要点在于此类头痛有以下特点：①均伴有不同程度的自主神经症状，表现为副交感神经兴奋和交感神经抑制，即流泪、结膜充血、鼻充血、鼻塞、鼻溢、头面部变红或苍白、头面部流汗、瞳孔缩小、上睑下垂、头面部水肿（眼睑、眶周、颊部、牙龈、上腭等）、疼痛处皮温变低（眶上区多见）、头面部皮肤痛觉过敏或异常性疼痛（疼痛处多见）等，还可有全身性症状：心动过缓、眩晕、共济失调、晕厥、血压升高、胃酸增多等。②发作时间和频率与三叉神经痛不同：丛集性头痛为 15～180 分钟；阵发性半侧颅痛为 2～30 分钟，每天 5～40 次；阵发性半侧颅痛和短暂单侧神经痛样头痛伴结膜充血和流泪为 5 秒～4 分钟，每天 3～200 次。

颞下颌关节紊乱综合征：关节区酸胀疼痛，下颌运动时疼痛加剧，运动时弹响，张口运动障碍等。通常持续疼痛，下颌运动时才发作性疼痛加重。

原发性刺痛性头痛：多在三叉神经第一支分布区，但是无扳机点，疼痛时间非常短暂，多数在 3 秒之内。

巨细胞性颞动脉炎：一侧或双侧颞部为主，多呈持续性，常伴有发热，颞动脉搏动减弱或消失，颞动脉触痛且可有小硬结，血沉增快，血管成像示颞动脉节段性狭窄或闭塞。

六、治疗

特发性三叉神经痛的首选治疗是药物治疗，当药物治疗效果不佳或是患者难以耐受药物的不良反应时才考虑外科手术治疗。

三叉神经痛的发病机制可能是三叉神经元感觉性癫痫样放电，抗癫痫药物治疗通常有效。首选卡马西平、奥卡西平、加巴喷丁、普瑞巴林或巴氯芬。后四者的安全性要优于卡马西平。起始剂量要小，逐渐缓慢加量，加量时密切注意不良反应，用于老年患者或是联合用药时尤应如此。当一种药物增加到最高剂量时仍无法有效控制症状，或是患者无法耐受药物时，可考虑换用另一种首选药物。若单用过多种药物均无理想疗效时，可尝试联合用药。

（一）卡马西平

目前研究显示其疗效较好。达到合适剂量的初次治疗，70％～80％患者可获得有效缓解。初始剂量常为 100 mg，每天 2 次或 3 次；通常可逐渐加量至 200 mg，每天 3 次；最大日剂量可达 1200 mg。常见的不良反应有头晕、嗜睡、不稳感、恶心、呕吐和口干等。严重不良反应较少见，有粒细胞减少、血小板减少，甚至引起再生障碍性贫血、肝功能损害；偶见严重的可危及生命的皮肤反应，即 Stevens-Johnson 综合征（SJS）和中毒性表皮坏死松解症（TEN）。患者若长期服药，应定期监测血常规和肝功能。患者若出现皮疹，应立即停药。

（二）奥卡西平

有随机对照试验显示，与卡马西平疗效相当，且不良反应较卡马西平少。卡马西平无效者换用奥卡西平后，常可获得不同程度缓解。但是其价格明显较卡马西平高。初始剂量常为每次 150 mg，每天 2 次；通常可逐渐加量至 600 mg，每天 2 次；最大日剂量可达 2400 mg。常见的不良反应有嗜睡、头晕、头痛、恶心、呕吐、共济失调和眼球震颤等。少见的不良反应有低钠血症、皮疹和血细胞计数减少等。

（三）加巴喷丁

疗效可能较卡马西平和奥卡西平略差，但不良反应较少。初始剂量常为 100 mg，每天 3 次；通常可逐渐加量至 300 mg，每天 3 次；最大日剂量可达 1800 mg。常见不良反应有：嗜睡、眩晕、步态不稳、疲劳感、恶心、呕吐和头痛等。

（四）普瑞巴林

普瑞巴林是新近研发出的治疗病理性神经痛和癫痫的药物。有研究显示治疗三叉神经痛，25％患者可完全缓解，49％患者缓解程度超过 50％，但是价格高昂。初始剂量常为 75 mg，每天 2 次；通常可逐渐加量至 300 mg，每天 2 次；最大日剂量可达 1200 mg。不良反应通常轻微，常见不良反应有头晕、嗜睡、头痛、体重增加、视物模糊、口干、便秘和疲劳感等。

（五）巴氯芬

巴氯芬是一种能激活 GABAβ 受体的骨骼肌松弛剂。有小样本随机对照试验显示治疗三叉神经痛有效率达 70％。初始剂量常为 5 mg，每天 3 次；通常可逐渐加量至 20 mg，每天 3 次；最大日剂量可达 80 mg。常见不良反应有嗜睡、头晕、乏力、疲劳感、头痛和失眠等。

首选药物疗效不理想或难以耐受时，可换用另一种首选药物；还可选用拉莫三嗪、氯硝西泮、托吡酯、丙戊酸钠、度洛西汀、文拉法辛、阿米替林、去甲替林、替扎尼定等次选药物;或是联合用药。

此外,还可配合使用甲钴胺、维生素 B_1、改善微血管循环药物(地巴唑、尼麦角林)等药。对三叉神经分支的各种周围神经阻滞疗法效果尚不确切。针灸治疗也可尝试。

当药物治疗疗效不理想时,应考虑手术治疗。①经皮半月神经节毁损术:常采用的有经皮半月神经节射频热凝固术、经皮半月神经节甘油注射术和经皮半月神经节球囊压迫术;②立体定向放射治疗:伽马刀和射波刀;③微血管减压术:适用于存在血管压迫三叉神经的患者,远期疗效可能优于其他手术方法;④部分感觉神经根切断术:适用于未发现血管压迫三叉神经的患者。

第五节　肋间神经痛

一、概述

肋间神经痛系指由各种原因致使胸神经根或肋间神经受损或受刺激,从而引发的一根或者几根肋间神经分布区的疼痛。

二、病因和发病机制

绝大多数肋间神经痛为继发性。胸椎病变,如退行性胸椎病、胸椎结核、胸椎损伤、强直性脊柱炎、脊髓肿瘤、胸椎转移性肿瘤等,以及胸膜炎、肋骨病变及后纵隔病变侵犯肋间神经,病毒感染等均可引发肋间神经痛。

三、临床表现

(一)沿肋间神经分布的疼痛

即由后向前,沿相应的肋间隙放射呈半环状的放射性疼痛,疼痛多较剧烈,呈灼痛或刺痛。深吸气、咳嗽、喷嚏或其他胸壁活动可诱发或加剧疼痛。疼痛剧烈时可放射至同侧的肩背部。

(二)感觉障碍

体检可发现沿肋间神经分布的感觉减退或感觉过敏。

(三)压痛点

有沿肋间神经分布的压痛点,主要压痛点有:椎旁点、外侧点、肋缘点。椎旁点:脊柱旁患侧神经出口点。外侧点:腋线上,与外侧穿支走出至表面处相当。

肋缘点:在胸骨与肋软骨的联线上,与前穿支走出至表面处相当。

(四)皮肤损害

带状疱疹感染急性期伴随的肋间神经痛,在相应神经支配区域的皮肤可见疱疹,多为单侧发生,早期疱疹可独立分布,后期则常融合成大片皮损,经数周后疱疹逐渐破裂,结痂,脱落,疼痛消失,不留痕迹或仅遗留局部色素沉着。若急性带状疱疹临床治愈后仍持续疼痛超过 1 个月,则称带状疱疹后遗神经痛。该病持续时间较长,可长达 1~5 年,甚至十余年之久,疼痛较剧烈且顽固。

四、辅助检查

(一)影像学检查

胸椎 X 线片可发现椎体退行性改变、椎间盘突出等。胸部平片则可发现肋骨骨折、肿瘤等。椎管造影、胸椎 CT 及 MRI 检查对椎管内病变有较强的提示作用。

(二)根据患者的病史和临床表现行相应其他检查

如血沉、HLA-B$_{27}$等有助于风湿性疾病引起的肋间神经痛的诊断;肿瘤标志物可有助于排查肿瘤转移引起的肋间神经痛;血清学检查则有助于疱疹后肋间神经痛的诊断。

五、诊断及鉴别诊断

(一)诊断

(1)有沿肋间神经分布的剧烈疼痛。

(2)有沿肋间神经分布的感觉过敏或感觉减退。

(3)有沿肋间神经分布的压痛点。

(4)如为带状疱疹病毒感染所致,则可见该分布区皮肤有带状疱疹及相应的皮肤损害。

(5)如为继发性肋间神经痛,可通过影像学检查发现相应的病变。

(二)鉴别诊断

本病主要是胁肋疼痛,应与以下疾病相鉴别。

1.肋软骨炎

肋软骨炎处隆起,有压痛,可伴全身乏力,沿肋间神经分布无压痛,可鉴别。

2.肌炎及皮肌炎引起的胸胁痛

本病同时有全身肌肉疼痛,肌肉有压痛,CPK 明显增高,可鉴别。

六、治疗

(一)止痛药物

可口服芬必得,每次 300 mg,每天 2 次;或吲哚美辛,每次 25 mg,每天 3 次;或加巴喷丁,每次 100～300 mg,每天 3 次。

(二)B 族维生素

如维生素 B_1 100 mg＋维生素 B_{12} 500 μg 肌内注射,每天 1 次;或弥可保 500 μg肌内注射,每天 1 次。

(三)病因治疗

带状疱疹病毒感染引起者,可给予阿昔洛韦每次 200 mg,每天 5 次口服;或阿昔洛韦每次 10 mg/kg 加 5％葡萄糖或者生理盐水 250 mL 静脉滴注,每天 1 次,可连用 10～14 天。

(四)局部理疗

在排除肿瘤、结核等病变后,可采用激光、超短波、超声波治疗。

(五)封闭疗法

对非带状疱疹病毒、结核、细菌感染等所致的肋间神经痛可采取封闭疗法。

第六节　癫痫发作与癫痫综合征

癫痫是由各种原因导致的脑部神经元过度异常放电的脑功能障碍综合征,脑神经元异常放电部位不同及放电波及范围差异,临床可表现为运动、感觉、意识、精神行为及自主神经或兼而有之等多种症状;但均具有反复发作、症状相对刻板、时间短暂、完全恢复的特点。每一次发作称为痫样发作;反复多次发作引起的慢性神经系统病症称为癫痫;在癫痫发作中,由特定症状和体征组成的癫痫现象称为癫痫综合征。

癫痫是一种常见病,流行病学资料显示癫痫年发病率为 50/10 万～70/10 万,患病率为 5‰,病死率为 1.3/10 万～3.6/10 万。2000 年,WHO 在我国进行的"中国农村地区癫痫防治管理示范项目"流行病学调查结果显示:癫痫患病率为 7‰,全国有患者 600 万～700 万人,每年新发癫痫患者 65 万～70 万人,约 25％为难治性癫痫。

癫痫的病因非常复杂,大致可分为以下三类。①特发性:除可疑遗传倾向外,无其他明显原因。随着科学技术的发展,这类疾病将逐渐减少;②症状性:病因明确或较明确,由各种脑部结构性病变或功能异常引起;③隐源性:临床表现提示为症状性癫痫,但目前的检查手段还未能发现明确的病因。

癫痫的发病机制复杂且未完全明了,从引起癫痫发作的共同机制是脑神经元异常放电来讲,癫痫发作机制可分为脑细胞发电、放电的传播及终止、放电后导致的继发变化及对脑细胞放电的反馈影响。

(1)脑细胞异常过度放电是癫痫发生的基础。脑细胞异常过度放电可能是离子通道蛋白和神经递质或调制异常,引起离子异常跨膜运动所致。但各种致癫痫因素如何导致这一过程发生目前还欠清。值得提出的是脑组织形态或结构异常的癫痫病理灶是癫痫发生的病理基础,但不一定就是痫性放电部位,放电部位即致痫灶可在癫痫病理灶内或其边缘,甚至在其远隔部位。

(2)放电的不同传播是引起癫痫发作临床表现多样性的主要原因。异常放电局限于大脑皮质某一区域时,表现为部分性发作;异常放电在局部反馈回路中较长期传播,表现为部分性发作持续状态;异常放电向同侧其他区域甚至一侧半球扩散,表现为 Jackson 发作;异常放电不仅波及同侧半球并扩散至对侧半球,表现为部分发作继发全面发作。异常放电的起始部位在丘脑及上脑干,并仅扩布至脑干上升性网状激活系统,表现为失神发作;若放电广泛投射到双侧大脑半球皮质并且网状脊髓束受到抑制时,则表现为全身强直-阵挛性发作。放电的终止即癫痫发作自行停止的机制尚不清,可能为脑部的主动抑制过程起作用,即当癫痫发作时,癫痫灶内产生巨大突触后电位,激活负反馈机制,使细胞膜长时间处于过度去极化状态,抑制异常放电扩散,同时减少癫痫灶的传入性冲动,促使发作性放电终止。

(3)癫痫发作后引起脑细胞的超微结构变化研究较少,从已有的资料看,反复的癫痫发作可导致神经元脱失、胶质细胞增生、苔藓纤维出芽及颗粒细胞弥散增宽等,这在海马硬化中表现明显,这些既可是癫痫反复发生的结果,也可成为癫痫反复发作的原因,如苔藓纤维出芽可形成局部异常神经环路,导致癫痫发作;局部的胶质细胞增生瘢痕可以成为新的癫痫灶。

国际抗癫痫联盟于 1981 年及 1989 年分别对癫痫发作和癫痫综合征进行分类;2001 年又提出了新的癫痫发作和癫痫综合征分类,对其有关内容可参考有关文献,目前临床上最广泛应用的分类仍为前者,现将癫痫临床发作表现概述如下。

一、部分性发作

最初的临床症状和脑电图改变,仅限于一侧半球的某一部分。除婴儿外,可据发作时有无意识障碍分为单纯部分性发作及复杂部分性发作。单纯部分性发作可转变为复杂部分性发作,两者均可转变为全面性发作。

部分性发作多为症状性癫痫,其特点为:①年龄相关性不如原发性强;②多有明确病因;③发作相对多;④EEG背景多不正常,癫痫放电从某一局部开始;⑤可有神经系统阳性体征,部分患者有精神及智能障碍;⑥神经放射学检查可有异常;⑦治疗相对困难。

(一)单纯部分性发作

发作时无意识障碍。

1.运动性发作

(1)局限性运动性发作:为身体局部抽动,如面部、口角、手指、足趾等部位有强直或阵挛性抽搐,此系对侧皮质运动区相应部位神经元的异常放电。

(2)Jackson发作:始为局部抽搐,继而抽搐向身体一侧的其他部位扩散,导致一侧肢体抽动,头眼转向异常放电的对侧,严重者发作后可留下短暂的(数分、数小时、甚至数天)肢体瘫痪,称Todd麻痹,此系放电沿皮质运动区扩散所致。

(3)旋转性发作:头眼、躯干均转向一侧;有时可旋转1~3圈,接着倒地,发生强直-阵挛发作。

(4)姿势性发作:在头眼旋转的同时,面向侧的上肢外展、肘部屈曲,而同侧下肢与对侧上肢伸直。

(5)发音性发作:可出现语言中止或重复发单音或词组,为影响语言中枢。

2.感觉性发作

(1)体感性发作:为一侧肢体和躯干或其某一部位(多为口角、舌、手指或足趾)的麻木感、针刺感、触电感等,病灶在大脑皮质中央后回。

(2)视觉性发作:为简单幻视如闪光、黑矇,病灶在枕叶。

(3)听觉性发作:为简单听幻觉如噪声,病灶在颞叶外侧或岛叶。

(4)嗅觉性发作:为简单嗅幻觉如烧焦皮臭味,病灶在额叶眶部、杏仁核或岛叶。

(5)味觉性发作:为甜、酸、苦、咸或金属味,病灶在杏仁核或岛叶。

(6)前庭性发作:为旋转感、移动感、坠落感等,病灶在岛叶或顶叶。儿童因表达不清,诊断较难。

3.自主神经性发作

表现为呼吸、血管、立毛肌及胃肠系统等方面的发作性症状,如出现上腹部不适(上涌感、恶心、呕吐)、面色发白或潮红、出汗、瞳孔散大、心律失常等,常为全面性或复杂部分性发作的先兆症状,但也可是癫痫发作的唯一症状(如腹型癫痫,病灶在间脑区或嗅旁区)。

4.精神性发作

(1)情感性发作:多为恐惧、暴怒情绪,发作时突然奔跑、抱住他人;少数为愉快感觉,多持续几分钟,病灶在颞叶前下回和扣带回。

(2)记忆障碍性发作:如似曾相识感、陌生感等,病灶多在海马体;也有往事不能回忆,病灶在颞叶;或近事记忆障碍,病灶在额叶。

(3)认识障碍发作:如环境失真感、梦样状态、强迫性思维等,病灶在海马体。

(4)错觉性发作:如视物变形、变大、变小,声音强弱变化及自身大小、重量的变化,病灶在海马体或颞枕部。

(5)发作性语言障碍:可为完全性或不完全性,以运动性失语多,也可为感觉性、表达性失语,重复语言及用词不当,该发作可单独出现,但多见于复杂部分性发作中,病灶多在颞叶或边缘系统、海马及与之有联系的皮质。

(6)复合幻觉性发作:为鲜明、生动、复杂的幻觉,患者的情绪及行为也受其支配,病灶在颞枕部。精神性发作可单独发生,但通常为复杂部分性发作的先兆,或继发为全身强直-痉挛性发作。

(二)复杂部分性发作

1.主要特点

(1)有意识障碍:主要表现为对环境接触不良,对别人语言不起反应或反应极差,而不是完全意识丧失;事后对发作不能回忆。

(2)伴有比单纯部分性发作更复杂的症状,常见有错觉、幻觉等精神症状以及自动症等运动障碍,故又称为精神运动性发作。

(3)此型发作虽可由额叶眶部、岛叶病变引起,但主要是由颞叶病变所致,故又称颞叶癫痫。

(4)脑电图为单侧或双侧异常,多在颞部或额颞部。

2.发作形式

成人、儿童均可发生,常见发作形式如下。

(1)仅有意识障碍:表现为突然意识中断、两眼凝视、面色苍白,持续数分钟至数十分钟后恢复,类似失神发作。但与失神发作不同的是,发作时间长,脑电图无典型的 3 Hz 棘慢波复合,故有称为颞叶失神发作或假性小发作。

（2）先兆后出现意识障碍:先兆时意识尚保留,常见为胃气上升、恶心等上腹部异常感;其他还可有单纯部分性发作中一种或几种症状,如情感（恐惧、暴怒）、精神（错觉、幻觉等）、记忆（似曾相识）等,继后出现意识障碍,通常持续 1～3 分钟。

（3）意识障碍伴自动症:指在癫痫发作过程中或发作后,在有意识障碍状态下,出现的具有一定协调性和适应性的无意识、无目的重复刻板动作,是在脑高级功能解除、原始自动行为释放、低级功能相对完整条件下发生的,是精神运动性发作的常见表现。

自动症有多种形式,可为重复原先正在进行的动作,或为对幻觉、错觉发生的反应性动作,或为其他无意识动作。主要表现形式有以下几种。①进食自动症:表现为吸吮、舔食、伸舌、咀嚼、吞咽等,常伴唾液分泌增加;②手足自动症:表现为搓手、拂面、解衣扣、脱衣、穿衣、摸索衣服或衣袋、搬动物品或翻动床铺等;③游动自动症:无意识的行走、奔跑、乘车等,可持续数分,甚至数天等;④言语自动症:自言自语、叫喊、唱歌等;⑤性自动症:呈性兴奋表现和动作,常见于男性额叶癫痫。值得注意的是,自动症不是复杂部分性发作所独有,其他类型发作如失神发作、强直-阵挛发作后的朦胧状态也可见到。

（4）表现为意识障碍与运动症状:复杂部分性发作可表现为开始即出现意识障碍和各种运动症状,特别在睡眠中发生,可能与放电扩散较快有关。运动症状可为局灶性或不对称强直、阵挛和变异性肌张力动作、各种特殊姿势等,也可为不同运动症状的组合或先后出现,与放电起源部位及扩散过程累及区域有关。

（三）部分性发作继发全面性发作

先有单纯部分性发作或复杂部分性发作或两者相继发作,其后出现全面性发作,表现为强直-阵挛性发作、强直性发作或阵挛性发作,脑电图迅速扩展为全面性异常。醒后能记起部分性发作的某个症状,即为先兆。

（1）单纯部分性发作继发全面性发作。

（2）复杂部分性发作继发全面性发作。

（3）单纯部分性发作发展为复杂部分性发作,然后继发全面性发作。

二、全面性发作

（一）全面性发作特点

（1）多伴有意识障碍,且在最初即发生。

（2）临床症状及脑电图改变均提示大脑半球开始即为双侧受累,抽搐为双侧性,脑电图为双侧同步改变。

(二)常见临床发作形式

1.全面性强直-阵挛性发作

临床常见发作类型之一,又称大发作,以突发意识丧失伴全身对称性抽搐为特征,典型发作分为以下三期。①强直期:患者突然意识丧失,常伴一声尖叫后倒地,双眼球上窜,全身肌肉强制性收缩,呼吸暂停,面色由苍白或充血转为青紫。持续 10～30 秒渐转入阵挛期。②阵挛期:表现为全身肌肉成交替性收缩与松弛,频率逐渐减慢,伴舌咬伤、口吐沫。持续 30～60 秒钟,在最后一次强烈阵挛后抽搐突然停止,全身肌肉松弛。在以上两期中,均伴有心率增快、血压升高、瞳孔散大、光反射消失等自主神经症状,病理征可为阳性。③痉挛后期:患者呼吸首先恢复,全身肌肉松弛,可伴尿失禁,意识逐渐恢复。整个发作过程可持续5～10 分钟。在意识恢复过程中,患者可先呈意识模糊状态,此时可伴有失定向、激惹或自动症等异常;其后渐清醒,患者出现头痛、全身酸痛及疲乏,或进入昏睡。醒后对发作过程全无记忆。

2.失神发作

(1)典型失神发作:其特点如下。①突发意识丧失,时间短暂(5～10 秒);②多见于儿童及少年,13 岁前占 93.1％;③发作后立即清醒,无任何不适,可继续原来工作;④醒后对发作过程不能回忆;⑤发作多较频繁,日发数次或数十次不等;⑥脑电图呈双侧对称 3 Hz 棘-慢综合波。

常表现为以下几种形式:①仅有意识丧失,中止一切活动,两眼瞪视,呼之不应。②伴轻微阵挛,如眼睑、口角或上肢每秒 3 次颤抖。③伴张力丧失,如头部、上肢的下坠,腰部弯曲,手中持物坠落,偶可跌倒。④伴肌强直,表现为某些肌群的强直性痉挛,如躯干伸肌强直、头部后仰、背部后弓,可导致突然后退动作。⑤伴自动症,多发生在失神状态中。⑥伴自主神经症状,面色苍白、潮红、流涎和尿失禁等。

(2)不典型失神发作:意识障碍发生及终止均较典型者缓慢,肌张力改变较明显,脑电图显示较慢的(2.0～2.5 Hz)不规则棘慢波或尖慢波,背景活动异常。多见于有弥漫性脑损害患儿,预后较差。

3.强直性发作

睡眠中发作较多,表现为全身或部分肌肉强烈持续强直性收缩,不伴肌阵挛,使头、眼和肢体固定某一位置,躯干可呈角弓反张,伴短暂意识丧失、呼吸暂停、面色青紫和瞳孔散大等,如发作处于站立位可导致患者突然剧烈摔倒。发作持续数秒至数十秒。典型发作期脑电图为暴发性多棘波。

4.阵挛性发作

特征性表现为重复阵挛性抽动伴意识丧失,之前无强直期,几乎均见于婴幼儿。可为双侧对称或以某一肢体为主的抽动,幅度、频率和分布多变,持续 1 分钟至数分钟。脑电图缺乏特异性。

5.肌阵挛发作

表现为突然、快速、短暂的触电样肌肉收缩,可累及全身,也可限于面部、躯干等某个肌群或某个肢体,可以单次出现,但常为重复成簇发生,觉醒或入睡时最易发生,声、光、触摸等刺激可诱发。可见于任何年龄,多见于预后较好地特发性癫痫患者,如婴儿良性肌阵挛癫痫,也可见于弥漫性脑损害者。发作期典型脑电图为多棘-慢波。

6.失张力发作

表现为部分或全身肌肉张力突然降低,可导致头下垂、下颌松弛(张口)、肢体下垂(持物落地)、跌倒或猝倒发作,持续数秒至 1 分钟,发作后立即清醒和站立,时间短暂者可无明显意识障碍。

三、癫痫综合征

通常包括部分性发作、全面性发作或兼而有之。

(一)伴中央-颞部棘波良性儿童期癫痫

临床特点是:①3～13 岁起病,男童多见,占儿童癫痫的 15%～20%;②多在刚入睡时或醒前发作;③多呈局灶运动性发作,表现为口、咽部和一侧面部阵挛性抽搐,常伴舌僵感,言语和吞咽困难,可累及同侧肢体或扩展为大发作;④发作次数较稀少,数月或数年发作一次;⑤有遗传倾向;⑥对抗癫痫药(如卡马西平或丙戊酸钠)治疗有良效;⑦EEG:中央-颞棘尖波;⑧预后良好,青春期(多在 15～16 岁前)自愈。

(二)Lennox-Gastaut 综合征

(1)发作形式多样:强直性发作、失张力发作、肌阵挛发作、非典型失神发作和全面性强直-阵挛性发作并存。

(2)出现智力发育迟滞。

(3)脑电图示两侧同步 1～2.5 Hz 棘慢波综合和睡眠中 10 Hz 的快节律为该病的三大特征。

(4)多在 1～8 岁起病。

(5)病因多样,其中 36% 有病因,以产伤、脑炎、脑外伤多见,约 25% 为病因不明。

（6）对抗癫痫药疗效差，易出现癫痫持续状态，是常见的难治性癫痫之一，预后不良。

（三）West 综合征（婴儿痉挛症）

（1）婴儿期（生后 4～6 个月）起病。

（2）多数为症状性，常见原因为围生期缺血缺氧、中枢感染、代谢障碍、遗传性疾病（如结节性硬化）、脑发育不全等；40%～50% 为病因不明。

（3）表现为点头样、鞠躬样、拥抱反射样痉挛发作；也可表现为伸肌痉挛，即头后仰、眼球上窜、角弓反张，或呈失神发作及全身强直-阵挛发作。

（4）醒后或睡前发作密集，连续数次至数十次。

（5）多伴智力发育迟滞及神经损害症状、体征。

（6）EEG：高幅失律。

（7）难治，常规抗癫痫药治疗效果不佳，早期用 ACTH 或口服皮质类固醇有一定疗效。

（四）Landau-Kleffner 综合征（获得性癫痫性失语）

（1）多在 3～7 岁发病，男孩多见。

（2）发作前言语已获得。

（3）一次癫痫后急性失语或多次癫痫后逐渐起病，可能为惊厥性脑损伤累及语言相关皮质；但也有近半数患者以失语为首发症状。

（4）癫痫形式多样：可为单纯部分性发作、复杂部分性发作、全面性强直-阵挛性发作或兼而有之等。

（5）失语以听觉失认为特征，首先表现为明显的"单词聋"，逐渐发展为对他人呼唤无反应，最后为完全性表达性失语，或呈感觉性或混合性失语，甚至书写和阅读功能也丧失；但患者的智力相对正常，操作能力一般不受明显影响。

（6）部分患者可有精神、行为障碍，表现为多动、暴躁、易激惹、破坏性行为、怪异行为等，也可表现为抑郁及人格障碍。

（7）影像学正常；原因不明。

（8）EEG：高波幅棘波、棘慢波，颞区为主。

（9）癫痫发作多能恢复，但语言恢复相对差，起病年龄越小（5 岁前）、有效治疗开始越晚，恢复越差。

（五）热性惊厥

为小儿时期因体温升高而诱发的特殊类型癫痫综合征。其特点是：①乳幼儿期(6 个月至 6 岁)非中枢神经系统感染及颅内疾病,所引起的发热期出现的惊厥发作。②发热前无惊厥。③多数热性惊厥首次发作后不再发作,但可有 30%~40%复发率,其中 70%在 1 岁以内,90%在 2 岁以内。复发的危险因素包括热性惊厥家族史,首次发作年龄<18 个月,惊厥时低热,发热早期出现惊厥,有 1 个、2 个、3 个和 4 个危险因素者复发率分别为 23%、32%、62%和 76%。发热期间及间歇期给予地西泮治疗,可使复发率降低。④有 2%~7%转变为癫痫。

第七节　急性非特异性脊髓炎

急性非特异性脊髓炎(acute nonspecific myelitis,ANM)或称为急性脊髓炎或急性横贯性脊髓炎(acute transverse myelitis,ATM),是一组病因未明的脊髓白质脱髓鞘或坏死性病变,导致急性脊髓横贯性损害,病变一般局限于数个脊髓节段,是最具代表性的常见的非外伤性横贯性脊髓病。本病包括多种不同的临床综合征,诸如感染后脊髓炎、疫苗接种后脊髓炎、脱髓鞘性播散性脊髓炎(急性多发性硬化)、急性坏死性脊髓炎和副肿瘤性脊髓炎等。

一、脊髓炎症性疾病分类

本病病因复杂、病变及临床过程各异,临床分型迄今尚无定论,目前常用分类方法如下。①病因学分类:如病毒性脊髓炎、细菌性脊髓炎、真菌性脊髓炎、立克次体性脊髓炎、寄生虫性脊髓炎及病因不明脊髓炎,感染后及免疫接种后脊髓炎、血管性脊髓病及副肿瘤性脊髓病等;②病理学分类:如急性坏死性脊髓炎、脱髓鞘性脊髓炎及出血性脊髓炎等;③根据发病特点分为急性脊髓炎(数天内症状达到高峰)、亚急性脊髓炎(2~6 周达高峰)、上升性脊髓炎和轻型脊髓炎等。

二、急性非特异性横贯性脊髓炎

(一)病因及发病机制

本病病因及发病机制尚未完全阐明,目前倾向病毒感染及其介导的自身免疫反应或为原因未明的自身免疫反应所致。

1.病毒感染学说

多数患者出现脊髓症状前 1~4 周有上呼吸道感染、发热及腹泻等病毒感染史,但至今未从病变脊髓分离出病毒,CSF 也未检出病毒抗体,可能是病毒感染后诱发的异常免疫应答,并非感染直接作用,亦称非感染炎症型脊髓炎。支持这一学说的证据是:①某些 ATM 病例发病时伴相应节段躯体病毒感染的征象,如合并皮肤带状疱疹,研究证实,疱疹病毒可沿周围神经离心扩散到皮肤形成带状疱疹,也可沿周围神经传播至脊髓和脑部形成脊髓炎或脑脊髓炎;Hogan 曾报告带状疱疹病毒性脊髓炎,病变节段脊髓广泛性坏死,坏死灶大小不一,形态不规则,向上蔓延至颈髓,向下延及腰髓水平,本病分布形态与脊髓血管供血分布不同;②曾报告将 ATM 患者死前检验的脑脊液及尸检脊髓组织 Hela 细胞接种于人类成纤维细胞系,疱疹病毒可生长;③1957 年亚洲流感流行期间及之后,世界各地急性非特异性脊髓炎发病率明显上升,患者血清抗亚洲流感病毒 A、B 抗体滴度显著升高;④几乎所有人类病毒均有与 ATM 发病相关的报告,尤其大 DNA 病毒如 Epstein-Barr 病毒、巨细胞病毒(CMV)及乙型肝炎病毒(HBV),水痘病毒、肠道病毒、腮腺炎病毒、鼻病毒及 HIV 等也有报告,Foley 报告脊髓灰质炎病毒引发急性横贯性脊髓炎病例;⑤Jeffey 报道 1980—1990 年的 33 例 ATM,与 ATM 相关的伴发感染 15 例,占 46%;风疹、麻疹和水痘等常见的病毒性发疹性疾病均与 ATM 有关。

2.感染后和接种后自体免疫学说

一般认为,与病毒感染直接致病相比,免疫反应诱发起病可能更重要。①疫苗接种(如天花、狂犬病等)及组织埋藏疗法均有引发 ATM 报告,抗狂犬病疫苗接种后 10～20 日发病,再次接种症状加重,近年来狂犬病疫苗均为人工组织培养,不再用髓鞘组织培养,几乎消除此并发症;②曾报告肺结核患者伴急性坏死性脊髓炎,可能结核分枝杆菌与髓鞘碱性蛋白有共同抗原引起自身免疫反应,或分枝杆菌死亡分解产物导致脊髓迟发性变态反应,引起脱髓鞘性损害;③系统性红斑性狼疮(SLE)合并 ATM,尸检证明无相应血管损害,认为与自身免疫反应有关;④实验性变态反应性脊髓炎动物模型证明为自身免疫反应。

3.其他可能致病原因

(1)血管性病变:本病发病急骤,发病 24 小时内症状即达高峰者应想到血管性损害可能,Jeffery 报告 33 例 ATM 中脊髓局部缺血所致者 4 例(12%);本病多累及脊髓胸段,该段较长,血供较薄弱,脊髓下胸段重要供血动脉 Adamkiewize 动脉闭塞或狭窄是不明原因 ATM 少见原因。

(2)内脏疾病代谢障碍可引起急性、亚急性和慢性横贯性脊髓炎表现,Leegh 最早报道,Pantss 等强调胸段脊髓病损与机体不耐受蛋白异常代谢产物有关。

(二)病理

本病可累及脊髓任何节段,胸段($T_3 \sim T_5$)最常见,其次是颈段和腰段。病损为横贯性,亦有局灶性或多灶融合或播散性散在于脊髓多个节段,通常损害1~3个或更多脊髓节段,甚至累及平面以下脊髓全长。脊髓横断面受损范围较弥散,灰白质均受累,白质严重,Murthy等统计13例患者,其中8例损害横断面大于2/3。肉眼可见受损节段脊髓肿胀,均匀增粗,与髓内占位病变局部锐性增粗不同。病变脊髓质地变软,软脊膜血管充血和炎性渗出,部分脊膜粘连;横切面脊髓灰白质界限不清,有弥漫性点状出血及边缘不整软化坏死灶等。

镜下可见软脊膜和脊髓内血管扩张、充血,血管内皮细胞肿胀变性,部分闭塞。血管周围炎性细胞浸润,淋巴细胞和浆细胞为主;脊髓前角及后角弥漫性变性萎缩,细胞数目减少,细胞肿胀、碎裂、溶解和消失,核偏移、虎斑消失和尼氏体溶解等,神经纤维轴索变性及髓鞘脱失。病变起自血管周围向邻近融合成片,严重病例可见空洞形成及胶质细胞增生。软脊膜下及小静脉周围脱髓鞘,血管周围单个核细胞(MNC)浸润,硬脊膜多形核细胞和小胶质细胞增生炎症反应。晚期病变部位形成瘢痕或脊髓萎缩,伴脊髓蛛网膜或硬脊膜粘连等。

(三)临床表现

任何年龄均可发病,中青年多见,无性别差异。发病无季节性,秋冬和冬春季发病较多,一组19例特发性急性横贯性脊髓炎12月至翌年5月发病占82%。部分病例病前数天或1~2周有发热、全身不适或上呼吸道、消化道或泌尿道感染史或疫苗接种史,可有过劳、外伤、受凉及精神刺激等诱因,少数病例发病前有一过性双下肢无力或麻木等"预警"症状。

急性起病,常数小时至2~3日发展为完全性截瘫和尿便障碍,多数病例1~7日出现截瘫,个别14日内病情达高峰。首发症状多为双下肢尤其远端麻木、无力,进行性加重并迅速上升,病变部位可有根痛如背痛、胸背部或季肋部痛,病变节段灼烧感及束带感等,进而发展为脊髓完全性横贯性损害的症状,病变损害水平以下深浅感觉消失、双下肢瘫及尿便障碍。$T_3 \sim T_5$节段血液供应薄弱,最易受累,如病变迅速上升称上升性脊髓炎。本病典型临床症状和体征如下。

1.运动障碍

病变早期出现脊髓休克,双下肢弛缓性瘫,肌张力降低,膝腱反射、跟腱反射、腹壁反射、提睾反射及肛门反射等全部消失,病理反射不能引出,脊髓休克期多为2~4周或更长,取决于脊髓损害程度及并发症,脊髓病变严重,伴泌尿系感染和压疮等严重并发症休克期可明显延长,脊髓不可逆性完全性损害预后不佳。

上颈髓病变累及膈神经脊髓中枢（$C_3 \sim C_4$），除四肢瘫，可出现膈肌麻痹，呼吸困难甚至停止。脊髓休克期过后，瘫痪肢体肌力由远端逐渐恢复，受累节段以下肢体表现锥体束征，肌张力逐渐增高，以伸肌为主，呈折刀样，瘫痪肢体呈伸展位、腱反射亢进和病理反射；如病变位于 $T_8 \sim T_{10}$ 节段，可见"脐孔征"（Beever 现象），患者仰卧位时用力抬头，腹直肌上部牵拉使脐孔上移。脊髓节段性损害如破坏维持正常肌张力的网状脊髓束和前庭脊髓束，脊髓休克期过后，脊髓节段功能恢复出现节段功能去抑制现象，受累肢体屈肌张力增强，呈屈曲性痉挛性截瘫，轻触、刺激、膀胱充盈及腹部受压均可引起受累下肢屈曲性强直性痉挛，伴出汗、竖毛、尿失禁及心率加快、血压升高、皮肤潮红等自主神经反应，称脊髓总体反应，提示预后差。

2.感觉障碍

出现传导束型感觉障碍，病变节段以下深、浅感觉缺失，痛、温觉损害突出，振动觉及本体感觉损害较轻，但重症完全性横贯损害者，各种感觉全部丧失。急性期在病损水平即感觉消失平面上缘有感觉过敏或束带样区。不典型病例感觉障碍分布不规则，如双侧平面不在同一节段，出现 2 个或多个感觉平面等。有些轻型病例尤其在早期损害平面以下远端可有或仅有感觉过敏现象。随病情好转感觉平面逐步下降，但感觉障碍恢复常迟于运动障碍。

3.尿便功能及自主神经障碍

急性期尿便潴留，无膀胱充盈感，尿意丧失，逼尿肌麻痹，自主排尿不能，呈无张力性神经源性膀胱，尿液积存可达 1000 mL 以上，膀胱过度充盈，压力使尿液断续外溢，称充溢性尿失禁（自动膀胱），应留置导尿。此时肛门括约肌松弛，大便失禁。随脊髓功能恢复，逼尿肌开始有规律收缩，尿液可经导尿管周边溢出，自主反射性排尿机制开始形成，更换导尿管时可观察自主排尿反应，如可自主排尿方可拔出。随膀胱容量缩小，尿液充盈到 $100 \sim 400$ mL 时，使逼尿肌反射性收缩引起排尿，称反射性神经源性膀胱。当病变累及腰骶节段时，由于脊髓排尿中枢的直接损害，与早期的尿潴留之后难以形成反射性排尿（因反射弧损害），而表现为尿的淋滴失禁。肠道蠕动力减弱，自主排便功能障碍，由脊髓休克期大便失禁转为便秘。自主神经损害使病变水平以下皮肤干燥、无汗或少汗、脱屑及水肿、菲薄及潮红、指（趾）甲松脆和过度角化等，可发生肢体水肿和形成压疮。

4.常见并发症

常见泌尿系感染、坠积性肺炎、压疮与败血症等。

（四）辅助检查

1.实验室检查

急性期外周血白细胞正常或轻度增高。脑脊液压力正常,外观无色透明,压颈试验通畅,少数病例急性期局部脊髓肿胀可不完全梗阻,2~3周后出现梗阻可能为脊髓蛛网膜粘连。CSF单个核细胞(MNC)增多,通常(10~100)×10^6/L,少数病例蛋白轻度增高,0.5~1.2 g/L,椎管梗阻可达2 g/L,糖及氯化物正常。

2.电生理检查

视觉诱发电位(VEP)正常,可与视神经脊髓炎和多发性硬化鉴别。刺激下肢体感诱发电位(SEP)波幅明显降低、潜伏期延长。运动诱发电位(MEP)、中枢运动传导时间及中枢感觉传导时间均异常。肌电图检查可呈失神经改变,但对本病的诊断意义不大。

3.影像学检查

脊柱X线平片正常可除外脊柱结核、肿瘤等。MRI检查对本病诊断有重要意义。急性期MRI可见受累脊髓节段肿胀增粗,但增粗程度常较轻,且弧度较为平缓、均匀、外缘光正,有别于髓内占位病变。病变多以T_3~T_4为中心,病变髓内斑点状或片状T_1WI低信号及T_2WI高信号,常多发,大小不一,形态不规则,可散在、融合或弥漫分布。病灶边缘欠清。对于矢状位病灶信号可疑时,参照轴位信号改变有利于对病灶的辨认。急性期由于病灶局部水扩散的障碍,DWI呈高信号,ADC为低信号。进入慢性期则DWI信号转低,ADC信号转高。矢状位显示清楚,Gd-DTPA扫描呈斑片状增强效应,治愈可恢复正常。Murthy等报告一组13例ANM病例,MRI显示中央斑点征7例,矢状位平扫见片状或点条状T_1WI低信号及T_2WI高信号,边界清晰,但MRI正常不能排除本病。

（五）诊断及鉴别诊断

1.诊断

主要依据急性起病、病前1~4周常有呼吸道或胃肠道感染的前驱症状,有或无胸背部根痛,感觉过敏或束带样感觉异常,多于发病后1~3日内由双下肢远端麻木无力迅速发展为双下肢(少数为四肢)截瘫、传导束型感觉障碍以及括约肌障碍等脊髓横贯性损害的症状,结合脑脊液和MRI检查,并排除其他疾病。

2.鉴别诊断

本病需与以下引起急性肢体瘫痪的疾病鉴别。

（1）急性硬脊膜外脓肿:亦可出现急性脊髓横贯性损害,病前常有身体其他部位化脓性感染灶,有时原发灶被忽略,病原菌经血行或邻近组织蔓延至硬膜外形成脓肿。原发感染数天或数周后突然起病,出现头痛、发热、周身无力等感染中毒症状,常伴脊神经根痛、脊柱叩痛和脊膜刺激症状等,外周血及脑脊液白细胞增高,CSF 蛋白含量明显增加,脊髓腔梗阻,MRI 可帮助诊断。

(2)脊髓压迫症:脊柱结核及转移瘤有原发病史,引起病变椎体骨质破坏、塌陷,脊髓受压以及相应血管损害导致急性缺血而导致急性横贯性损害。脊柱结核常有低热、食欲缺乏、消瘦、精神萎靡及乏力等全身中毒症状,肺部或其他脏器可能发现结核感染的表现或相应实验室证据,病变脊椎棘突明显突起或后凸成角畸形及叩击痛,脊柱 X 线可见椎体破坏、椎间隙变窄及椎旁寒性脓肿阴影等。脊柱 CT 尤其 MRI 检查对诊断有重要价值。脊柱或硬脊膜外转移癌老年人多见,X 线可见椎体破坏,找到原发灶可确诊。全面检查常可发现其他原发性肿瘤病灶,肿瘤标志物检测可提示肿瘤存在的可能,脊椎 MRI 检查常对诊断提供决定性的价值。

(3)脊髓血管病。①脊髓出血:由外伤或脊髓血管畸形引起,起病急骤,迅速出现剧烈背痛、截瘫、感觉障碍和括约肌功能障碍。腰穿为血性 CSF,脊髓 CT 可显示出血部位高密度影,脊髓 DSA 可发现脊髓血管畸形。②脊髓梗死,临床上较为少见。可急性起病,首发症状常为根痛(如腰背痛、季肋痛等),迅速出现不同程度的双下肢瘫痪,括约肌障碍;感觉障碍可不典型,不规则,多为分离性感觉障碍,痛温觉消失,深感觉、触觉保留,即表现为脊前动脉综合征或"全脊髓横断综合征"的现象。MRI 检查可见病灶部位长 T_1、长 T_2 条片状影像。③主动脉夹层:由于主动脉壁中膜弹力纤维发育不良,平滑肌退行性病变(如 Marfan 综合征)等原因致动脉壁薄弱,主动脉内膜撕裂,血液进入动脉壁的中层,将主动脉内膜与中膜分离,形成血肿。可表现为急性根痛,双下肢麻木、瘫痪、括约肌障碍,损害平面以下可出现肢体冷凉、下肢无力,血压降低,脉搏消失,或肤色苍白等表现,依病变部位不同临床表现各异,主动脉彩色超声检查有助诊断。

(4)视神经脊髓炎:基本特征是球后视神经炎(ON)合并横贯性脊髓炎(TM)。ON 常出现于 TM 之前,少数病例可发生在 TM 后,早期视觉诱发电位(VEP)检查可显示亚临床异常,并有视神经萎缩和视力减退。

(5)脱髓鞘性脊髓炎:是急性多发性硬化(MS)脊髓型,起病和进展较缓慢,持续 1~3 周或更长时间,常表现播散性脊髓炎,脊髓有 2 个以上散在病灶,迟早可出现视神经、脑干及大脑白质损害,具有缓解与复发病程,伴 CSF 寡克隆带等。

(6)副肿瘤性脊髓病:是肿瘤远隔效应引起脊髓损害,脊髓损害区无肿瘤存在,也称癌性非转移性脊髓病,Mancall 和 Rasales 首次报告与支气管肺癌相关的非转移性坏死性脊髓炎,淋巴瘤、卵巢肿瘤、胃癌、前列腺癌、甲状腺癌及乳腺癌等均可并发,发病率 1%～4%,预后不良。多在 40 岁后发病,迅速出现进行性截瘫,很少疼痛。CSF 有少量 MNC,蛋白正常或轻度增高;脊髓后侧索坏死性病变,常伴弥漫性 Purkinje 细胞浸润,少数血管周围 MNC 袖套形成。

(7)急性上升性脊髓炎:是急性脊髓炎危重型,起病急骤,脊髓受累节段迅速上升,感觉障碍平面 1～2 日甚至数小时上升至高颈髓或延髓,瘫痪由下肢迅速波及上肢或延髓支配肌群,出现四肢瘫,吞咽困难、构音不清及呼吸肌瘫痪,可导致死亡。上升性麻痹是脊神经前根及脊髓前角病变,常见于脊髓灰质炎和吉兰-巴雷综合征,与上升性脊髓炎休克期弛缓性瘫易混淆,上升性麻痹无传导束性感觉障碍及尿便障碍,而后者有。

(8)亚急性坏死性脊髓病:亚急性起病,进行性截瘫或四肢瘫,损害由局部扩展为弥漫性,导致持久弛缓性瘫和肌萎缩,感觉障碍可呈上升性,2～3 个月内死亡。

(六)治疗

急性脊髓炎急性期综合疗法包括精心护理、防治并发症、早期康复训练,配合适当药物治疗,有助于患者功能恢复及改善预后。

1.防治并发症

本病数天内发生双下肢完全性截瘫甚至四肢瘫痪、病变以下感觉障碍及尿便障碍,患者突然陷于旷日持久的完全卧床状态,日常活动和饮食起居完全依赖他人服侍。突如其来的精神打击常使患者出现焦虑、抑郁情绪。长期卧床尿便潴留或失禁,皮肤营养障碍等综合因素影响,易发生各种并发症,稳定患者生理功能和预防各种并发症是促进脊髓功能恢复的重要前提条件。因此,始终给予患者精神鼓励和支持,生活和躯体上精心护理和照护,保证充足全面的营养,可减少并发症和提高治愈率。

(1)预防肺炎:每 2～3 小时定时翻身,勤拍背,鼓励患者咳嗽、排痰及变换体位,防止痰液长期存留加重感染及损害换气功能。依患者情况尽早进行床上活动,定时采取半坐位或坐位,注意保暖,预防肺炎或坠积性肺炎发生。保持病房通风,改善肺泡通气,维护换气功能。

(2)防治压疮:预防压疮关键是周到细致的护理,定时翻身、按摩,保持床垫平整、干燥、柔软、清洁,及时进行尿便管理。换尿布,勿使臀部浸泡在尿液中,保持皮肤干燥清洁,避免臀部与橡胶布直接接触,骶尾部、足跟及骨隆起处加垫气圈,以免受压。有条件者可应用防压疮床垫或水床。忌用热水袋以防烫伤,发现受压部位皮肤发红或有硬块可用 50% 乙醇或温水轻揉,涂以 3.5% 安息香酊;出现早期压疮可用 10% 普鲁卡因环形封闭,红外线照射保持创口干燥;如已发生压疮应积极治疗,创面表浅应控制感染,按时换药,防止扩大,如有脓液和坏死组织应手术清创,如创面炎症消退可用紫外线局部照射,外敷紫草油纱条,促进肉芽组织生长愈合。

(3)尿便护理:脊髓休克期发生尿潴留可先用针刺治疗,选取气海、关元和三阴交等穴,无效时及早留置导尿,采用半封闭式冲洗引流装置接 Y 形管,上端接带莫菲滴管的吊挂式闭式冲洗瓶,下端接于垂吊床下的封闭式集尿袋,严格无菌操作,该装置及尿瓶需每天更换,预防尿路感染;发生尿路感染后应及时检菌,根据病原菌种类选用足量敏感抗生素静脉滴注;膀胱排空后用庆大霉素 8 万 U 加入生理盐水 500 mL,或用甲硝唑 250 mL 膀胱冲洗,保留半小时放出,每天 1～2 次;也可滴注 1∶1000 呋喃西林液或 4% 硼酸溶液 100～250 mL,保留半小时放出,每天 2 次;鼓励患者多饮水,每 3～4 小时放一次尿液,使膀胱保持一定容量,避免膀胱容积缩小、挛缩和形成小膀胱,促使反射性膀胱早日形成,尿液排空后关闭导尿管。为保证膀胱引流作用,有利于预防尿路感染,保持每天尿量 2000～2500 mL 为宜。当膀胱功能逐渐恢复,残尿量减少到<100 mL 或膀胱出现节律性收缩,尿液自导尿管与尿道口间外溢时,更换导尿管时可观察自主排尿情况,如已形成反射性膀胱(膀胱中尿液达到一定容积时自动排出)可拔除导尿管。

近年来,医院感染学的研究进展对常规的频繁膀胱冲洗提出质疑,认为对控制尿路感染不仅无效,反而会诱发或加重尿路感染,故主张摒弃常规膀胱冲洗。也有人对留置性导尿提出异议,认为持续 1 周以上的留置导尿,尿路感染率达 100%,因此主张临时需要临时导尿,不做留置。实际应用尚要依患者具体情况酌情掌握。

患者直肠功能障碍多表现为便秘,应及时清洁灌肠或适当选用缓泻剂,保持大便及时排出。出现肠麻痹时,可肛管排气或配合针灸治疗,必要时新斯的明 0.5 mg 肌内注射。

(4)呼吸道管理:急性期重症患者或上升性脊髓炎患者,特别是病变损害节段达到上胸段或颈段时出现呼吸肌麻痹,呼吸肌麻痹是本病重症患者死亡的重要原因,可危及生命。应密切监护呼吸状况,保持呼吸道通畅、及时吸痰、输氧,必要时气管切开和辅助呼吸。

（5）保障营养：注意调理饮食，加强营养，应给予易消化食物、蔬菜、水果和富含维生素食物，补充多种维生素和复合维生素，适当补钙，以防长骨脱钙。高位脊髓炎有吞咽困难者可放置胃管鼻饲。

2.康复治疗

瘫痪肢体和足保持功能位，防止足下垂，可酌情使用足托或鞋套。早期开始对肢体的按摩，被动或主动运动，尤其当肢体功能开始恢复时鼓励患者主动活动，不断变化体位，防止肌肉和肢体挛缩。

3.药物治疗

（1）皮质类固醇：急性期可用大剂量甲泼尼龙短程冲击疗法，500～1000 mg静脉滴注，每天1次，连用3～5日，可能控制病情进展，但临床症状明显改善通常出现在3个月后；或用地塞米松10～20 mg静脉滴注，每天1次，2周为一疗程，用上述两药后可改用泼尼松口服，40～60 mg/d，1～2个月后随病情好转逐步减量停药，有人对皮质类固醇疗效提出质疑。

（2）大剂量免疫球蛋白静脉滴注（IVIG）：近年来国内外采用IVIG治疗多种自身免疫病取得较好疗效，本病可试用，或在皮质类固醇治疗无效时试用。成人剂量20 g/d，儿童200～400 mg/(kg·d)，静脉滴注，每天1次，连用3～5日为一疗程，临床疗效有待系统评价。

（3）抗病毒药物，如阿昔洛韦、泛昔洛韦或伐昔洛韦等可酌情选用，重症患者或合并细菌感染需加用抗生素。

（4）胞磷胆碱、ATP、B族维生素及血管扩张剂（如烟酸、地巴唑等），对促进恢复可能有益，α-甲基酪氨酸（AMT）可对抗酪氨酸羟化酶，减少去甲肾上腺素（NE）合成，预防发生出血性坏死。

（5）中药治疗以清热解毒、活血通络为主，可用板蓝根、大青叶、银花、连翘、丹参、赤芍、当归、牛膝、杜仲、独活、桑寄生和地龙等。

（七）预后

本病病情不同，预后差异较大。病变类型、严重程度以及并发症等与预后显著相关，完全性横贯性脊髓损害，弥漫性损害致广泛上、下神经元受累，表现为持久弛缓性瘫患者以及急骤发病和进展的上行性脊髓炎预后不佳。无并发症通常3～6个月恢复生活自理，合并压疮、肺感染或泌尿系感染影响恢复，可遗留后遗症，部分患者因并发症死亡。上升性脊髓炎预后差，可短期内死于呼吸循环衰竭。重症病例肢体完全性瘫，发病6个月后EMG仍为失神经改变，预后不良，MRI显示髓内广泛信号改变提示预后不良。

三、感染后与免疫接种后脊髓炎

本病的主要临床特征是发病与感染或疫苗接种有关；一般历时数天达高峰；单相病程，一般历时数周而有不同程度恢复，无复发。同时累及脑与脊髓者称急性播散性脑脊髓炎（acute disseminated encephalo myelitis，ADEM）；其他的脊髓损害为主或单纯损害脊髓者称为急性脊髓炎或急性脊髓病。

早期表现为急性双下肢麻木、无力，并进行性上升至躯干甚至累及双上肢，可类似于多发性周围神经病。有背痛、括约肌障碍及传导束型感觉障碍并有锥体束征，提示脊髓病变。约半数患者有近期感染史，但神经症状出现时大多发热已消退。病理上，真正完全"横贯性"脊髓损害者少，常见的不完全性皮质脊髓束和脊髓丘脑束损害，以一侧为重，两侧不对称。

发热与脊髓炎发病间的潜伏期长短不一，有的间隔2周或更长，有的几乎同时发生。临床变异型较常见，包括：①以脊髓后索受累为主而表现为单纯性感觉障碍；②对称性截瘫伴损害平面以下痛觉丧失但深感觉保留（通常类似于脊前动脉综合征）；③一侧或两侧小腿或腹股沟区感觉丧失综合征；④单纯腰骶或骶髓损害的脊髓病（表现为马鞍区痛觉丧失和括约肌障碍的脊髓圆锥综合征）；⑤部分性 Brown-Séquard 综合征。

CSF 检查可见 WBC 轻度升高（如 $10\sim100/mm^3$ 或有时更高），也可正常。通常无寡克隆带。MRI 示病变常累及 2～3 个节段，该区脊髓肿胀，T_2WI 可见髓内稍高信号病灶，钆强化可见轻度增强。某些轻型者 MRI 可正常。

本病尚无确切的特殊治疗，以支持对症治疗为主。鉴于其自身免疫的发病机制，一般多采用大剂量皮质类固醇冲击疗法，重症病例也可采用免疫球蛋白静脉用药或血浆置换治疗。总体预后较好，但不同病例间差异较大，有的获得令人惊异的恢复，有的留有严重后遗症。一般起病急骤病情严重以及伴胸部剧痛者，常提示预后不良。

四、急性和亚急性坏死性脊髓炎及 Devic 病

急性和亚急性坏死性脊髓炎多见于 50 岁以上，以男性居多，尤其伴有慢性肺心病患者。以急性或亚急性起病，少数也有病情进展较慢或呈阶段性进展，可超过数月或数年。双下肢疼痛、麻木、感觉异常，进行性无力至双下肢瘫痪甚至四肢瘫、括约肌障碍以及振动觉消失。病变多损害脊髓下端近圆锥处，表现上、下运动神经元均受损，故下肢常呈弛缓性软瘫。

脊髓被迂曲旋绕的血管覆盖，多见于背侧，脊髓静脉广泛扩张，有血栓形成

和坏死,故有认为系"脊髓血栓性静脉炎"所致之脊髓缺血性梗死。较多学者认为是脊髓动静脉畸形(AVM)继发脊髓静脉血栓或脊髓静脉高压导致脊髓缺血。

MRI 可见相应节段脊髓萎缩,髓内长 T_2 病灶,脊髓 DSA 可确诊。本病区别于一般横贯性脊髓炎者是持续性严重的双下肢迟缓性瘫痪(如病灶在颈髓则为双上肢持续性软瘫),腱反射消失和失张力性膀胱,提示为广泛坏死。累及脊髓灰质与白质,其在脊髓纵轴上的广泛损害导致持续性弛缓性瘫痪常被误认为脊髓休克或吉兰-巴雷综合征。病理特征是小血管数量增多,管壁增厚、有网孔;静脉也增厚并绕以淋巴细胞、单核细胞和吞噬细胞等,这些改变的意义目前尚不清楚。

本病的治疗目前主要采用介入疗法,如供血动脉的栓塞术,以降低局部血供从而减少静脉淤血,减轻对脊髓的压迫。此外,椎板切除减压术、齿状韧带剪除术等外科治疗有望改善症状。

脊髓炎合并神经炎者即构成 Devic 所报道并由他命名的视神经脊髓炎(即 Devic 病)。一般认为 Devic 病应属于多发性硬化症的亚型。CSF 含少量或数百单核细胞/mm³,蛋白通常增高,无寡克隆带;也可仅有蛋白增高,与感染后横贯性脊髓炎相比,MRI 显示更为广泛的波及多个节段的信号改变和强化,即所谓的纵向扩散的损害。晚期显示相应节段脊髓萎缩。EMG 通常显示一些邻近肌节的失神经改变,提示该节段的灰质损害。Ropper 等强调本病的亚急性起病和复发性病程,常伴阶段性恶化;偶尔也有短暂和有限的缓解。本病的脊髓损害不同于脱髓鞘性与感染后性脊髓炎,是损害更为严重、更为持久的过程。有些病例经病理证实,为坏死性脊髓改变伴分布广泛的脊髓组织缺失。某些炎症反应和脱髓鞘改变仅分布于破坏性病灶的边缘。陈旧性病灶则残留为沿脊髓纵向扩散的腔洞性损害,可长达 5~20 cm。

五、结缔组织病伴发的脊髓炎(脊髓病)

临床上较为常见的有红斑狼疮性脊髓病、干燥综合征脊髓病、风湿病性脊髓病、白塞病性脊髓病、结节病性脊髓病、结节性多动脉炎性脊髓病以及混合性结缔组织病性脊髓病等。

(一)红斑狼疮性脊髓病

红斑狼疮性脊髓病是一种伴随于红斑性狼疮(systemic lupus erythematosus,SLE)的迅速发展的亚急性横贯性脊髓病。据国外报道,SLE 并发脊髓病的发病率约为 3%。Propper 和 Bncknall 等曾报告相关病例并复习 44 例有关 SLE 脊髓病的报告,其主要临床表现为 SLE 背景下历时数天进展为横贯性脊髓炎性损害,背痛、截瘫、脊髓传导束型感觉障碍以及括约肌障碍等。CSF 细胞数升高,蛋白升高,MRI 显示节段性脊髓肿胀。尸检见广泛分布的小血管病变伴各种炎症性改变和脊髓软化。有些病例有抗磷脂抗体阳性,但这些抗体与脊髓病的关系以及与微血管闭塞的关系,尚不明确。William 报告 SLE 患者血清和 CSF 中存在抗神经元和神经胶质抗体;CSF 中存在抗淋巴细胞病毒抗体,后者可导致髓鞘脱失,也可导致周围神经损害、视神经损害以及横贯性脊髓病。

本病的主要病理改变是由于广泛的血管炎、微血管闭塞,导致缺血性脊髓软化,坏死和退行性变。

(二)干燥综合征性脊髓病

干燥综合征作为一种自身免疫性结缔组织病,其神经系统损害除导致后根神经节病和继发性神经炎之外,也可导致脊髓病。Williams 以及 deseze 等曾报道干燥综合征伴发类似多发性硬化型脊髓病以及干燥综合征伴发的 Devic 病。

本病发病年龄一般较高,据统计平均发病年龄为 46.88 岁,女性多于男性,以慢性起病较多,也可急性或亚急性起病。临床表现复杂多样如急性脊髓炎、上升性脊髓炎、脊髓半切综合征或最终发展为 Devic 病。有些病例具有明显缓解与复发反复交替出现的倾向。脊髓 MRI 示脊髓内条索样长 T_2 信号改变,多灶性分布。CSF 无寡克隆带。本病的病理资料较少,主要病理特点是血管炎,类似多发性硬化症的小静脉周围淋巴细胞、单核细胞浸润(血管袖样)。大体上病变累及较多脊髓节段,纵向伸展。有报道平均长度 7.63 个脊髓节段。

本病的治疗方针尚缺乏共识,一般多主张皮质类固醇大剂量冲击疗法,重者可皮质类固醇与免疫抑制剂(如环磷酰胺、苯丁酸氮芥、硫唑嘌呤、环孢素以及氨甲蝶呤等)选择性联合应用。痛性痉挛可用卡马西平、加巴喷丁等缓解症状。

(三)白塞综合征性脊髓病

据统计白塞病(Behcet's disease,BD)并发神经系统损害即神经白塞病的发病率约为 6%(也有报告为 5%～30%),男女比例为 4∶1,多于 BD 发病后 1～3 年出现,可累及中枢神经及周围神经各不同部位,以中枢神经受累为多见。Fadli 等 1973 年分型为假脑瘤型、脊髓型、马尾及周围神经型、弥漫型、偏瘫型等。脊髓损害可为脊髓半切综合征或横贯性脊髓炎。CSF 可正常,也可压力增高,细胞数增高,蛋白增高,其中尤以免疫球蛋白增高有诊断意义。病理改变主要为小血管炎,血管周围炎,以静脉受累为主。主要为血管闭塞性损害,脊髓病灶可分散多发,类似多发性硬化症样表现。

(四)混合型结缔组织病性脊髓炎

混合型结缔组织病(mixed connective tissue disease,MCTD)是同时或先后出现多种结缔组织病表现,且血中存在高效价斑点型荧光抗核抗体和抗核糖蛋白(n-RNP)抗体的一种结缔组织病。合并横贯性脊髓炎并排除其他致病原因时,可考虑诊断。MCTD的突出表现是雷诺现象、面部、肢端肿胀以及关节、肌肉等炎性改变等。脊髓炎的临床表现并无特异性。治疗以皮质类固醇以及其他免疫抑制剂为主,辅以循环改善剂和对症、支持治疗。

六、副肿瘤性脊髓病

本病也称癌性非转移性脊髓病或癌性亚急性脊髓病。20 世纪 50 年代 Brain 首先报道神经系统副肿瘤综合征,Mancall 和 Rosalas 于 1964 年首先报道支气管肺癌相关的急性坏死性脊髓病。本病可由多种不同癌瘤诱发,以肺癌、胃癌、淋巴癌等多见。主要临床征象为迅速进展的无痛性双下肢截瘫或四肢瘫,以及其后出现的脊髓传导束型感觉障碍、括约肌障碍。病变可累及脊髓任何节段,以胸段多见,颈髓受累者肢瘫上肢重于下肢,可类似脊髓空洞症样改变。脊髓 MRI 可示髓内 T_2WI 信号增高,也可正常,可与髓内转移性病变的结节强化以及硬脊膜外转移的脊髓压迫征象相鉴别。CSF 可含少量单核细胞和轻度蛋白增高,也可正常。脊髓灰质、白质均可受累,但以白质受累为主。一般无感染性炎症和缺血性改变。脊髓血管除有少量单核细胞浸润外,一般正常。在脊髓组织,脑脊膜和 CSF 中无肿瘤细胞,也从未分离出病毒。不同于其他大多数副肿瘤性神经系统损害的是,很难找到作为诊断性标志的特异性抗神经抗体。同时,也似乎不存在抗 Hu 相关脑炎-神经病相关抗体。PET 有助于发现原发性癌瘤病灶。

本病主要累及脊髓侧束与后束,也常有小脑 Purkinje 细胞的弥漫性丧失。以炎症、变性、脱髓鞘为主要病理改变,脊髓的这些损害,一般进展较为缓慢。

糖皮质激素和血浆置换疗法无确切治疗价值。原发癌瘤的有效治疗可使症状得到不同程度缓解。

第八节　感染性及其他病因的急性脊髓炎

临床上除常见的急性非特异性脊髓炎,可见一组由病毒、细菌、螺旋体、立克次体和寄生虫等感染引起脊髓灰质或白质炎症性病变,尽管病因各异,病理均表现病变区神经元变性、坏死、白质脱髓鞘、胶质细胞增生和血管周围炎性细胞浸润等,病因明确者通常以病因命名,如急性化脓性脊髓炎、梅毒性脊髓炎和狂犬病毒性脊髓炎等。

一、急性病毒性脊髓炎

(一)急性脊髓前角灰质炎综合征

急性脊髓前角灰质炎综合征是脊髓灰质炎病毒及其他肠道病毒引起的急性弛缓性瘫痪。脊髓灰质炎多年来几乎都是脊髓灰质炎病毒感染所致,自 20 世纪 50 年代末或 60 年代初普遍推行口服减毒活疫苗计划免疫,本病发病率已显著降低,脊髓灰质炎病毒引起该综合征明显减少,Coxsackie-ECHO 等其他肠道病毒感染成为该综合征的常见病因,临床上有时很难鉴别。

急性脊髓前角灰质炎是脊髓灰质炎病毒引起脊髓前角灰质受损的急性传染病,俗称小儿麻痹症。临床特点是受损脊髓节段不规则不对称性弛缓性肢体瘫,无感觉障碍,少数病例累及脑干运动神经核可出现脑神经麻痹症状。世界卫生组织(WHO)决定将本病作为免疫接种消灭的第二种传染病,我国曾是脊髓灰质炎高发地区,20 世纪 60 年代以前年发病逾万例,是儿童死亡和致残的主要原因。20 世纪 60 年代我国研制成功脊髓灰质炎口服减毒活疫苗(OPV),在全国推广使用后和连年开展全国大规模消灭脊髓灰质炎行动,发病率逐年下降,1994 年以来国内不再发生本土野生病毒新病例,实现了我国政府承诺 2000 年消灭脊髓灰质炎的目标。

1.病因及发病机制

脊髓灰质炎病毒属微小 RNA 病毒科肠道病毒属,电镜下呈圆形,直径 20~31 μm,外层有蛋白衣壳,内含单链核糖核酸,血清病毒抗体中和试验分为Ⅰ、Ⅱ、Ⅲ三型,各型间很少有交叉免疫。其中Ⅰ型最易导致瘫痪,Ⅲ型次之。该病毒体外存活力强,在水和粪便中可存活数月,-70 ℃低温可存活 8 年之久,但对高温和干燥很敏感,加热至 56 ℃、30 分钟即可杀死。脊髓灰质炎见于世界各地,温带尤多见,夏秋季(7~9 月)最多见,终年可有散发病例。

目前认为,人类是该病毒唯一自然宿主,急性脊髓前角灰质炎患者及隐性感染患者唾液及粪便中都含大量病毒,可通过粪-口途径传播,在咽部和肠道繁殖释放。经过 1~3 周潜伏期后病毒可进入血液循环到达全身非神经组织,如呼吸道、心脏和肝脏等,淋巴组织最多。若此阶段机体能产生足够抗体,疾病可停止发展,仅表现一般呼吸道或肠道感染症状,不出现神经系统症状,称顿挫型脊髓灰质炎。如病毒毒力强、数量多或体内抗体不足以中和病毒,可侵犯中枢神经系统(CNS)产生瘫痪前期症状。实际上,95％的脊髓灰质炎病毒感染患者可无症状或表现一过性病毒感染症状,仅极少数患者感染CNS,临床上瘫痪型患儿为隐性感染、顿挫型及无瘫痪型病例的1/1000～1/100。

2.病理

病变分布广泛,主要累及脊髓腰膨大和颈膨大前角细胞,下骶段较少受累,后角及中间柱亦可受累,但较轻微,也可累及大脑、脑干、下丘脑、小脑等,累及延髓及脑桥神经核及呼吸中枢、血管运动中枢可产生相应症状,脑皮质病变局限于中央前回,较轻微常不出现症状。周围神经节及交感神经节也可受累,常累及软脑膜,脑脊液呈炎性改变。急性期脊髓肿胀,软膜充血,切面可见前角充血或点状出血,重者有瘀斑、软化和坏死等,镜下可见典型的炎性改变,脊髓前角及后角基底部淋巴细胞浸润,急性死亡患者可见以大量中性粒细胞浸润为主的噬神经细胞现象,疾病后期神经元出现中央染色质溶解、尼氏小体消失及细胞核变性等。晚期前角神经元完全消失,前角内小囊腔形成,受累脊髓节段萎缩。

3.临床表现

本病2～4岁儿童多见,5岁后发病显著减少。患者症状轻重不一,根据病变范围大小及病变程度轻重,临床可分以下四型:①隐性感染型脊髓灰质炎;②顿挫型或流产型脊髓灰质炎;③非麻痹型脊髓灰质炎;④麻痹型脊髓灰质炎。

本病临床表现多样,可为轻微非特异症状、无菌性脑膜炎或某些肌群不对称性弛缓性瘫,严重者发生呼吸肌和延髓麻痹,是本病主要死因,无感觉障碍,少数病例累及脑干运动神经核出现脑神经症状。根据病程可分下列各期:

(1)潜伏期:自病毒感染到出现临床症状通常5～14日,短者仅3日,长者达35日;如机体免疫力强,此期停止不再发展为隐性感染。

(2)前驱期:常以呼吸道和胃肠症状起病,如低热、乏力和全身不适、嗜睡、咽痛和轻咳、食欲减退、恶心及呕吐、腹痛及腹泻等,持续3～4日,多数患者体温迅速下降,24～72小时恢复,为顿挫型,占感染病例的80％～90％。从此期患者咽分泌物、血液或粪便可分离出病毒,CSF检查正常。

(3)瘫痪前期:10％～20％的患者在前驱期后或前驱期症状消失后一至数天体温再次上升,形成双峰热型,出现易激惹、焦虑不安、嗜睡、头痛、呕吐、全身肌痛、感觉过敏和多汗等,婴儿拒抱,动之即哭。检查可有颈强直、Kernig征及Brudzinski征,早期腱反射正常或活跃,后期减弱,腹壁反射通常减弱消失,肌肉有压痛,无瘫痪。脑脊液细胞数$(25～500)×10^6$/L,第1周中性粒细胞为主,以后淋巴细胞为主,蛋白含量轻度增高,糖正常,提示无菌性脑膜炎,如3～5日后热退康复为无瘫痪型。

（4）瘫痪期：少数患者在瘫痪前期第3～4日"极热"阶段进入瘫痪期，体温开始或尚未下降时出现瘫痪。无前驱期患者可于起病2～4日发生，偶见1周后出现，多见于儿童和成人。常先出现腱反射减弱或消失，弛缓性瘫逐渐加重，热退后一般不再进展。临床根据瘫痪肌群分为以下几型。①脊髓型：常见，腰骶髓易受累，多为单侧下肢弛缓性瘫，少数累及双侧，瘫痪不对称是重要特点，患者常称受累肢体感觉异常，但检查无明确体征，胸髓受累出现肋间肌和腹肌瘫呈蛙腹，颈髓受累出现四肢瘫和呼吸困难，逼尿肌麻痹出现尿潴留，但不持久；②脑干型（延髓型）：较少见，累及脑神经运动核可出现周围性面舌瘫和吞咽困难、声音嘶哑、饮水呛咳等延髓麻痹症状，累及网状结构可出现呼吸表浅、不规则或暂停，血压升高或降低，面色潮红，脉搏细速等，严重者发生呼吸麻痹危及生命；③脑型：少见，出现精神症状和偏瘫、失语、高热、昏迷等脑症状；④混合型：极少见，多为脊髓型合并延髓型，瘫痪逐渐上升，颇似上升性脊髓炎。

（5）恢复期：当瘫痪期高热降至正常时瘫痪就不再进展，1～2周后瘫痪肢体肌力逐渐恢复，4～6周后可不同程度恢复，病残率很高。

（6）后遗症期：患者经过18～24个月逐渐进入后遗症期，受累脊髓节段发生肌萎缩，可导致各肌群肌力不平衡，引起肢体和骨骼畸变，如脊柱侧凸、前凸、马蹄内翻足或外翻足及跛行等，影响患者正常活动，严重者不能站立。

4.辅助检查

（1）外周血白细胞数及分类正常，部分患者血沉增快。病毒感染后1周血清学检查可检出特异性抗体，抗体滴度一般在瘫痪前期达到高峰，感染早期与3～4周后双份血清特异性抗体效价比较，后者增高4倍以上有诊断意义。

（2）脑脊液检查前驱期和瘫痪前期95%的病例CSF细胞数增加，可达（25～500）×10^6/L，早期中性粒细胞为主，以后淋巴细胞为主，早期蛋白含量正常或轻度增加，瘫痪第2周CSF细胞数开始减少，蛋白含量持续增加，可见蛋白-细胞分离。氯化物及糖含量正常。

（3）患儿瘫痪后2周内粪便病毒分离常可证实有脊髓灰质炎病毒野生毒株，粪便中病毒自潜伏期至瘫痪前期可存在2～6周或更久。采粪便标本应在肢体瘫痪2周内，间隔24小时取双份新鲜粪便标本，每份标本量应多于5g，－4℃冷冻或2～8℃冷藏送检。

5.诊断及鉴别诊断

（1）诊断：本病前驱期及瘫痪前期不易诊断。未服过脊髓灰质炎疫苗的2～

4 岁儿童,根据发病季节及流行情况,发生低热、咽痛、腹泻等症状后,出现烦躁、肌痛、拒抱、感觉过敏及下运动神经元瘫应考虑本病可能,疾病早期与晚期双份血清特异性抗体效价呈 4 倍以上升高或一次抗体效价特别升高可确诊。

(2)鉴别诊断:本病应与以下的急性软瘫综合征(acute floppy paralysis, AFP)鉴别。①吉兰-巴雷综合征:儿童及青壮年多见,表现四肢对称性弛缓性瘫,自下肢、上肢或四肢同时发生,可出现肌痛或肢体不适感、末梢型感觉障碍、四肢腱反射消失和周围性面神经瘫,病后 2～3 周脑脊液蛋白-细胞分离等。②灰质炎样综合征:Coxsackie-ECHO 病毒可引起类似脊髓灰质炎表现,瘫痪程度较轻或无瘫痪,肌萎缩以远端为主,具有匀称性,可有轻度肌痛,腱反射不消失,患者分泌物中可分离出 Coxsackie-ECHO 病毒。多数患者在瘫痪后 60 日内恢复。③口服脊髓灰质炎活疫苗后 4～30 日,或与服过疫苗 35 日以内儿童密切接触者也可发病,瘫痪符合脊髓灰质炎特点,粪便病毒培养可检出脊髓灰质炎病毒或相关病毒,经临床专家会诊可确定脊髓灰质炎疫苗相关病例,多见于免疫功能低下患儿,发病率约 1/700 万服疫苗者。④周期性瘫痪:急性发生四肢弛缓性瘫,多有反复发作史或家族史,发作时检测血清钾降低和低钾心电图表现,补钾后 1～2 日内可恢复。⑤注射后麻痹:根据臀部肌内注射史、注射部位不正确和腓神经支配区肌萎缩等。

6.治疗

尚无针对脊髓灰质炎病毒特效药物,抗生素及患者恢复期血清均不能缩短病程。

(1)前驱期及瘫痪前期治疗:①安静卧床休息、避免活动和劳累可能是最有效的治疗方法,补充营养和水分,尽量不肌内注射,通过细心护理使患者保持乐观情绪,可显著减少瘫痪发病率和减轻瘫痪程度;顿挫型及轻型无菌性脑膜炎患者仅需卧床休息数天,给予充足营养,用解热镇痛药对症处理;②早期有发热或瘫痪进展较广泛患者可试用免疫球蛋白,成人剂量 20 g/d,儿童 200～400 mg/(kg·d),静脉滴注,每天 1 次,连用 3～5 日;③肌痛和肌肉痉挛患者可给予湿热敷和按摩,每天数次,每次 20 分钟。

(2)瘫痪期治疗:①最重要的是精心护理,防治并发症,瘫痪肢体保持功能位,预防足下垂和足外翻,延髓麻痹患者给予鼻饲饮食,防止食物反流和吸入性肺炎;②尿潴留通常较轻,持续时间较短,可用拟交感神经,如卡巴胆碱 5～30 mg 口服或 2.5～5 mg 皮下注射,每天 3～4 次,需无菌导尿和给予适当抗生素控制感染,大量饮水防止泌尿道形成磷酸钙结石;③呼吸肌麻痹患者应紧急处理,气管切开和人工辅助呼吸,加强呼吸道管理,保持呼吸道通畅等;④超短波治疗及紫外线照射可以止痛,使患病肌肉松弛,在康复医师指导下进行早期肢体功能训练,可先行按摩和被动运动,待功能有所恢复再主动运动;⑤瘫痪之初可短期应用糖皮质激素,如甲泼尼龙 30 mg/(kg·d),连用 3 日,减轻脊髓炎症水肿和渗出,继发感染者可加用抗生素。

(3)恢复期治疗:患者半年内仍有自然恢复趋势,可进行正规肢体康复训练,辅以针灸和理疗等,促进病变肢体功能恢复;给予患者细心照护,保证充足营养,补充 B 族维生素、地巴唑和肌生注射液等神经营养药;后遗症患儿严重畸形可手术矫正。

7.预防

(1)口服脊髓灰质炎减毒活疫苗可有效预防本病,流行期间有脊髓灰质炎密切接触史的 5 岁以下幼儿,可用免疫球蛋白被动免疫,剂量 0.3～0.5 mg/kg。

(2)确诊的脊髓灰质炎患儿应自发病之日起至少隔离 40 日,患者鼻腔分泌物、尿液及粪便等均含病毒,发病 3 周后约 50% 的患儿粪便含病毒,5～6 周后仍有 25% 的患儿粪便含病毒。患者排泄物应严格消毒和处理,以防扩散。

(3)为最大限度发现和控制脊髓灰质炎野生病毒,实现彻底消灭脊髓灰质炎目标,我国对急性软瘫综合征(AFP)患者作为脊髓灰质炎疑似病例进行报告和监测,监测措施及质控指标是:①各地区每年 15 岁以下小儿非脊髓灰质炎 AFP报告率不低于 1/10 万;②80% 的病例在接到报告后 48 小时内进行病例调查;③80% 的 AFP 病例在发生瘫痪后 14 日内间隔 24 小时采集双份粪便标本;④粪便标本在 7 日内送省级脊髓灰质炎实验室;⑤病例随访表在 75 日内送达省疾病控制中心。

(二)急性脊髓灰质炎综合征

急性脊髓灰质炎综合征是由脊髓灰质炎病毒以外的肠道病毒,如Coxsackie-ECHO 等所致临床表现和发病机制类似于脊髓灰质炎的一种临床综合征。近年来,由于全球大力推广应用口服脊髓灰质炎疫苗,脊髓灰质炎已罕见发病,而由其他肠道病毒等所致的软瘫已引起人们关注,要求所有 15 岁以下的急性弛缓性麻痹病例(AFP 病例)都要报告。肠道病毒对脊髓前角运动细胞具有亲和力,主要侵犯脊髓前角运动细胞。所以,其临床特征为脊髓灰质前角受累,导致对称或不对称性的急性肢体弛缓性瘫痪,以单肢瘫痪为多见;病前多有发热、腹泻、肌痛等肠道或呼吸道感染症状,数天后迅速发生肢体瘫痪,不伴感觉障碍。

发病前多有发热、肌痛、腹泻等肠道或呼吸道症状,数天后迅速出现四肢不完全性弛缓性瘫或截瘫,瘫痪程度轻或无瘫痪,远端肌萎缩为主,可有轻度肌痛,腱反射不消失,无明显感觉障碍,酷似急性脊髓前角灰质炎。肠道病毒70引起出血性结膜炎也可伴下运动神经元瘫,类似脊髓灰质炎。

患者分泌物可分离出 Coxsackie-ECHO 病毒,有报道一组 497 例临床诊断脊髓灰质炎病例粪便中,5%分离出 Coxsackie 病毒,3%分离出 ECHO 病毒。Johnson 等在 1 例上升性脊髓炎脑脊液中分离出 ECHO 病毒。本病确诊有赖于患者鼻咽腔分泌物、粪便或脑脊液病毒培养和分离,以及患者早期与 3～4 周后双份血清、脑脊液特异性病毒中和抗体效价增高 4 倍以上,或聚合酶链反应(PCR)检出病毒核酸等。

本综合征通常预后良好,多数患者可在瘫痪后 60 日内恢复,瘫痪严重患者亦能恢复,极少引起死亡。

急性脊髓灰质炎综合征诊断标准为:①大多数患儿有消化道或呼吸道前驱感染病史;②急性弛缓性瘫痪,以单肢为多见;③无感觉受累,通常无括约肌功能障碍;④病原学检查多有肠道病毒等病原学感染的依据;⑤肌电图通常呈神经源性损害;⑥排除脊髓灰质炎;⑦病程较短,预后良好。

本病治疗原则与急性脊髓前角灰质炎综合征相同。

(三)带状疱疹病毒性脊髓炎

带状疱疹病毒性脊髓炎是带状疱疹病毒(herpes zoster virus,HZV)少见的并发症,Hardy 首先报道,袁锦楣报告 1 例恶性淋巴瘤在放疗、化疗过程中发生带状疱疹、疱疹后节段性脊髓炎及疱疹后神经痛。本病病理改变是脊髓组织坏死、出血、脱髓鞘和血管炎等。

1.病因及发病机制

带状疱疹和水痘均属水痘-带状疱疹病毒(vari-cella-zoster virus,VZV)感染。人类第一次感染 VZV 表现水痘,感染后部分病毒潜伏于脊髓后根神经节内,当机体免疫功能,尤其细胞免疫功能低下时再度活化,出现带状疱疹。约10%的带状疱疹患者可出现神经系统并发症,包括疱疹后神经痛、运动麻痹、脊髓炎、脑炎及脑血管炎等,神经痛最常见,引起脊髓炎不足 1%。目前认为本病发病机制可能为:①直接感染或免疫介导少突胶质细胞损害导致脱髓鞘性病变;②继发于病毒性血管炎所致梗死;③软脑膜蛛网膜炎;④神经元、星形胶质细胞及室管膜细胞等成分感染。

2.临床表现

（1）带状疱疹病毒性脊髓炎通常发生在带状疱疹后数天至数周，少数病例出现于带状疱疹前，也可无疱疹及皮肤疼痛。

（2）多数患者表现局灶性脊髓损害，少数可表现脊髓横贯性节段性脊髓炎或上升性脊髓炎。极少有复发-缓解，在临床上曾出现 1 例带状疱疹病毒性脊髓炎患者 2 年后复发伴皮疹。Gilder 用 PCR 检查 VZV 的 DNA 证实，复发患者脑脊液中存在 VZV，支持带状疱疹脊髓炎复发是 VZV 再次复活，不是迟发性变态反应。

3.诊断及鉴别诊断

（1）诊断：根据脊髓运动、感觉及自主神经功能障碍表现，皮肤疱疹，MRI 显示一或多个脊髓节段增粗，其内不规则 T_1WI 低信号及 T_2WI 高信号，CSF-MNC 增多，抗疱疹病毒药治疗病情好转，若用 PCR 法检出血液或 CSF 中 VZV，或分离出 VZV 即可确诊。

（2）鉴别诊断：主要与急性非特异性脊髓炎鉴别，本病主要表现脊髓不完全横贯性损害，伴皮肤带状疱疹，后者多为脊髓完全性横贯性损害，表现脊髓运动、感觉及尿便等三种功能障碍。

4.治疗

（1）抗疱疹病毒药。①阿昔洛韦：抑制疱疹病毒 DNA 合成，阻断 VZV 扩散，应尽早使用，50％可透过血-脑屏障，对正在细胞内复制的病毒有抑制其 DNA 合成的作用，使其 DNA 终止，但对非感染细胞无影响。常用 15～30 mg/(kg·d)，分 3 次静脉滴注，或每次 500 mg，静脉滴注，8 小时 1 次，连用 14～21 日；若病情较重可适当延长治疗时间或再治疗一疗程；不良反应如谵妄、震颤、皮疹、血尿及血清转氨酶暂时升高等。②更昔洛韦：抗疱疹病毒疗效好，毒性低，常用 5～10 mg/(kg·d)，静脉滴注，疗程 10～14 日。主要不良反应为肾功能损害及骨髓抑制。

（2）抗病毒药基础上短期用皮质类固醇减轻脊髓水肿，促进脊髓神经功能恢复，地塞米松 10～15 mg 加入盐水 500 mL，静脉滴注，每天 1 次，连用 3～5 日，但激素应用存有争议。

（3）加强护理，注意营养，预防呼吸道感染等并发症，早期及恢复期功能训练。

（四）狂犬病毒性脊髓炎

狂犬病毒性脊髓炎是狂犬咬伤后狂犬病毒感染脊髓所致，一旦发病，病死率极高。该病曾在我国一直严重流行，2002 年全国报告发病例数为 1122 例，为 1996 年全国病例数的 7.06 倍，2003 年全国报告发病例数 2009 例，比 2002 年又递增了 70%，病死数居我国 25 种法定报告传染病的首位。近年，已得到明显控制。

狂犬病病毒是一种高度嗜神经性病毒，用激发病毒株（challenge virus strain，CVS）神经元示踪研究显示，狂犬病病毒传播只发生在逆向轴索，经突触间传播也只见于逆行方向。狂犬病病毒在体内移行可分为三个阶段，首先从咬伤部位侵入，在伤口附近横纹肌细胞内小量增殖，然后从横纹肌细胞侵入邻近的神经末梢，最终必须进入 CNS 才可能引起狂犬病症状。狂犬病毒沿周围神经轴浆向心性扩散，到达脊髓后根神经节后大量繁殖，侵入脊髓或 CNS。颞叶海马回、延髓、脑桥、小脑及伤口相应的脊髓节段和后根神经节病变最明显。

狂犬病毒侵犯 CNS 病理学通常表现为急性脑脊髓炎，脑部可以轻度肿胀，脑膜和脑实质血管轻度充血并伴有少量炎症细胞浸润，在脊髓主要累及脊髓运动神经元，酷似脊髓灰质炎和上升性麻痹。狂犬咬伤史是重要诊断依据。

（五）艾滋病空泡性脊髓病

AIDS 空泡性脊髓病（vacuolar myelopathy，VM）是 HIV 感染常见的神经系统损害，病理特点是脊髓白质空泡样变性，胸髓后索及侧索最明显。尸检发现 20%～55% 的 AIDS 患者有空泡样脊髓病证据，但临床诊断的病例较少，至今无准确发病率报告。WHO 统计 30%～40% 的 AIDS 患者神经系统受累，尸检发现 80% 以上 AIDS 患者有神经系统病变，空泡样脊髓病是常见病变。

1. 病因及发病机制

VM 发病机制不清，迄今尚无 VM 是 HIV 直接感染证据，从脊髓中分离 HIV 病毒未获成功。用免疫组化与原位杂交技术在巨噬细胞检出 HIV 病毒，神经元或小胶质细胞未检出，空泡化区大量巨噬细胞释放细胞因子，如干扰素、白介素-1 和肿瘤坏死因子-α（TNF-α）等，这些细胞因子对髓鞘损伤作用导致脊髓白质空泡化。

VM 病变与脊髓亚急性联合变性极其相似，使人联想到维生素 B_{12} 和钴胺缺乏在 VM 发病中的作用，但研究发现 VM 患者血清维生素 B_{12} 水平正常，用维生素 B_{12} 治疗不能影响病程。AIDS 患者常见钴胺缺乏，神经系统中钴胺是蛋氨酸合成酶辅酶，生成蛋氨酸可再转化成甲基化主要供体 S-腺苷基蛋氨酸，甲基化作用在髓鞘形成、修复及核酸神经递质代谢有重要作用。此外，IFN、IL-1 和 TNF-α 可抑制甲基化过程。因此，推断 VM 发病机制是一系列复杂过程，如病毒感染伴巨噬细胞活化、细胞因子释放、甲基化作用受损、髓鞘空泡化及损害等。

2.病理

Petito 等在 89 例 AIDS 患者尸检发现 20 例脊髓空泡形成，AIDS 空泡样脊髓病病变特征是髓鞘内及轴突周围空泡形成，常含巨噬细胞，主要影响后索与侧索，胸段最严重，亦可累及颈段，腰段罕见。轻、中度空泡化区轴突保持完整，严重空泡化可使轴突受损，空泡化由开始对称性变为不对称。AIDS 患儿脊髓亦常受侵，但空泡化较少，常见病变是弥散性脱髓鞘、轴突丧失和炎性细胞浸润。轻度（Ⅰ级）VM 即每个横截面有些空泡时脊髓病症状不常见，可表现乏力、腱反射亢进、括约肌功能障碍等；中及重度 VM 脊髓后索和侧索出现大量（Ⅱ级）、融合（Ⅲ级）空泡，临床出现明显脊髓病征象，如肌强直、无力、共济失调和尿失禁等。

3.临床表现

（1）VM 临床症状通常出现于 HIV 感染后期，如便秘、排尿困难、尿频和尿急，男性勃起功能障碍等，也有 AIDS 早期出现 VM 报道。病情缓慢进展，逐渐出现双下肢无力、步态异常，以至痉挛性截瘫，伴膝反射及踝反射活跃，病变严重时出现肌阵挛和痉挛性疼痛，伴周围神经病表现，此时膝反射活跃而踝反射减弱或消失；出现麻木及针刺感，痛温觉保留，常有深感觉障碍和感觉性共济失调。可伴痴呆，部分患者合并亚急性或慢性脑病。

（2）脑脊液检查细胞数轻度增高（$<20\times10^6/L$），蛋白轻度增高。MRI 可显示胸髓轻度萎缩、T_2WI 高信号。体感诱发电位（SEP）检查敏感性较高，VM 出现临床症状前就可出现异常，常用于监测疾病进展。

4.诊断及鉴别诊断

（1）诊断：主要依据 AIDS 病史及典型症状体征，结合脊髓 MRI、CSF 检查及 SEP 等，用原位杂交或 PCR 技术检出 HIV 可确诊。

（2）鉴别诊断：VM 应注意与 HTLV-Ⅰ相关脊髓病，巨细胞病毒、单纯疱疹病毒、弓形虫及梅毒等所致脊髓病鉴别。病程进展较快、存在感觉障碍平面、CSF-MNC 明显增多及背痛等不支持 VM 诊断。

5.治疗

目前尚无特效治疗，主要应增强免疫功能和抗 HIV 治疗，可用 HIV 反转录酶抑制剂叠氮脱氧胸苷（AZT）100～150 mg，静脉注射，4 小时一次，2 周后改为 200～300 mg 口服，1 次/4 小时，持续 4 周；也可用三种反转录酶抑制剂 AZT、3TC 和 lamivudine 组合的鸡尾酒疗法。

考虑到 VM 与异常甲基化有关，用大剂量左旋-蛋氨酸 6 g/d，分 2 次口服，试验研究表明，大多数患者临床及电生理表现改善。对症治疗包括用巴氯芬缓解痉挛状态,抗胆碱药减轻尿频、尿急等。

(六)人类嗜 T-淋巴细胞病毒相关性脊髓病

人类嗜 T-淋巴细胞病毒相关性脊髓病(human T-lymphotropic associated myelopathy,HAM)也称为热带痉挛性截瘫,是由人类嗜 T-淋巴细胞病毒-Ⅰ型(human T-lymphotropic virus type-Ⅰ,HTLV-Ⅰ)引起的慢性进行性自身免疫病,细胞凋亡参与了 HTLV-Ⅰ感染淋巴细胞的清除,可能在其发病机制中起重要作用。在 HTLV-Ⅰ流行区域中可通过输血、血制品、性接触及母子间经哺乳途径而进行传播。

多于中年隐袭起病,病情进行性加重,双下肢无力逐渐发展为痉挛性轻截瘫、腱反射亢进等,常伴腰骶部疼痛或烧灼样,向足部放射,深感觉减退,可有共济失调,早期出现排尿障碍。CSF-MNC 增加($10\sim50$)$\times10^6$/L,蛋白正常或轻度增高,部分患者可检出 CSF 寡克隆带。RIA 或 ELISA 法可检出血及 CSF 中 HTLV-Ⅰ抗体;CSF 可检出辅助诊断指征新蝶呤。1988 年鹿儿岛 WHO 会议修订诊断标准:多在中年隐匿起病,为缓慢进展性双下肢无力,双侧锥体束受损症状和体征,四肢腱反射亢进,双下肢 Babiski 阳性,腹壁反射消失等脊髓麻痹症状,常有排尿障碍和尿路感染,血液及脑脊液 HTLV-Ⅰ抗体阳性,且能排除其他疾患。该病病程平均 8 年,无特效治疗,主要为对症治疗,如抗痉挛药,可用盐酸乙哌立松、氟喹酮,排尿困难可用盐酸哌唑嗪;免疫抑制疗法如泼尼松,lnose 曾对 8 例患者应用激素治疗,其中 5 例在治疗 3 个月后症状改善,但只有 1 例患者在治疗 3 年后仍有改善。

二、细菌性脊髓炎

(一)急性化脓性脊髓炎

急性化脓性脊髓炎是化脓性细菌感染引起罕见的急性脊髓炎症性疾病,出现发热、截瘫和括约肌功能障碍等。

1.病因及发病机制

急性化脓性脊髓炎及脊膜炎较颅内细菌感染少见,易形成脊髓脓肿。金黄色葡萄球菌是最常见致病菌,占 50%～60%,其次为大肠埃希菌或变形杆菌,占 13%～18%。

本病感染主要途径如下。①血源性感染:细菌经血液循环进入脊膜或脊髓,分为静脉和动脉途径,静脉途径多为椎静脉系统,因无静脉瓣,增加胸及腹部压力可引起血液逆流,使细菌侵入脊髓;动脉途径多继发于败血症,多数患者发病前有肺部化脓性炎症、疖肿、细菌性心内膜炎、齿龈或牙周脓肿、邻近软组织脓肿、脊柱外伤感染及医源性感染如腰椎穿刺、麻醉术等病史;②直接侵入方式:邻近组织细菌感染,如急性硬膜外脓肿、硬脊膜下脓肿、皮肤感染、外伤后感染和脊椎骨感染或细菌经创口扩散所致;③淋巴系统感染:仅少数病例为纵隔、腹腔及腹膜后淋巴管细菌感染,经脊神经淋巴管侵入脊髓。

2.病理

病变与细菌进入脊髓途径有关,细菌局部侵入病变多局限于数个脊髓节段,经血源感染多为弥散性或多发性病灶,胸髓及腰髓最多见。肉眼可见脊髓肿胀,呈紫灰色,质软,病变区明显水肿及血管充血,脓性分泌物渗出,脊膜明显增厚,伴肉芽肿形成,脊髓血管壁增厚以致闭塞。晚期可见脊髓坏死,切片可见脊髓组织散在小软化灶。

镜下可见脊膜血管充血、炎性细胞浸润,脊髓内神经元变性或消失,轴突溶解,髓鞘脱失及退变,弥漫性炎性细胞浸润、吞噬细胞及胶质细胞增生。多发性小脓肿可融合为较大脊髓内脓肿,并有大块神经组织坏死。脊髓白质上行及下行传导束可因失去神经元轴索输送营养发生退变。继发于硬脊膜外或硬脊膜下脓肿的化脓性脊髓炎主要病理特点是脊膜增厚、粘连及血管闭塞,受累脊髓缺血性坏死和炎性细胞浸润。

3.临床表现

(1)任何年龄均可发病,20～50岁多见,女患儿多见。病前多有脓毒败血症、疖肿、肺化脓性炎症、细菌性心内膜炎、牙周脓肿和邻近软组织脓肿等。起病急骤,大部分患者出现脊髓症状前先有高热、寒战等全身性中毒症状,平素体质强可无发热等全身症状;或截瘫与发热几乎同时发生。医源性感染常在腰椎穿刺或硬膜外麻醉术后3～5日内出现发热,全身中毒症状多不明显。

(2)患者常主诉背部或全身肌肉酸痛,发热后数天内出现完全或不完全性截瘫、病变平面以下传导束型感觉障碍及尿便障碍等,胸段最常见。检查可发现病变部位棘突明显压痛及叩击痛,有脑膜刺激征和脊神经根刺激征。

(3)外周血白细胞计数增高至(10～40)×10^9/L,以中性粒细胞为主,严重感染抑制骨髓,可见白细胞降低。血培养常可检出致病菌。腰穿脑脊液动力学试验椎管通畅,不完全性阻塞提示形成脊髓脓肿,脑脊液黄变,细胞数增多,中性粒细胞为主,蛋白含量增高,糖和氯化物降低;脑脊液涂片或培养可检出致病菌。脊柱X线平片多无异常,CT可发现脊膜增厚和小脓肿形成,MRI的T_1WI可见受累脊髓局限性增粗,信号强度轻度降低,髓内脓肿信号强度更低,脓肿灶在T_2WI显示为高信号,与普通水肿脊髓的信号强度增高程度不同。增强扫描脓肿病灶周边有均匀环形强化。

4.诊断及鉴别诊断

(1)诊断：根据患者全身或局部化脓性感染病史，高热、寒战等全身性中毒症状，迅速出现截瘫、传导束型感觉障碍及尿便障碍；腰穿椎管通畅或不完全阻塞，CSF 细胞数增多、蛋白增高、糖及氯化物降低，血细菌培养或脑脊液涂片检出病原菌。

(2)鉴别诊断：应与以下疾病相鉴别。①急性硬脊膜外脓肿：常在急性细菌感染后 3～4 周形成，伴剧烈神经根痛，脊柱压痛和叩击痛明显，腰穿椎管不通畅，脑脊液黄变，蛋白水平增高，MRI 检查可明确脓肿部位和大小。须注意急性化脓性脊髓炎与急性硬脊膜外脓肿可并存，两者可互为因果，明确是否合并硬脊膜外脓肿并及时治疗对预后颇为重要，化脓性感染累及脊髓供血动脉，导致动脉闭塞产生脊髓梗死。②结核性脊髓炎及结核性椎旁脓肿：结核性脊髓炎起病较慢，患者有结核中毒症状，如低热、盗汗及食欲缺乏等，X 线平片可见椎体破坏，腰穿椎管阻塞、CSF 细胞数及蛋白明显增高，糖及氯化物降低。③急性粒细胞白血病、淋巴细胞白血病和恶性组织细胞增多症等可有脊髓并发症，常出现高热、截瘫等，根据肝脾大、外周血及骨髓发现异常细胞可鉴别。此外，应注意与恶性肿瘤脊髓转移鉴别。

5.治疗

(1)选用足量有效抗生素。常用青霉素钠盐 400 万～1000 万 U/d，头孢菌素 4 g/d，庆大霉素 12 万～24 万 U/d，7～14 日为一疗程。根据细菌学检查结果选用敏感抗生素是最理想用药方法，必要时用庆大霉素 0.5 万～1.0 万 U、青霉素 2 万U、头孢菌素 0.5 g 鞘内注射，隔天或每周注射 2 次，可同时注入地塞米松 5 mg，以防蛛网膜粘连；青霉素鞘内注射后应取头高脚低位，以免诱发癫痫。如已有脓肿形成，应尽早行脊髓背侧切开术，引流脓液。

(2)加强护理，包括瘫痪肢体、排尿障碍护理及膀胱冲洗等，加强营养，预防并发症，发热、疼痛可对症处理，早期康复训练对患者功能恢复及改善预后有意义。

(二)结核性脊膜脊髓炎

结核性脊膜脊髓炎是结核分枝杆菌经血液循环或脊椎骨结核引起脊髓和脊膜炎症，可形成肉芽肿及合并蛛网膜炎，肉芽肿可压迫脊髓使症状加重。少数情况下，致病菌累及脊髓血管引起血管炎，导致脊髓缺血表现。发病有三种可能：①发病即以结核性脊髓蛛网膜炎为主；②结核性脑膜炎的向下播散；③椎体结核向椎管内的扩散,其中,结核性脑膜炎的向下播散为其主要感染途径。病理表现为硬脊膜及软脑膜之间的腔隙充满炎性渗出物,炎性渗出物包绕脊髓及脊神经根;微观上可以表现为结核性肉芽肿、干酪样坏死和纤维组织增生。慢性患者的蛛网膜下腔可以表现为不规则狭窄,脊髓可以表现为脊髓软化及空洞形成。

1.临床表现

(1)患者多有结核病史,慢性或亚急性起病,通常先出现病变部位疼痛,随之出现不完全性脊髓损害,病变水平以下肢体瘫痪及尿便功能障碍,锥体束征可早期出现,脊膜病变明显可有根痛,可见分散的不对称性或节段水平不确切的感觉障碍。

(2)腰穿可见椎管通畅或部分阻塞,脑脊液无色透明,白细胞数可轻度升高,单个核细胞增多为主,蛋白轻度增高,糖及氯化物降低。

(3)MRI检查能显示发病初期受累的脊膜、脊髓和神经根,显示慢性粘连期硬膜下和髓内结核瘤,以及远期的脊髓软化和空洞,且均明显优于脊髓造影和CT脊髓造影。增强MRI可以进一步清楚显示病灶部位和范围。具体表现为脊膜、神经根增厚及脊髓水肿,空洞形成。硬膜增厚表现为沿椎管纵向走行的线样软组织影,硬膜下结核性肉芽肿和结核瘤为弥漫性斑块状和结节状软组织肿块,T_1WI呈等或低信号,T_2WI呈高信号,可压迫脊髓而与脊髓无法分界;蛛网膜下间隙变窄或消失。在增强成像上增厚的硬膜、硬膜下结核性肉芽肿及结核瘤呈线样、弥漫斑块和结节状或环形(脓肿)显著增强,与脊髓分界清楚。神经根增厚在横轴面上表现为脊髓两侧的结节状软组织块,并向椎间孔内延伸,呈T_1WI高信号,T_2WI高信号。

2.诊断及鉴别诊断

(1)诊断:诊断依据包括结核病史、亚急性或慢性起病、具有脊髓炎症状体征、特异性CSF改变、CT、MRI及手术未见骨质破坏,可见脊髓膜肥厚,脊髓肿胀增粗,脊髓表面血管有渗出物等。

(2)鉴别诊断:应与以下疾病相鉴别。①脊柱结核:多伴脊椎骨破坏、畸形、压痛或伴冷脓肿形成等,X线平片可确诊,CT和MRI检查可发现隐蔽的脓肿。②不明原因脊髓蛛网膜炎:常可发现椎管部分阻塞,脑脊液细胞数及蛋白正常或轻度升高,糖及氯化物正常。

3.治疗

本病应规范地进行抗结核治疗,坚持尽早、联合用药、系统治疗及长疗程的原则。根据WHO的建议,至少应选择三种药联合治疗,临床常用以下药物疗法:①异烟肼、链霉素及利福平联合方案：成人异烟肼（isoniazid，INH）600～1200 mg/d，加于葡萄糖盐水 500 mL 静脉滴注，每天 1 次；链霉素（streptomycin，SM）0.7～1.0 g/d，肌内注射；利福平（rifampicin，RFP）450～600 mg/d，清晨空腹顿服，4～8 周为一疗程。强化治疗后可改为链霉素（2 次/周）、乙胺丁醇（ethambutol，EMB）及异烟肼治疗，先用 4 个月，再用乙胺丁醇及异烟肼，继续治疗 6 个月；②异烟肼、利福平、链霉素及吡嗪酰胺（pyrazinamide，PZA）联合方案：可先用此方案 2 个月，然后用乙胺丁醇及异烟肼治疗 10 个月。

不论采用哪种联合治疗方案，都不能缺少异烟肼。在强化阶段至少有两种杀菌药，巩固阶段至少有一种杀菌药，再配以抑菌药乙胺丁醇或对氨基水杨酸。预防异烟肼不良反应可用维生素 B_6 100～200 mg/d，静脉滴注；预防蛛网膜粘连可用地塞米松静脉滴注，蛛网膜粘连较重可用异烟肼 50 mg、地塞米松 5 mg 鞘内注射，隔天 1 次或每周 2 次，10～15 次为一疗程。

（三）脊髓硬膜外脓肿

脊髓硬膜外脓肿（spinal epidural abscess，SEA）是椎管内硬脊膜外腔静脉丛及脂肪组织化脓性炎症，硬脊膜外腔内形成脓液积聚或大量肉芽组织增生，导致脊髓受压和严重脊髓损害，是椎管内较少见的化脓性炎症，发病率在住院患者中为（0.2～1.3）/10 000，是神经系统的急症。由于临床表现多样，缺乏特异性，该病在临床相对少见，误诊率极高，常易被忽略。如及时治疗可获治愈，延误诊治可引起严重残疾甚至死亡。

1.病因及发病机制

本病的病源可分为血行播散和感染灶直接扩散两种，血行播散较常见。多继发于全身化脓性感染，如皮肤疖肿、败血症、扁桃体化脓性病灶、肾周脓肿、乳突炎、细菌性心内膜炎等，致病菌经血行或组织蔓延达到硬脊膜外腔脂肪组织形成脓肿；成瘾者反复使用不洁注射器或药物、毗邻部位皮肤疮疖、脊柱化脓性骨髓炎扩散也可引起，偶见于椎板切除术、硬膜外麻醉及鞘内注射药物将致病菌带入硬膜外腔。常见致病菌为金黄色葡萄球菌，其次是链球菌、革兰氏阴性杆菌、肺炎球菌及厌氧菌等。血行传播所致硬脊膜外脓肿多发生于胸椎上、中段背侧，腰骶段次之，颈段罕见，与硬膜外腔解剖特点有关。硬膜外腔始于枕骨大孔，下达骶椎，腹面因硬膜与椎体紧密相连，无实际间隙，背侧与外侧间隙较宽。颈段硬膜外腔不明显，仅有少量结缔组织，脂肪组织较少；上中胸段间隙较大，下胸段间隙又渐变窄，宽大的硬膜外腔有丰富的脂肪组织与静脉丛，组织抗感染能力差，易形成脓肿。导致神经系统症状的原因目前还不清楚，一般认为压迫在病变早期起重要作用,脓肿有可能引起脊髓血管栓塞、组织梗死导致神经功能缺失,这也是患者接受椎管减压术后仍存在神经功能障碍的原因。

2.病理

致病菌侵入硬膜外腔形成化脓性感染,可分为急性、亚急性及慢性脊髓硬膜外脓肿。①急性者硬膜外腔积蓄许多脓液,形成大小不等袋状脓腔,脓液不断增多,使硬膜外腔压力增高,纵向扩散累及多个节段;②亚急性者脓液与肉芽组织并存;③慢性者无明显脓液,硬膜外为肉芽组织,外观上无感染征象,有时可培养出细菌。脓肿如累及软膜、蛛网膜可产生脊髓压迫,阻碍脊髓静脉回流或引起根动脉感染性血栓形成,导致脊髓实质血液循环障碍,引起脊髓水肿、软化及横贯性损害。

3.临床表现

(1)患者有化脓性感染灶或感染史,常在原发感染后数天或数周突然起病,有时原发病灶被忽视。儿童和成人均可患病,青壮年多见。急性及亚急性脊髓硬膜外脓肿与慢性者临床症状差异颇大。

急性及亚急性起病急骤或较快,首发症状通常是全身感染后数天或1~2周出现剧烈背痛或双下肢剧痛,脓毒血症症状,出现根痛后病情发展迅速,很快出现瘫痪。可伴发热、头痛、颈强直及全身无力等,病灶相应部位脊柱出现剧烈压痛及叩击痛,椎旁肌肉炎性水肿。如不及时治疗,可迅速出现双下肢瘫痪、感觉缺失及括约肌功能障碍等脊髓受压症状体征;若截瘫发生很快,可出现脊髓休克。马尾部硬脊膜外脓肿根痛非常明显,缺乏神经系统体征,除非感染向上延伸至腰段或胸段。Heusner 曾提出 SEA 的神经症状分期:第一期出现严重背痛,可伴局部触痛和发热,持续数天或数周;第二期可见神经根痛症状,如颈僵直、Laseque 征、Kernig 征或 Brudzinski 征等,还可出现尿便失禁等脊髓圆锥功能障碍症状,可与长束体征同时出现;第三期出现感觉障碍及随意肌无力,晚期患者出现肢体瘫痪;二、三期的进展可非常迅速,甚至很短时间就出现肢体瘫。

慢性者病程较长,通常超过数月,甚至可达数年,患者常不能回忆急性感染史,可能有腰痛史,以后逐渐出现脊髓功能障碍症状,如束带状疼痛,下肢肌力减退,可有肌萎缩、括约肌功能障碍等。

(2)外周血白细胞增加。脑脊液动力学测定椎管阻塞。急性及亚急性者CSF 细胞数轻度增加,很少超过 100×10^6/L,多核白细胞和淋巴细胞为主,蛋白显著增高(1~4 g/L),糖定量大多正常。腰部脓肿腰穿可抽出脓液,腰穿时切忌在脊柱压痛处进针,引起化脓性脑脊髓膜炎。穿刺时应小心细致,穿刺针达椎板后拔出针芯,再缓慢推入穿刺针,以便脓液流出。

(3)X线平片可能发现脊椎骨髓炎和椎旁脓肿。脊髓造影常显示椎管呈柴束状阻断。MRI矢状位图像对诊断SEA有极高的准确性,T_1WI显示脓肿为低或等信号硬膜外肿块,T_2WI显示为高信号硬膜外肿块;增强后脓肿壁呈线样或环状强化。脓液和坏死区无明显强化,较小的肉芽组织可呈均匀强化。

4.诊断及鉴别诊断

(1)诊断:根据急性全身性感染症状,数天或1~2周出现根痛,脊髓横贯性损害症状体征,明显脊柱压痛等;CSF检查显示椎管阻塞,CSF细胞数轻度增高,蛋白含量明显升高,X线平片、CT及MRI检查有助于诊断。

(2)鉴别诊断:应与以下疾病相鉴别。①硬脊膜下脓肿:临床上本病与硬脊膜外脓肿难以区分,CT脊髓造影硬脊膜下脓肿边缘不锐利,垂直范围较大。MRI矢状面亦显示很明显。②急性脊髓炎:患者无原发性化脓性感染灶及脓毒血症全身症状,无脊柱压痛及根痛,压颈试验椎管通畅。③脊髓肿瘤:硬膜外肿瘤以恶性转移性肿瘤多见,患者年龄较大,发病较快,脊柱X线平片常见骨质破坏,如查到肿瘤原发灶更易区分。硬膜下肿瘤常位于一侧,表现脊髓半切征,脊髓造影呈"杯口状"充盈缺损,MRI可清楚显示病变。

5.治疗

(1)脊髓硬膜外脓肿一经确诊,应急诊手术处理,切除椎板,排出脓液,不可打开硬脊膜,以免脓液流入硬脊膜腔内。伤口要用抗生素处理,留置橡皮管或硅胶管引流条,术后每天用抗生素冲洗。还应将脓液作细菌培养,根据药物敏感试验选择抗生素治疗,抗生素使用时间应不少于8周,否则很易复发。手术早晚与疗效有密切关系,如早期未行椎板切除术,可使缺血性脊髓损害加重甚至不可逆。亚急性及慢性硬膜外脓肿亦需手术清除脓液及肉芽肿,各型病例术后都应康复治疗,促进脊髓功能恢复。

保守治疗适用于未出现神经功能障碍的患者;患其他疾病不能耐受手术的患者,尽早确定病原菌及应用有效的抗生素十分重要。选用抗生素的标准是对金黄色葡萄球菌有效;毒性低和能够长期应用;能透过骨组织。Ingham等推荐氟氯西林、氨苄西林、庆大霉素和甲硝唑联合应用。Mampalam等推荐第三代头孢菌素和主要对葡萄球菌有效的抗生素(如万古霉素或萘夫西林)联合应用。

(2)马尾硬脊膜外脓肿通常应用抗生素治疗即可,引流术由于纤维化及肉芽肿形成,之后可产生不完全性脊髓压迫症,如患者仍持续发热、白细胞升高提示外科引流不充分。

（四）脊髓脓肿

脊髓脓肿是少见的腔隙性化脓性中枢神经系统感染，任何年龄均可罹患，以儿童及青少年居多。1830 年 Hart 首次报道，国内 1965 年首例报道。脊髓脓肿早期诊断困难，如治疗不当其致残率高。

1.病因及病理

按病因可分类为原发性和继发性，继发性脓肿占大部分，原发性脊髓脓肿占 20％。继发性脓肿常继发于血源感染、皮肤及邻近组织感染、外伤等。细菌侵犯脊髓形成脓肿包括三种途径：①直接侵入损害部位，如经皮肤瘘管和邻近组织外伤等，医源性原因有腰穿导致脊髓脓肿；②血源性感染可经静脉和动脉两种途径，常见于慢性呼吸道炎症、细菌性心内膜炎及泌尿生殖系感染播散；③细菌通过 Virchow-Robin 间隙进入淋巴管达脊髓。致病菌多为金黄色葡萄球菌和链球菌，也有结核杆菌、分枝杆菌、组织浆膜菌、隐球菌及单核细胞增多性李斯特菌导致脓肿的报道。急性小脓肿仅在显微镜下才能发现；较大脓肿中央有软化坏死区。慢性脓肿中央区为脓汁及坏死组织，包囊分三层，内层为多形核细胞，中层是新生毛细血管、成纤维细胞、组织细胞和浆细胞，外层由结缔组织构成。脓肿多为单发，好发于脊髓下半部。

2.临床表现

脊髓脓肿的临床症状可因脓肿所在的部位、大小及病程而不同。根据病程分为急性、亚急性及慢性，急性少于 1 周，亚急性 1～6 周，慢性 6 周以上。急性脓肿患者常表现部分或完全性横贯性脊髓炎，颈背痛或尿失禁，可有发热等感染症状，有时有相应节段感觉迟钝，体征常见轻偏瘫，继之出现双侧轻瘫，并出现项强。亚急性及慢性脊髓脓肿类似髓内肿瘤表现，神经功能缺失常呈顿挫性。

脑脊液蛋白定量增高或可正常，细胞数增高或正常，脑脊液培养多为阴性。周围血象多有白细胞增多及核左移。脊柱平片多为正常。MRI 检查可见病变类似脑脓肿，T_1WI 显示低信号，T_2WI 多为高信号，钆造影可见脓肿壁环状强化。

由于本病缺少特征性临床表现，患者有运动、感觉及括约肌功能障碍，以及部分或完全性横贯性脊髓炎表现，伴背痛，特别是发病急、病程短、进展快及出现肢体软瘫者，不论病前有无原发性感染病史，均应考虑到脊髓脓肿之可能。

治疗主要为抗生素加手术。手术方法一般为先抽吸脓液，然后从背侧切开，充分引流脓腔，用含抗生素的生理盐水反复冲洗脓腔，强调显微外科技术在手术中的重要性。手术前后应用有效的足量抗生素，包括术后广谱抗生素静脉点滴

2～8周,对慢性脓肿可摘除脓肿壁。

三、脊髓梅毒

脊髓梅毒主要包括梅毒性脊髓炎和脊髓痨。

(一)梅毒性脊髓炎

梅毒性脊髓炎包括脑脊髓膜血管型梅毒脊髓损害、硬脊髓膜炎、脊膜脊髓炎、脊髓动脉内膜炎及神经根炎等,表现根痛、截瘫和尿便功能障碍等。

1.病因及发病机制

梅毒是梅毒苍白密螺旋体感染引起的性传播全身性疾病,绝大多数获得性梅毒因性交传播,少数是输入梅毒患者血或接触带有活的梅毒螺旋体物品感染。近年来梅毒发病率有增高趋势,对 953 例Ⅰ期和Ⅱ期梅毒患者的研究表明,6.5%的患者神经系统受累,未经治疗的晚期梅毒患者中神经梅毒发病率可达9.5%～30%,梅毒性脊髓炎常在梅毒感染后 3～5 年发病。

2.病理

梅毒性脊髓炎病变与梅毒病原体影响范围有关,后索最明显,脊膜炎性肥厚及粘连可压迫脊髓,脊神经根亦可受累。梅毒性脊髓炎病变范围虽可累及整个脊髓,但通常仅限于 2～3 个脊髓节段。主要病理变化是硬脊膜炎性增厚,与蛛网膜或软脊膜粘连,影响脊髓血液供应,出现脊髓长束体征。广泛性脊髓实质损害髓内髓鞘和轴突均变性,可呈现慢性、亚急性或急性横贯性脊髓损害。镜下可见血管内膜炎、血管周围炎性细胞浸润。炎症可局限于脊膜,脊膜血管可严重受累。

3.临床表现

(1)梅毒性脊髓炎是梅毒性神经损害早期症状,常在梅毒感染后 3～5 年发病,常见后索损害。起病速度可急可缓,临床表现类似急性脊髓炎,有的患者在剧烈疼痛发作数天至数周后迅速出现双下肢瘫、病变以下感觉缺失及尿潴留。有的病例症状缓慢叠加出现,脊髓功能受累较轻,仅表现痉挛性截瘫,称为Erb's梅毒性痉挛性截瘫。

(2)颈段脊髓炎首发症状为颈部及上肢疼痛,继之出现上肢肌萎缩、腱反射减低、轻微感觉缺失,下肢可见肌张力增高、腱反射亢进及病理反射等锥体束征。脊膜病损为主者常因脊膜增厚、粘连压迫神经根,出现肩颈部疼痛和肌萎缩,压迫脊髓可出现锥体束征。脊髓血管受累因动脉内膜炎发生血栓形成,起病较迅速,症状因受累血管而异,偶有脊髓前动脉血栓形成,表现痉挛性或弛缓性截瘫、尿潴留,无感觉障碍。

（3）CSF 单个核细胞数增多（通常＜100×10⁶/L），淋巴细胞为主，蛋白含量增高（0.5～1.5 g/L），IgG 和 IgM 可增高。梅毒性硬脊膜炎常有椎管阻塞，伴 CSF 蛋白增高，细胞数正常。血清心肌磷脂-胆固醇-卵磷脂纯化抗原、VDRL 薄片絮状试验及荧光梅毒螺旋体抗体吸附试验（FTA-ABS）可为阳性。

4.诊断及鉴别诊断

（1）诊断：根据性病接触史或早期梅毒病史，脊膜脊髓炎症状如根痛、截瘫及尿便障碍等，CSF 细胞数及蛋白增高等，血清和脑脊液 VDRL、FTA-ABS 阳性可确诊。国内已逐渐认可梅毒血清快速反应素试验（RPR）检测 CSF 可诊断神经梅毒。

（2）鉴别诊断：本病须注意与其他原因截瘫或神经根损害鉴别，如非特异性急性脊髓炎、脊柱结核及脊髓肿瘤等。

5.治疗

（1）梅毒病因治疗首选青霉素，梅毒螺旋体不产生青霉素酶，青霉素可有效杀灭密螺旋体，但需用大剂量。青霉素疗法使用方便、经济，无毒性反应。WHO 提出青霉素杀灭苍白螺旋体最低浓度为 0.03 U/mL 血清，由于血-脑屏障存在，必须高于此血药浓度方可达治疗目的。我国卫健委推荐神经梅毒治疗方案如下。①青霉素钠盐：480 万 U/d，静脉滴注，10 日为一疗程，间隔 2 周，重复上述剂量，总量 9600 万 U。②普鲁卡因青霉素：240 万 U/d，肌内注射，同时口服丙磺舒 0.5 g，每天 4 次，连续 10 日；再继续用苄星青霉素 240 万 U，肌内注射，每周 1 次，共 3 周。Dunlop 证明，普鲁卡因青霉素与丙磺舒合用可提高青霉素血药浓度及脑脊液药物浓度。

（2）为预防治疗中大量螺旋体死亡出现变态反应，可在青霉素治疗前一天口服泼尼松 5 mg，每天 4 次，连续 3 日；青霉素过敏可用多西环素 100 mg 口服，每天 3 次，连续 30 日；或红霉素（或四环素）0.5 g 口服，每天 4 次，连用 30 日。

（3）瘫痪及尿潴留对症处理同急性脊髓炎。

（二）脊髓痨

脊髓痨也称进行性运动性共济失调，是梅毒螺旋体感染导致特殊类型脊髓梅毒，是晚期梅毒神经系统损害。本病由 Romberg 和 Duchenne 首先确认，发生于约 1/3 未经诊治的神经梅毒患者，男性多于女性。本病起病缓慢，主要表现腰骶神经后根和脊髓后索受损。主要因小动脉内膜炎性闭塞、缺血导致后根及后索变性。

1.病理

脊髓痨病变主要在脊髓后根及后索,以腰骶段为主。主要病变是脊髓变薄,后根变细,呈淡灰色。典型病例可有轻、中度脊膜增厚,背侧较腹侧明显。软脊膜可见不同程度淋巴细胞及浆细胞浸润,脊髓血管周围常见细胞浸润。

2.临床表现

(1)脊髓痨起病隐袭,常发生于梅毒感染后 10～30 年,男性多于女性(4∶1)。病情发展缓慢,可自发或经治疗终止,闪电样疼痛及共济失调症状常持续存在,很少导致死亡。闪电样疼痛是脊髓痨典型症状,表现下肢短促阵发性钻痛或刀割样剧痛,亦可呈撕裂样或烧灼样痛,上肢及其他部位少见,也可为全身游走性疼痛。疼痛消失后可留下该区域感觉过敏,腰部可有束带感,系病变刺激后根躯体感觉神经所致。挤压跟腱、腓肠肌及睾丸等可使疼痛减轻或消失。

(2)内脏危象见于 10%～15%的脊髓痨患者,是后根内脏感觉神经纤维受刺激所致。①胃危象:较常见,突发阵发性上腹部剧烈疼痛和持续呕吐,有时持续数天,呕吐与腹痛不一定同时出现,严重时吐出黏液、血及胆汁,常伴失水及电解质紊乱,偶有轻度发热及血白细胞升高;发作时无腹肌强直及局部压痛,钡餐透视可见幽门痉挛,疼痛可迅速消失,可与急腹症鉴别。②喉危象:或称咽喉危象,表现发作性喉部疼痛,咳嗽、吞咽及呼吸困难,因声带展肌无力、声门狭小引起哮鸣。③膀胱危象:或称排尿危象,表现下腹部疼痛、排尿痛、尿频及排尿困难。④直肠危象:表现下腹部疼痛、坠肛并有排便感。⑤肠危象:表现肠绞痛、腹泻和里急后重,较少见。

(3)深感觉障碍下肢较重,小腿关节位置觉及振动觉受损明显,主诉行走时踩棉花感,可见步态蹒跚,跨阈步态,表现肌张力减低,膝反射、踝反射减弱或消失,感觉性共济失调和闭目难立征(Romberg 征),最后需扶杖而行,是后根及后索本体感觉纤维受损。针刺可出现对位感觉(针刺某点在对侧相应部位感受到疼痛),好发于鼻部两侧、前胸及前臂尺侧等,亦可出现针刺觉减退或延迟。

(4)1%～10%的患者出现 Charcot 关节炎,常见于膝关节、髋关节,亦见于脊柱、肩关节、踝关节、手及足小关节,系关节神经营养障碍所致,病变关节呈无痛性肿胀、严重畸形、关节内积液,过度活动关节出现咿轧响声,X 线平片显示严重骨及软骨破坏,伴骨赘,亦可发生皮肤营养性溃疡。

(5)括约肌功能障碍系 S_2～S_4 节段后根受损,影响膀胱感觉传入,导致深感觉障碍,膀胱虽充盈无尿意,引起尿潴留,可导致充溢性尿失禁,便秘、阳痿亦是较常见症状。

（6）Argyll-Robertson 瞳孔是常见重要体征，表现光反射消失，调节反射存在，瞳孔呈中等度扩大，边界不规则，见于 90% 的患者。20% 的患者可有复视，晚期动眼、展神经麻痹，原发性视神经萎缩及进行性视力减退，视野缩小、两侧中度睑下垂及代偿性皱额等。偶累及其他脑神经，出现嗅觉、味觉缺失，听力减退、眩晕及单侧舌肌无力等。

3.辅助检查

（1）腰穿脑脊液压力正常，CSF-MNC 数一般不超过 $7 \times 10^6 / L$，蛋白含量正常或轻度增高，90% 的患者 CSF-γ 球蛋白增高，5%～10% 的患者第一次 CSF 检查时可正常。

（2）晚期神经梅毒血清反应素絮状试验，如性病研究实验室（veneral disease research laboratory，VDRL）试验阳性率达 65%，密螺旋体免疫定位试验（treponema pallidum immobilization test，TPI）为 90%，密螺旋体荧光抗体吸附试验（fluorescent treponemal antibody absorption，FTA-ABS）为 97%。脑脊液梅毒试验几乎 100% 阳性。

4.诊断及鉴别诊断

（1）诊断：根据梅毒感染病史、典型神经系统症状如下肢闪电样疼痛、共济失调及阿罗瞳孔等，即可诊断脊髓痨。脑脊液梅毒 FTA-ABS 阳性可证实诊断。

（2）鉴别诊断：CSF 梅毒试验阴性须与糖尿病性脊髓病、假性脊髓痨、亚急性联合变性区别。

5.治疗

脊髓痨病因治疗同梅毒性脊髓炎。对症治疗包括：①瘫痪及尿潴留处理同急性脊髓炎。②闪电样剧烈疼痛可用卡马西平 0.1～0.2 g/次，每天 3 次，口服；或氯硝西泮 1～2 mg/次，每天 3 次，口服。③内脏危象可用甲氧氯普胺 10mg，肌内注射，或用哌替啶止痛。④Charcot 关节应注意预防骨折。

四、真菌性脊膜脊髓炎

真菌性脊膜脊髓炎是真菌感染引起的脊膜和脊髓炎症。许多真菌可侵犯脊膜，如放线菌、芽生菌、球孢子菌、曲霉等可通过椎间孔或脊柱骨髓炎病灶扩散侵入硬膜外腔，但少见。血行播散至脊髓或脊膜可产生芽生菌病和球孢子菌病。球孢子菌是具有硬菌丝的真菌，在干燥土壤中繁殖，常感染牛、羊、狗等家畜，人类亦可罹患，一般表现脑膜脑炎，较少引起肉芽肿，很少导致脊髓受损。后纵隔棘球菌感染偶可经过椎间孔扩散至硬膜外腔而压迫脊髓。

(一)临床表现

(1)大部分真菌性感染发生于慢性病患者,特别是抵抗力下降和大量使用广谱抗生素者。亚急性或慢性起病,出现不完全性脊髓损害,如水平以下不对称性轻截瘫、锥体束征及分散或节段水平不确切感觉障碍,尿便障碍。脊膜或蛛网膜损害明显可出现根痛。

(2)CSF-单个核细胞(MNC)数和蛋白含量轻度升高,糖及氯化物降低。

(二)治疗

真菌性脊膜脊髓炎一般采用抗真菌治疗,可选用制霉菌素、两性霉素 B、大蒜注射液、酮康唑、氟康唑等。真菌感染引起脊髓压迫症通常不宜手术治疗,只在药物治疗无效怀疑局部积脓,才考虑手术清除并椎板切除减压。加强支持疗法,提高机体抵抗力。

五、寄生虫性脊膜脊髓炎

寄生虫性脊膜脊髓炎是寄生虫感染和寄生引起的脊膜脊髓炎。在非洲、南美和西亚地区,血吸虫病是脊髓炎常见的原因,我国 70% 的血吸虫流行区基本上消灭了血吸虫病,但近年来又有增加趋势。日本血吸虫、埃及血吸虫和曼氏血吸虫都可侵犯脊髓,埃及和曼氏血吸虫较多。虫卵常引起中小动脉和静脉血管炎,使动脉闭塞和缺血,导致脊髓灰、白质损害。虫卵蛋白沉积引起变态反应,产生急性截瘫、感觉缺失、尿潴留等急性脊髓炎症状。

血吸虫性局灶性肉芽肿引起脊髓压迫症很少见,临床表现类似其他原因所致的脊髓压迫症,腰穿可见椎管阻塞和脑脊液蛋白增高。有作者报告 2 例患者,疫水中游泳后 3 周起病,表现下胸髓和腰髓受累,CSF 蛋白轻度升高,脊髓造影正常。用吡喹酮治疗可控制病情,但会留下后遗症。

六、类肉瘤性脊髓炎

类肉瘤性脊髓炎也称为脊髓内肉芽肿是细菌、真菌及寄生虫等病原体感染脊髓所致,椎管内结核瘤临床少见,椎管内梅毒瘤罕见。临床常见症状是痉挛性轻截瘫,相应节段以下传导束性感觉缺失,可有轻度共济失调等。

七、亚急性脊髓炎(病)

(一)亚急性坏死性脊髓炎

亚急性坏死性脊髓炎是罕见的脊髓病,病变位于脊髓下段,邻近圆锥,常见于老年人,尤其是慢性肺心病患者。

1.病理

本病病变是受累脊髓节段灰质与白质坏死,伴巨噬细胞和星形细胞反应,小血管壁增厚、纤维变性,管腔不阻塞;脊髓静脉呈广泛性扩张,静脉亦增厚,并有血栓形成及脊髓坏死,周围淋巴细胞、单核细胞及巨噬细胞浸润,有人认为该病是脊髓血栓性静脉炎所致。腰骶段脊髓及邻近圆锥部病变严重。

2.临床表现

(1)本病常见于老年人,特别是慢性肺心病患者。表现缓慢逐渐上升的双下肢无力,振动觉消失及括约肌功能障碍。感觉障碍开始为分离性,以后变为完全性。出现上、下运动神经元同时损害体征。

(2)CSF蛋白含量升高,细胞数正常。脊髓碘油造影可见脊髓表面血管扩张。

本病生前作出正确临床诊断较困难,应与脊髓压迫症等鉴别。

(二)亚急性坏死性脑脊髓病

亚急性坏死性脑脊髓病,于1951年由英国的Leigh首次报告,所以亦称Leigh病或Leigh综合征,是一组由不同线粒体酶缺陷导致的线粒体脑病,常见于婴儿和儿童,偶见青少年和成年型患者,是罕见遗传性脑脊髓病,系先天性代谢异常,多为散发性,核基因(nDNA)缺陷引起呼吸链复合物Ⅰ、Ⅱ、Ⅳ及丙酮酸脱氢酶复合物(pyruvate dehydrogenase complex,PDHC)及丙酮酸羧化酶(pyruvate carboxylase,PC)缺陷,是Leigh综合征的主要病因。遗传方式包括常染色体隐性、X-连锁及母系遗传等三种。Leigh病发病率约为1/40 000,目前国内报道较少。

1.病理

主要病理特点为基底核及脑干改变,包括多发性对称性脑干、基底核灰质核团的局灶变性坏死,呈海绵状腔样空腔,其中神经元消失,脱髓鞘改变,血管增生坏死。小脑、脊髓后柱亦可见对称性局灶性坏死,神经肌肉活检可见脱髓鞘样改变,少数病例可见破碎样红纤维和线粒体包涵体,肌膜下或肌束间大量线粒体堆积及线粒体形态异常改变。本病病变范围及组织学特点与Wernicke脑病极类似,病变分布不同,本病不影响乳头体,病变多位于脊髓下胸段及腰骶段,颈段也可受侵,病变脊髓明显水肿。

2.临床表现

(1)多见于1岁以下婴儿,男性较多,6～12个月死亡。偶见于少年和青年,成年患者偶有报道。病程呈亚急性渐进性发展。患儿多于出生后3～4个月发病,消瘦、全身无力、运动不能、喂养和吞咽困难、肌张力降低、腱反射消失、眼震、视神经萎缩、眼外肌瘫痪及共济失调等,初期肢体为痉挛性瘫,以后变为弛缓性,伴肌萎缩和肌束颤动;感觉障碍初期为分离性,痛温觉消失深感觉及触觉保存,后期全部感觉均障碍。

(2)少数患儿有精神运动性癫痫,呼吸功能障碍如阵发性中枢性过度呼吸也是特征性症状,临床见到有此症状患儿应想到 Leigh 病可能。少数病例可见进展性周围神经病变,后期可出现膀胱直肠功能障碍,患儿多于 2 岁前死亡,生前诊断困难。成年患者临床变异很大,轻者症状极微,重者伴严重视神经萎缩、共济失调、痉挛性瘫痪、肌阵挛、痛性大发作、情绪不稳和轻度智能障碍等。

3.辅助检查

(1)血生化检查:多数病例血乳酸、丙酮酸明显增高,脑脊液乳酸、丙酮酸增高更显著。血液、CSF 氨基酸分析可见丙氨酸增高。血气分析显示代谢性酸中毒。部分患儿伴血氨增高、低血糖、心肌酶谱异常、肉碱缺乏。CSF 蛋白增高或显著增高,细胞数正常或略增高。受累脑组织可有硫胺素焦磷酸盐贮积及三磷酸硫胺缺乏。

(2)脑 CT:可见双侧基底核及丘脑对称的低密度灶。MRI 更有诊断意义,可见双侧基底核、丘脑及脑干多发对称性 T_1WI 低信号,T_2WI 高信号,FLAIR 像呈高或稍高信号,病变界限清楚,随着病情进展,病灶部位软化,在 FLAIR 像显示病灶内出现低信号。MRS 显示病变区乳酸峰显著升高。正电子发射断层扫描(PET)常可发现基底核、脑干、丘脑及双侧小脑对称性葡萄糖代谢减低,间接反映线粒体代谢功能异常。

(3)特殊生化检查:应用皮肤成纤维细胞、淋巴细胞或神经细胞培养,可进行线粒体呼吸链酶学分析、基因诊断。

4.诊断与治疗

临床上根据典型症状、体征、血生化及脑 CT 或 MRI 检查,结合肌肉的电镜超微结构变化生前可作出临床诊断。病理确诊需依靠身后的病理检查。Leigh 病临床诊断依据是:典型的临床表现,MRI 检查显示以壳核为著的双侧基底核和(或)脑干对称性 T_1WI 低信号,T_2WI 高信号病变,血或 CSF 乳酸水平升高。

本病无特效治疗,以对症治疗为主,部分 PDHC 缺陷患儿应用大剂量维生素 B_1、低碳水化合物、高脂肪饮食有一定的疗效。应用辅酶 Q、左旋肉碱、生物素、碳酸氢钠、二氯醋酸、维生素 B_2、维生素 B_6、维生素 C、维生素 K 等可能有效。Leigh 综合征患者发病愈早,预后愈差,婴幼儿期病死率极高。

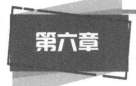

第六章　内分泌科疾病护理

第一节　2型糖尿病

一、概述

糖尿病是当前威胁全球人类健康的重要的非传染性疾病,根据国际糖尿病联盟统计,2015年全球糖尿病患者已达4.15亿人,预计到2040年将超过6亿人,目前我国有1亿多糖尿病患者,位居世界之首。2型糖尿病起病隐匿,临床症状不明显,治疗方法多种多样,因此规范其诊断和治疗非常重要。

二、诊断

(一)糖尿病的诊断

(1)有糖尿病症状(典型症状包括多饮、多尿、多食和不明原因的体重下降等)者满足以下标准中一项即可诊断糖尿病。①任意时间血浆葡萄糖≥11.1 mmol/L;②空腹(禁食时间＞8小时)血浆葡萄糖≥7.0 mmol/L;③75 g葡萄糖负荷后2小时血浆葡萄糖≥11.1 mmol/L。

(2)无糖尿病症状者,需改天重复检查。

注意:糖尿病的临床诊断应依据静脉血血糖而不是毛细血管血的血糖检测结果。

(二)病情评估

1.入院后必须进行的检查项目

(1)体重、身高、腰围、臀围、血压,计算体质指数(BMI)＝体重(kg)/[身高(m)]^{2}和腰臀比(WHR)＝腰围/臀围。

(2)血常规、尿常规、大便常规。

（3）全天毛细血管血糖谱（空腹、三餐后 2 小时、睡前、必要时 3AM 等）。

（4）肝功能、肾功能、血脂、血凝等生化及甲状腺功能。

（5）内分泌实验室：GAD 和 ZnT8 自身抗体，糖化血红蛋白（HbA1c）。

（6）胰岛素或 C 肽释放试验。

（7）肿瘤标志物（40 岁以上筛查）。

（8）胸片、心电图、心脏彩超、肝胆胰脾肾彩超。

2.并发症相关检查

（1）尿清蛋白/肌酐。

（2）24 小时尿蛋白定量。

（3）眼底检查。

（4）肌电图、经颅多普勒、颈部血管和下肢血管彩超。

3.根据患者病情需要可增加以下检查项目

（1）动态血糖监测。

（2）24 小时动态血压监测、动态心电图。

（3）冠状动脉 CTA。

（4）颅脑 CT、MRI 或 MRA。

三、治疗

（一）一般治疗

（1）对患者进行糖尿病知识教育。

（2）饮食治疗，合理饮食，避免高热量饮食。

（3）运动疗法，保持适当、规律运动。

（二）药物治疗

1.口服降糖药

（1）二甲双胍（MET）：MET 的主要药理作用是通过减少肝脏葡萄糖输出和改善外周胰岛素抵抗而降低血糖。单独使用 MET 不导致低血糖，但其与胰岛素或胰岛素促泌剂联合使用时可增加低血糖发生的风险。MET 的主要不良反应为胃肠道反应，从小剂量开始并逐渐加量可以减少其不良反应。MET 禁用于肾功能不全[血肌酐水平男性＞132.6 μmol/L（1.5 mg/dL），女性＞123.8 μmol/L（1.4 mg/dL）或 eGFR＜45 mL/min]、肝功能不全（转氨酶升高超过正常上限3倍）、严重感染、缺氧或接受大手术的患者。在造影检查使用碘化造影剂时，应暂时停用 MET 48 小时。

（2）磺脲类药物（SUs）：SUs 属于胰岛素促泌剂，主要药理作用是通过刺激胰岛β细胞分泌胰岛素而降低血糖,适用于有一定胰岛功能的患者。SUs如果使用不当可导致低血糖,特别是在老年患者和肝功能、肾功能不全者;SUs还可导致体重增加。

(3)格列奈类药物:为非磺脲类胰岛素促泌剂。本类药物主要通过刺激早相胰岛素的分泌而降低餐后血糖。格列奈类药物常见不良反应是低血糖和体重增加,但低血糖的风险和程度较磺脲类药物轻。格列奈类药物可以在有肾功能不全的2型糖尿病患者中使用。

(4)噻唑烷二酮类(TZDs):TZDs主要通过增加靶组织对胰岛素的敏感性而降低血糖。TZDs单独使用时不导致低血糖,但与胰岛素或胰岛素促泌剂联合使用时可增加低血糖发生的风险。体重增加和水肿是TZDs的常见不良反应,TZDs的使用与骨折和心力衰竭风险增加相关。有心力衰竭[纽约心脏学会(NYHA)心功能分级Ⅱ级以上]、活动性肝病或转氨酶升高超过正常上限2.5倍及严重骨质疏松和有骨折病史的患者应禁用本类药物。

(5)α-糖苷酶抑制剂(AGI):AGI通过抑制碳水化合物在小肠上部的吸收而降低餐后血糖。适用于以碳水化合物为主要食物成分和餐后血糖升高的糖尿病患者。AGI的常见不良反应为胃肠道反应,如腹胀、排气等。从小剂量开始,逐渐加量可以减少其不良反应。单独服用本类药物通常不会发生低血糖,并可减少餐前反应性低血糖的风险;在老年患者中使用无须调整服药的剂量和次数,亦不增加低血糖发生,且耐受性良好。

(6)DPP-4抑制剂:DPP-4抑制剂通过抑制DPP-4而减少GLP-1在体内的失活,使内源性GLP-1水平升高。GLP-1以葡萄糖浓度依赖的方式增强胰岛素分泌、抑制胰高血糖素分泌。单独使用DPP-4抑制剂不增加低血糖发生的风险。在有肾功能不全的糖尿病患者中使用西格列汀、沙格列汀、阿格列汀和维格列汀时,应注意按照药物说明书来减少药物剂量,有肝功能、肾功能不全的糖尿病患者使用利格列汀不需要调整剂量。

2.胰岛素治疗

(1)胰岛素起始治疗时机。①新发病2型糖尿病患者如有明显的高血糖症状,HbA1c>9.0%或空腹血糖>11.1 mmol/L可首选胰岛素治疗。②新诊断2型糖尿病患者与1型糖尿病鉴别困难时,可首选胰岛素治疗。③2型糖尿病患者在生活方式和口服降糖药联合治疗的基础上,若血糖仍未达到控制目标,即可开始口服降糖药和胰岛素的联合治疗。一般来说,经过较大剂量多种口服药物联合治疗后仍HbA1c>7.0%时,即可考虑启动胰岛素治疗。④在糖尿病病程中

（包括新诊断的 2 型糖尿病），出现无明显诱因的体重显著下降时，应该尽早使用胰岛素治疗。⑤2 型糖尿病出现急性并发症或较严重的慢性并发症时应使用胰岛素。

（2）胰岛素使用方案的选择：根据患者具体情况，可选用基础胰岛素联合口服降糖药或预混胰岛素起始胰岛素治疗，或基础胰岛素加餐时胰岛素强化治疗方案。

3.其他

GLP-1 受体激动剂。GLP-1 受体激动剂通过刺激 GLP-1 受体而发挥降低血糖的作用。具体来说 GLP-1 受体激动剂以葡萄糖浓度依赖的方式增强胰岛素分泌、抑制胰高血糖素分泌，并能延缓胃排空，通过抑制饮食中枢减少进食量。GLP-1 受体激动剂的常见不良反应为胃肠道症状（如恶心、呕吐等），主要见于初始治疗时，不良反应可随治疗时间延长而逐渐减轻。

（三）并发症的治疗

1.急性并发症

糖尿病酮症酸中毒、高血糖高渗综合征、糖尿病乳酸性酸中毒。

（1）糖尿病酮症酸中毒（DKA）：常见的诱因有急性感染、胰岛素不适当减量或突然中断治疗、饮食不当、胃肠疾病、脑卒中、心肌梗死、创伤、手术、妊娠、分娩、精神刺激等。治疗包括补液纠正脱水；小剂量胰岛素静脉滴注[0.1 U/(kg·h)]；纠正电解质紊乱和酸中毒；去除诱因和治疗并发症。

（2）高血糖高渗综合征（HHS）：是糖尿病的严重急性并发症之一，临床以严重高血糖而无明显酮症酸中毒、血浆渗透压显著升高、脱水和意识障碍为特征。治疗：包括积极补液、纠正脱水；小剂量胰岛素静脉输注控制血糖；纠正水、电解质和酸碱失衡以及去除诱因和治疗并发症。

（3）糖尿病乳酸性酸中毒：糖尿病合并乳酸性酸中毒的发生率较低，但病死率很高。大多发生在伴有肝功能、肾功能不全或慢性心肺功能不全等缺氧性疾病患者，主要见于服用苯乙双胍者。临床表现：疲乏无力，厌食、恶心或呕吐，呼吸深大，嗜睡等。治疗包括去除诱因，积极治疗原发病，补碱纠正酸中毒，维持水、电解质平衡，补液扩容，纠正脱水和休克，必要时透析治疗。

2.慢性并发症

糖尿病视网膜病变、糖尿病肾脏病、糖尿病神经病变、糖尿病外周血管病变、糖尿病足。

（1）糖尿病视网膜病变：糖尿病视网膜病变是糖尿病高度特异性的微血

管并发症。

治疗：良好的控制血糖、血压和血脂可预防或延缓糖尿病视网膜病变的进展。

（2）糖尿病肾脏病：早期糖尿病肾脏病的特征是尿中清蛋白排泄轻度增加（微量清蛋白尿），逐步进展至大量清蛋白尿和血清肌酐水平上升，最终发生肾衰竭，需要透析或肾移植。

治疗：①改变生活方式，如合理控制体重、糖尿病饮食、戒烟及适当运动等；②低蛋白饮食；③控制血糖；④控制血压；⑤纠正血脂紊乱；⑥控制蛋白尿：自肾脏病变早期阶段（微量清蛋白尿期），不论有无高血压，首选肾素-血管紧张素-醛固酮系统抑制剂（ACEI 或 ARB 类药物），能减少尿清蛋白；⑦透析治疗和肾移植。

（3）糖尿病神经病变：糖尿病神经病变是糖尿病最常见的慢性并发症之一，病变可累及中枢神经及周围神经，以后者为常见。糖尿病周围神经病变（diabetic peripheral neuropathy，DPN）是指在排除其他原因的情况下，糖尿病患者出现周围神经功能障碍相关的症状和（或）体征，如糖尿病远端对称性多发性神经病变（DSPN）是具有代表性的糖尿病神经病变。无症状的糖尿病神经病变依靠体征筛查或神经电生理检查方可诊断。

DSPN 诊断标准：明确的糖尿病病史；诊断糖尿病时或之后出现的神经病变；临床症状和体征与 DPN 的表现相符；有临床症状（疼痛、麻木、感觉异常等）者，5 项检查（踝反射、针刺痛觉、震动觉、压力觉、温度觉）中任 1 项异常；无临床症状者，5 项检查中任 2 项异常，临床诊断为 DPN。需排除其他病因引起的神经病变，如颈腰椎病变（神经根压迫、椎管狭窄、颈腰椎退行性变）、脑梗死、吉兰-巴雷综合征，排除严重动静脉血管性病变（静脉栓塞、淋巴管炎）等，尚需鉴别药物尤其是化疗药物引起的神经毒性作用以及肾功能不全引起的代谢毒物对神经的损伤。如根据以上检查仍不能确诊，需要进行鉴别诊断的患者，可做神经肌电图检查。DSPN 临床诊断主要根据临床症状，如疼痛、麻木、感觉异常等。临床诊断有疑问时，可以做神经传导功能检查等。

糖尿病性自主神经病变：①心血管自主神经病变表现为直立性低血压、晕厥、冠状动脉舒缩功能异常、无痛性心肌梗死、心脏骤停或猝死。②消化系统自主神经病变表现为吞咽困难、呃逆、上腹饱胀、胃部不适、便秘、腹泻及排便障碍等。③泌尿生殖系统自主神经病变表现为临床出现排尿障碍、尿潴留、尿失禁、尿路感染、性欲减退、勃起功能障碍、月经紊乱等。④其他自主神经病变，如体温调节和出汗异常,表现为出汗减少或不出汗,从而导致手足干燥皲裂,容易继发感染。另外,由于毛细血管缺乏自身张力,致静脉扩张,易在局部形成"微血管瘤"而继发感染。对低血糖不能正常感知等。

糖尿病神经病变的管理和治疗。预防:一般治疗(良好控制血糖,纠正血脂异常,控制高血压);定期进行筛查及病情评价;加强足部护理。治疗:①对因治疗:血糖控制;神经修复(常用药如甲钴胺、生长因子等);抗氧化应激(常用药如硫辛酸等);改善微循环(常用药如前列腺素 E1、贝前列素钠、西洛他唑、胰激肽原酶、钙拮抗剂和活血化瘀类中药等);改善代谢紊乱(如醛糖还原酶抑制剂依帕司他等);其他:如神经营养,包括神经营养因子、肌醇、神经节苷脂和亚麻酸等。②对症治疗:抗惊厥药(普瑞巴林、加巴喷丁、丙戊酸钠和卡马西平)、抗忧郁药物(度洛西汀、阿米替林、丙米嗪和西肽普兰等)、阿片类药物(曲马朵和羟考酮)和辣椒素等。

(4)糖尿病下肢血管病变(LEAD):LEAD 的治疗目的包括预防全身动脉粥样硬化疾病的进展,预防心血管事件,预防缺血导致的溃疡和肢端坏疽,预防截肢或降低截肢平面,改善间歇性跛行患者的功能状态。

(5)糖尿病足病:糖尿病足病的基本发病因素是神经病变、血管病变和感染。

糖尿病足病的预防:应对所有的糖尿病患者足部进行定期检查,包括足有否畸形、胼胝、溃疡、皮肤颜色变化;足背动脉和胫后动脉搏动、皮肤温度以及有否感觉异常等。教育患者及其家属和有关医务人员进行足的保护;穿着合适的鞋袜;去除和纠正容易引起溃疡的因素。

糖尿病足溃疡的治疗:对于神经性溃疡,主要是制动减压,特别要注意患者的鞋袜是否合适。对于缺血性溃疡,则要重视解决下肢缺血,轻、中度缺血的患者可进行内科治疗,病变严重的患者可接受介入或血管外科成形手术。对于合并感染的足溃疡,及时去除感染和坏死组织。

(四)并发症的预防

1.急性并发症的预防

(1)糖尿病酮症酸中毒的预防:定期监测血糖;预防和及时治疗感染及其他诱因,防止饥饿,预防脱水;坚持合理的应用降糖药物,不随意减量、加量甚至停药。

(2)高血糖高渗综合征的预防:定期监测血糖;老年人保证充足的水分摄入;发生呕吐、腹泻、严重感染等疾病时,需监测血钠、渗透压。

(3)糖尿病乳酸性酸中毒的预防:伴有肝功能、肾功能不全和慢性缺氧性心肺疾病及一般情况差的患者忌用双胍类降糖药。使用双胍类药物患者在遇到危重急症时,应暂停用药,改用胰岛素治疗。

2.慢性并发症的预防

加强患者和家属知识普及,对各系统出现的症状加以识别;严格控制血糖、血压、血脂、体重等在目标值范围;保持心情愉快,生活规律;戒烟、限酒;按时服药。

3.低血糖的预防

(1)定时定量进餐,如果进餐量减少则相应减少降糖药物剂量。

(2)运动前血糖<5.6 mmol/L 应增加额外的碳水化合物摄入。

(3)酒精能直接导致低血糖,应避免酗酒和空腹饮酒。

(4)常规随身备用碳水化合物类食品,一旦发生低血糖,立即食用。

四、规范化沟通

(一)概述

糖尿病是一种慢性疾病,发病与遗传和环境因素有关。虽然目前还不能治愈,但经过积极治疗,把血糖控制好,不得并发症,就会享有与正常人一样的寿命。

(二)患者诊断

2 型糖尿病要根据患者的血糖水平,来诊断糖尿病,还要进一步检查有无并发症,尤其慢性并发症是威胁患者生命的主要原因。

(三)目前该病的诊治方法

详细讲解《中国 2 型糖尿病防治指南》。糖尿病治疗有五驾马车,糖尿病教育、饮食疗法、运动疗法、药物治疗和血糖监测。饮食和运动疗法是糖尿病治疗的基础,必须长期坚持。药物治疗分为口服降糖药和胰岛素治疗,前者应用方便,后者用起来比较烦琐,必须注射。病情轻者可口服药治疗,血糖太高或有并发症者应该使用胰岛素。

(四)患者实施的方案

详细向患者介绍不同水平的血糖或糖化血红蛋白以及疾病的不同阶段治疗方案是不同的。病情轻者给予口服降糖药治疗:糖化血红蛋白在 7%～7.5%者,常需 1 种口服降糖药,糖化血红蛋白 7.5%～9%者,需要联合 2～3 种口服降糖药,糖化血红蛋白>9%者,一般需要胰岛素治疗。患者经过口服降糖药治疗若血糖和糖化血红蛋白不达标,或疾病后期有糖尿病慢性并发症者,也必须使用胰岛素。胰岛素注射降糖效果好,但必须监测全天血糖,根据血糖检测结果调整胰岛素剂量。胰岛素的不良反应主要是会引起低血糖和体重增加,采取监测血糖避免低血糖发生,加用二甲双胍可以减少体重。

（五）转归

向患者及家属沟通有无糖尿病并发症转归有很大差异。单纯糖尿病者预后良好,有糖尿病慢性并发症往往不可逆转,治疗只能阻止病情进展,糖尿病周围神经病变和视网膜病变严重影响患者的生活质量,而糖尿病肾病和心脑血管疾病是导致患者死亡的主要原因。

（六）出院后注意事项

出院时给患者出具出院记录;交代出院后继续饮食控制和适量运动,监测血糖并根据血糖酌情调整降糖药剂量;每 3 月检测 1 次糖化血红蛋白和尿清蛋白;每年检查 1 次眼底和下肢血管超声及肌电图;有情况随诊,复诊时需携带以往的住院病历及平时的化验结果。

五、护理与康复

（一）病情观察

观察有无饮食、饮水、尿量及体重的变化;有无厌食、恶心、呕吐、呼吸加快加深、呼气呈烂苹果气味等酮症酸中毒表现;有无出冷汗、饥饿感、心悸、手足震颤等低血糖症状。

（二）饮食护理

根据患者的理想体重、劳动强度计算每天饮食总热量。碳水化合物占食物总热量的 50%～60%、蛋白质占 10%～15%、脂肪不超过 30%。一日至少三餐,使碳水化合物、蛋白质、脂肪等较均匀地分布在三餐中并定时定量,一般按 1/5、2/5、2/5 或 1/3、1/3、1/3 分配碳水化合物。

（三）运动护理

在饭后 1～2 小时开始运动,持续时间 30～60 分钟,每周至少运动 3～4 次,总时间≥150 分钟。运动强度可根据自身感觉来掌握,即周身发热、心跳和呼吸加快但不急促,以有氧运动为宜。常见的中等强度运动有快走、骑自行车、打太极拳、乒乓球、羽毛球和高尔夫球等。

（四）用药护理

应用口服降糖药者,告知患者药物的用法、不良反应及注意事项;使用胰岛素患者掌握适宜的注射部位,注意注射部位轮换,以防注射部位组织硬化、脂肪萎缩,影响胰岛素吸收。

(五)血糖护理

指导患者正确监测血糖及使用血糖仪,根据患者的治疗方案指导血糖监测的频次以及时了解血糖情况。2 型糖尿病患者血糖控制目标为空腹血糖 4.4～7.0 mmol/L,非空腹血糖＜10.0 mmol/L,糖化血红蛋白＜7.0%。

(六)足部护理

鞋袜不宜过紧,每天检查;保持趾间清洁、干燥;洗脚的水温应低于 37 ℃,不要泡脚;剪趾甲时注意剪平,不要修剪过短;避免赤脚行走;不宜使用热水袋、电热器直接保暖足部;避免足部刺伤、烫伤。

(七)安全护理

协助患者生活所需,防止跌倒。意识障碍者,加床档、使用约束带予以保护,防止自行拔出各种管路及坠床等意外的发生。

(八)心理护理

向患者讲解情绪、精神压力对疾病的影响。告知患者糖尿病虽是终身疾病,但只要积极配合治疗,血糖会得到良好的控制,从而延缓或减少并发症的发生发展。

(九)健康指导

1.急性并发症的预防

(1)糖尿病酮症酸中毒的预防:定期监测血糖;预防和及时治疗感染及其他诱因,防止饥饿,预防脱水;坚持合理的应用降糖药物,不随意减量、加量,甚至停药。

(2)高血糖高渗综合征的预防:定期监测血糖;老年人保证充足的水分摄入;发生呕吐、腹泻、严重感染等疾病时,需监测血钠、渗透压。

(3)糖尿病乳酸性酸中毒的预防:伴有肝功能、肾功能不全,慢性缺氧性心肺疾病及一般情况差的患者忌用双胍类降糖药。使用双胍类药物患者在遇到危重急症时,应暂停用药,改用胰岛素治疗。

2.慢性并发症的预防

加强患者和家属相关知识普及,对各系统出现的症状加以识别。严格控制血糖、血压、血脂、体重等在目标值范围。保持心情愉快,生活规律。戒烟、限酒;按时服药。

3.低血糖的预防

(1)定时定量进餐,如果进餐量减少则相应减少降糖药物剂量。

(2)运动前血糖＜5.6 mmol/L 应增加额外的碳水化合物摄入。

（3）酒精能直接导致低血糖，应避免酗酒和空腹饮酒。

（4）常规随身备用碳水化合物类食品，一旦发生低血糖，立即食用。

4.低血糖的处理流程

糖尿病患者血糖≤3.9 mmol/L，即需要补充葡萄糖或含糖食物。

（十）家庭护理

1.饮食指导

坚持糖尿病饮食治疗，在保证总热量不变的情况下，选择食物多样化，注意粗细粮搭配，定时定量进餐，多进食蔬菜增加饱腹感。

2.运动指导

选择自己喜欢的运动形式，坚持每餐后1～2小时适度锻炼。当病情发生急性变化时禁忌运动；空腹血糖＞13.9 mmol/L 且出现酮体时，应避免运动；血糖＞16.7 mmol/L，但未出现酮体，应谨慎运动；血糖＜5.6 mmol/L，应摄入适量的碳水化合物后，方可运动。

3.用药指导

遵医嘱应用降糖药物，不可自行改变药物用量。使用胰岛素治疗的患者，要使用酒精消毒注射部位的皮肤，切忌使用含碘消毒液消毒，同时注意胰岛素笔用针头的一次性使用和注射部位的轮换。

4.血糖监测指导

遵医嘱定期监测血糖，每3个月复查糖化血红蛋白1次。

5.急、慢性并发症的预防指导

合理控制体重，戒烟限酒，糖尿病饮食及适当运动。如有恶心，呕吐，呼吸加快、加深，呼气有烂苹果气味，血糖过高或过低，请及时复诊。

第二节　甲状腺功能亢进症

一、概述

甲状腺功能亢进症（简称甲亢），是指由于多种病因导致甲状腺激素分泌过多，引起机体高代谢状态，临床表现为心动过速、多食、消瘦、畏热、多汗、易激动及甲状腺肿大等症群的一组疾病的总称，故通常所指的甲亢是一种临床综合征，而非具体的疾病。

随着人们生活和工作节奏的不断加快,近年甲亢的发生在明显增多。我国一组流行病学调查表明,总发病率为 3%,女性为 4.1%,男性为 1.6%。本病可发生于任何年龄,从新生儿时期到老年人均可能患甲亢,而最多见于青年及中年的女性。甲亢病因多种,其中以 Graves 病(GD)最常见,约占所有甲亢患者的85%,其次为结节性甲状腺肿伴甲亢和亚急性甲状腺炎伴甲亢。

二、诊断

甲状腺功能亢进症的典型表现可分为下列三大综合征:甲状腺激素分泌过多综合征,甲状腺肿及眼征。

(一)甲状腺激素分泌过多综合征

1.高代谢综合征

怕热、多汗、体重下降、肌肉萎缩等症状。

2.精神、神经系统

注意力分散、情绪激动、失眠好动,甚至出现幻觉、狂躁等。舌和双手平举向前伸出时有细震颤。

3.心血管系统

心悸、气促、持续性心动过速,休息或睡眠时心率仍高于正常、心律失常(房性期前收缩、阵发性或持续性房颤)。收缩压升高、舒张压降低和脉压增大。

4.消化系统

食欲亢进,大便次数增加,甚至呈顽固性腹泻。

5.肌肉骨骼系统

肌肉软弱无力。

6.生殖系统

女性患者常有月经稀少,甚至闭经。男性多阳痿。

(二)甲状腺肿

甲状腺肿大,甲状腺上、下叶外侧触及震颤,及听到血管杂音。

(三)眼征

单纯性突眼:①眼球向前突出,突眼度一般不超过 18 cm;②瞬目减少(Stellwag 征);③上眼睑挛缩,睑裂宽(Dalrymple 征),向前平视时,角膜上缘外露;④双眼向下看时,上眼睑移动迟缓(von Graefe 征);⑤向上看时,前额皮肤不能皱起(Joffroy 征);⑥两眼内聚减退或不能(Mobius 征)。浸润性突眼。

(四)辅助检查

1.必查项目

(1)血常规。

(2)尿常规。

(3)大便常规。

(4)生化全项。

(5)红细胞沉降率。

(6)血清游离甲状腺素(FT_4)与游离三碘甲状腺原氨酸(FT_3)或血清总甲状腺素(TT_4)与总三碘甲状腺原氨酸(TT_3)、促甲状腺激素(TSH)、TSH受体抗体(TRAb)、甲状腺过氧化物酶抗体(TPOAb)。

2.酌情检查项目

(1)甲状腺摄^{131}I率。

(2)甲状腺核素显像。

三、治疗

(一)一般治疗

如适当休息、补充足够的热量和营养,忌碘饮食等。

(二)抗甲状腺药物治疗

常用的抗甲状腺药物有丙硫氧嘧啶(PTU)与甲巯咪唑(MM)两种。

1.适应证

包括:①病情轻、甲状腺呈轻度至中度肿大者;②年龄在20岁以下,或妊娠妇女、年老体弱或合并严重心、肝、肾疾病等而不宜手术者;③术前准备;④甲状腺次全切除后复发而不宜用^{131}I治疗者;⑤作为^{131}I治疗前后的辅助治疗。

2.剂量与疗程

(1)初治期:PTU 300~450 mg/d,或MM 30~40 mg/d,分2~3次口服。

(2)减量期:每2~4周减量一次,待症状完全消除,体征明显好转再减至最小维持量。

(3)维持期:PTU 50~100 mg/d,MM 5~10 mg/d,如此维持2年。

(4)不良反应:药物治疗有一些不良反应,包括粒细胞减少、药物过敏、肝功能受损、关节疼痛和血管炎,药物治疗初期需要严密监测药物的不良反应。主要有粒细胞减少,严重时可致粒细胞缺乏症,但多发生于用药后2~3个月内。此外,药疹较常见,可用抗组胺药控制,不必停药。极少数病例可发生中毒性肝炎、肝坏死,需用甲泼尼龙等激素治疗。

为减少复发,要求严格掌握停药指征:临床症状全部消失,血 T_3、T_4、TSH 正常;维持量小(如 PTU25～50 mg/L);抗甲状腺自身抗体转为阴性。

3.甲亢合并妊娠

甲亢合并妊娠时治疗的目的是使母亲达到轻微甲亢或甲状腺功能正常上限,并预防胎儿甲亢或甲减。治疗措施如下。

(1)由于自妊娠 12～14 周起,胎儿甲状腺有聚碘功能,故禁用放射性碘治疗。

(2)首选抗甲状腺药物治疗。T_1 期(妊娠 1～3 个月)首选 PTU,T_2、T_3 期、哺乳期首选 MM。

(3)抗甲状腺药可进入乳汁,产后如需继续服药,一般不宜哺乳。

(4)普萘洛尔可使子宫持续收缩而引起胎儿发育不良、心动过缓、早产及新生儿呼吸抑制等,故应慎用或禁用。

(5)妊娠期一般不宜作甲状腺次全切除术,如计划手术治疗,宜于妊娠中期(即妊娠 4～6 个月)施行。

4.辅助药物治疗

(1)复方碘口服溶液:仅用于术前准备和甲状腺危象。给药后 2～3 周内症状减轻,继而又可使甲亢症状加重。

(2)β受体阻滞剂:常用普萘洛尔,改善甲亢初期的症状,此药可与碘剂合用于术前准备,也可用于 ^{131}I 治疗前后及甲状腺危象时。

四、规范化沟通

(一)概述

甲亢是指由于多种病因导致甲状腺激素分泌过多,引起机体高代谢状态,临床表现为心动过速、多食、消瘦、畏热、多汗、易激动及甲状腺肿大等症群的一组疾病的总称,故通常所指的甲亢是一种临床综合征,而非具体的疾病。甲亢是可以通过药物、手术或放射性 ^{131}I 治疗的一种疾病。

(二)患者诊断

甲状腺功能亢进症(简称甲亢),可依据症状、临床表现和化验结果诊断。

(三)目前该病诊治方法

目前对甲状腺功能亢进症治疗可选择药物治疗、放射性 ^{131}I 治疗和手术治疗。国内首选药物治疗。对甲状腺功能亢进症的治疗方案要个体化。

(四)患者实施的方案

可采用口服抗甲状腺药物治疗。常用的抗甲状腺药物有丙硫氧嘧啶(PTU)

与甲巯咪唑(MM)两种。药物治疗有一些不良反应,包括粒细胞减少、药物过敏、肝功能受损、关节疼痛和血管炎,药物治疗初期需要严密监测药物的不良反应,尤其粒细胞减少,严重时可致粒细胞缺乏症,但多发生于用药后3个月内。需要告诫患者一旦出现发热和(或)咽痛,需要立即检查粒细胞以便明确是否出现粒细胞缺乏,一旦出现,立即停药急诊。此外,药疹较常见,可用抗组胺药控制,不必停药。极少数病例可发生中毒性肝炎、肝坏死,需用甲泼尼龙等激素治疗。当患者接受药物治疗时,需要注意休息,避免情绪激动,禁食含碘食物,按时服药,定期检测血常规、肝功能、甲状腺功能,抗甲状腺药物治疗需要长期用药。

(五)转归

甲亢口服药物治疗效果好,药物治疗主要问题是停药后复发率高,在50%左右。是否停药,应由经治(或)依据患者症状和检查结果决定。擅自停药,会导致病情复发或加重。

(六)门诊或出院后的注意事项

甲亢药物治疗第一个月需要每周检测血常规,1个月后复查甲亢、血常规和肝功能,以后依据病情由患者经治(或)决定随访时间和注意事项,复查时需携带既往检查所有结果、就诊卡和病历本。

五、护理与康复

(一)病情观察

注意监测基础代谢率的变化,心率、心律、血压情况;大便次数、性状以及体重变化。

(二)注意休息

患者应卧床休息,避免剧烈运动;避免不良环境刺激而致病情加重,不要剧烈活动,避免劳累。

(三)饮食护理

给予忌碘高蛋白、高热量、高维生素、易消化饮食;嘱患者多饮水以补充水分;禁用浓茶、咖啡等兴奋性饮料;避免辛辣食品,戒烟戒酒。

(四)眼部护理

有恶性突眼患者应注意保护患者的角膜及球结膜,预防病变加重以至失明。白天外出时应戴墨镜,睡眠时眼睑不能闭合者,用清洁的油纱布轻轻敷盖,以防角膜干燥、溃疡及感染的发生。

(五)甲亢危象的护理

严重感染、强烈精神刺激、不规则服药、过度劳累等诱因均可引起甲亢危象发生。甲亢危象时,应保证病室环境安静;严格按时间和剂量给药;密切观察生命体征和意识;昏迷患者应加强基础护理。

(六)用药护理

告诉患者用药的目的、方法、作用以及不良反应;告知患者配合肝功能、血常规等检查,及时了解有无药物不良反应;注意观察患者有无药物性皮疹的发生。

(七)心理护理

关心体贴患者,以避免情绪波动,解除患者思想顾虑,提高对疾病的认知水平,积极配合治疗。

(八)健康指导

1.饮食指导

指导患者忌碘、高热量、高蛋白、高维生素的饮食;限制高纤维素饮食,如粗粮、蔬菜等;避免进食含碘丰富的食物,如海带、紫菜等。

2.生活指导

合理安排学习、工作和生活,保证每天充分的休息,避免过度劳累,有心功能不全或心律失常的患者应当注意卧床休息。保持环境安静,室温不宜过高。

3.用药指导

指导患者坚持遵医嘱服药的重要性,不要自行停药。

4.定期复查

每个月门诊随访监测甲状腺功能以及肝功能;药物治疗 3 个月内应当注意监测血常规。

(九)家庭护理

1.心理指导

家庭成员应当主动与患者进行沟通,生活上多关心体贴患者,尊重患者的生活习惯、性格特征、爱好等,避免严重的精神刺激。

2.饮食指导

因机体耗能增多,应给予高热量、高蛋白且富含维生素的饮食,针对患者情况制订家庭营养食谱,烹调上尽量满足患者的口味。同时,监督患者禁食浓茶、咖啡等刺激性饮料。

3.用药指导

协助患者遵医嘱按时服药,不可擅自加大服药剂量和次数,以免发生意外;注意观察用药后的不良反应,如皮疹、发痒、药物热、胃肠道反应等情况。

4.生活照护

嘱患者多卧床休息,尽量减少不必要的活动,以减轻机体的高代谢状态,如发热、多汗、心悸等。协助患者做好病情的监测,并做好记录,发现异常时及时就诊。

5.居室环境:

保持环境安静,有利于患者的睡眠和康复。温度和湿度适宜,室温以18～20 ℃为宜,湿度保持在60％左右为宜。

第三节　原发性甲状旁腺功能亢进症

一、概述

原发性甲状旁腺功能亢进症(primary hyperparathyroidism,PHPT)简称原发甲旁亢,系由甲状旁腺组织原发异常致甲状旁腺激素(PTH)分泌过多,导致高钙血症、肾钙重吸收和尿磷排泄增加(磷尿症),肾结石、肾钙质沉着症和以皮质骨为主的骨吸收增加等的一组临床综合征。病理上单个甲状旁腺腺瘤最常见,少数为甲状旁腺增生或甲状旁腺癌。

二、诊断

PHPT病情程度不同,临床表现轻重不一。PHPT临床表现可以累及机体的多个系统,具体如下。

(一)临床表现

1.非特异性症状

乏力、易疲劳、体重减轻、食欲减退等。

2.骨骼

常表现为全身性弥漫性、逐渐加重的骨骼关节疼痛,承重部位骨骼的骨痛较为突出,如下肢、腰椎部位。病程较长的患者可出现骨骼畸形,包括胸廓塌陷、脊柱侧弯、骨盆变形、四肢弯曲等。患者可有身高变矮。轻微外力引发病理性骨折,或出现自发骨折。纤维囊性骨炎好发于颌骨、肋骨、锁骨及四肢长骨。病变部位容易发生骨折。患者的活动能力明显降低,甚至活动受限。患者牙齿松动或脱落。体格检查:可能发现骨骼畸形、骨骼压痛、叩痛等体征。四肢较大的纤维囊性骨炎病变可能被触及和有压痛。

3.泌尿系统

患者常出现烦渴、多尿、多饮;反复、多发泌尿系结石可引起肾绞痛、输尿管痉挛、肉眼血尿,甚至尿中排沙砾样结石等。患者还易反复罹患泌尿系感染,少数病程长或病情重者可以引发肾功能不全。

4.消化系统

患者有食欲缺乏、恶心、呕吐、消化不良及便秘等症状。部分患者可出现反复消化道溃疡,表现为上腹疼痛、黑便等症状。部分高钙血症患者可伴发急、慢性胰腺炎,出现上腹痛、恶心、呕吐、食欲缺乏、腹泻等临床表现,甚至以急性胰腺炎发作起病。

5.心血管系统

高血钙可以促进血管平滑肌收缩,血管钙化,引起血压升高,高血压是PHPT最常见的心血管系统表现,PHPT治愈后,高血压可得以改善。少数PHPT患者可以出现心动过缓、心室肥厚及心室舒张功能异常。严重高钙血症者可出现明显心律失常。

6.神经肌肉系统

高钙血症患者可以出现淡漠、消沉、烦躁、反应迟钝、记忆力减退,严重者甚至出现幻觉、躁狂、昏迷等中枢神经系统症状。患者四肢易出现疲劳、肌无力,主要表现为四肢近端为主的肌力下降。部分患者还表现为肌肉疼痛、肌肉萎缩、腱反射减弱。

7.精神心理异常

患者可有倦怠、嗜睡、情绪抑郁、神经质、社会交往能力下降,甚至认知障碍等心理异常的表现。PHPT治愈后,心理异常的表现可以明显改善。

8.血液系统表现

部分PHPT的患者可以合并贫血,尤其是病程较长的PHPT患者或甲状旁腺癌患者。

9.其他代谢异常

部分患者可以伴有糖代谢异常,表现为糖耐量异常、糖尿病或高胰岛素血症,出现相应临床症状。

(二)诊断要点

PHPT特征性的实验室检查是高钙血症、低磷血症、高钙尿症、高磷尿症和高PTH血症。

根据病史、骨骼病变、泌尿系统结石和高血钙的临床表现，以及高钙血症和高 PTH 血症并存可做出定性诊断（血钙正常的原发性甲旁亢例外）。此外，血碱性磷酸酶水平升高，低磷血症，尿钙和尿磷排出增多，X 线影像的特异性改变等均支持原发性甲旁亢的诊断。

定性诊断明确后，可通过超声、放射性核素扫描等有关定位检查了解甲状旁腺病变的部位完成定位诊断。

（三）鉴别诊断

继发性甲状旁腺功能亢进症（secondary hyperparathyroidism，SHPT；简称继发性甲旁亢）是由于各种原因所致的低钙血症刺激甲状旁腺增生肥大，分泌过多 PTH 所致，常见于慢性肾病、骨质软化症、小肠吸收不良症、维生素 D 缺乏与羟化障碍等疾病。三发性甲状旁腺功能亢进症（tertiary hyperparathyroidism；简称三发性甲旁亢）是在继发性甲旁亢基础上，由于腺体受到持久刺激，部分增生组织转变为腺瘤伴功能亢进，自主分泌过多 PTH，常见于慢性肾病和肾脏移植后。假性甲状旁腺功能亢进症（pseudohyperparathyroidism；简称假性甲旁亢）是由于非甲状旁腺组织（如肺、肝、肾和卵巢等）恶性肿瘤分泌 PTH 相关蛋白（PTH-related protein，PTHrP）或其他骨吸收刺激因子等导致的高钙血症，而甲状旁腺功能被抑制，血清 PTH 正常或降低。

（四）辅助检查

1.必查项目

血常规、尿常规、大便常规、生化全项、24 小时尿钙磷、甲状旁腺激素（PTH）、甲状旁腺核素扫描、双能 X 线骨密度测定、骨骼 X 线检查、骨显像、泌尿系统影像学、甲状旁腺超声。

2.酌情检查项目

红细胞沉降率、内分泌六项、肾病四项、血免疫固定电泳、尿免疫固定电泳、甲状腺功能、ENA 多肽、血气分析。

三、治疗

PHPT 的治疗包括手术治疗和药物治疗。

（一）手术治疗

为 PHPT 首选的治疗方法。手术指征包括以下几个方面。

（1）有症状的 PHPT 的患者。

（2）无症状的 PHPT 的患者合并以下任一情况。①高钙血症，血钙高于正常上限 0.25 mmol/L（1mg/dL）。②肾脏损害，肌酐清除率＜60 mL/min。③任何部位骨密度值低于峰值骨量 2.5 个标准差（T 值＜－2.5），和（或）出现脆性骨折。④年龄＜50 岁。⑤患者不能接受常规随访。

（3）无手术禁忌证，病变定位明确者。

不符合上述手术指征的 PHPT 患者，是否需要手术治疗存在争议，手术干预需要依据个体化原则。当患者年轻、预期寿命长、手术风险低、有手术意愿、有靶器官损害风险时可以考虑手术治疗。

术后监测和随访：病变甲状旁腺成功切除后，血钙及 PTH 在术后短期内降至正常，甚至出现低钙血症。术后定期复查的时间为 3～6 个月，病情稳定者可逐渐延长至每年 1 次。随访观察的内容包括症状、体征、血钙、血磷、ALP、PTH、肌酐、尿钙和骨密度等。

（二）药物治疗

PHPT 患者如出现严重高钙血症甚至高钙危象时需及时处理。对于不能手术或拒绝手术的患者可考虑药物治疗及长期随访。

1.高钙血症

治疗高钙血症最根本的办法是去除病因，即行病变甲状旁腺切除术。由于高钙血症造成的各系统功能紊乱会影响病因治疗，严重时高钙危象可危及生命，短期治疗通常能有效地缓解急性症状、避免高钙危象造成的死亡，争取时间确定和去除病因。对高钙血症的治疗取决于血钙水平和临床症状。通常对轻度高钙血症，无临床症状的患者，一般不需采取太积极控制血钙的措施；对有症状、体征的中度高钙血症患者，需积极治疗。当血钙＞3.5 mmol/L 时，无论有无临床症状，均需立即采取有效措施降低血钙水平。治疗原则包括扩容、促进尿钙排泄、抑制骨吸收等。

（1）扩容、促尿钙排泄：高钙血症时由于恶心、呕吐、多尿引起的脱水非常多见，因此需首先使用生理盐水补充细胞外液容量。充分补液可使血钙降低 1～3 mg/dL。生理盐水的补充一是可以纠正脱水，二是通过增加肾小球钙的滤过率及降低肾脏近、远曲小管对钠和钙的重吸收，使尿钙排泄增多。但老年患者及心肾功能不全的患者使用时需慎重。

细胞外液容量补足后可使用呋塞米。呋塞米和依他尼酸可作用于肾小管髓袢升支粗段，抑制钠和钙的重吸收，促进尿钙排泄，同时防止细胞外液容量补充过多。呋塞米应用剂量为 20～40 mg，静脉注射；当给予大剂量呋塞米加强治疗时需警惕水、电解质紊乱。由于噻嗪类利尿药可减少肾脏钙的排泄，加重高钙血症，因此绝对禁忌。

（2）应用抑制骨吸收药物：此类药物的早期使用可显著降低血钙水平，并可避免长期大量使用生理盐水和呋塞米造成的水及电解质紊乱。①双膦酸盐：静脉使用双膦酸盐是迄今为止最有效的治疗高钙血症的方法。高钙血症一经明确，尽早开始使用，起效需 2～4 天，达到最大效果需 4～7 天，大部分患者血钙能降至正常水平，效果可持续 1～3 周。国内目前有帕米膦酸钠、唑来膦酸和伊班膦酸钠用于临床。帕米膦酸钠推荐剂量为 30～60 mg 一次静脉点滴，通常加入 500 mL 液体中输注 4 小时以上。唑来膦酸推荐剂量为 4 mg，一次静脉点滴，通常加入 100 mL 液体中，静脉滴注 15 分钟以上。用药前需要查肾功能，要求肌酐清除率＞35 mL/min。②降钙素：降钙素起效快，不良反应少，但效果不如双膦酸盐显著。使用降钙素 2～6 小时内血钙可平均下降 0.5 mmol/L。常用剂量为：鲑鱼降钙素 2～8 IU/kg，鳗鱼降钙素 0.4～1.6 U/kg，皮下或肌内注射，每6～12 小时重复注射。降钙素半衰期短，每天需多次注射。但其降低血钙的效果存在逸脱现象（多在 72～96 小时内），不适于长期用药。因而降钙素多适用于高钙危象患者，短期内可使血钙水平降低，用于双膦酸盐药物起效前的过渡期。③其他：对于上述治疗无效或不能应用的高钙危象患者，还可使用低钙或无钙透析液进行腹透或血透，治疗顽固性或肾功能不全的高钙危象，可达到迅速降低血钙水平的目的。此外，卧床的患者应尽早活动，以避免和缓解长期卧床造成的高钙血症。

2.长期治疗

（1）不能手术或不接受手术的患者：不能手术或不接受手术的 PHPT 患者的治疗旨在控制高钙血症、减少甲旁亢相关并发症。应适当多饮水，避免高钙饮食，尽量避免使用锂剂、噻嗪类利尿剂。药物治疗适用于不能手术治疗的 PHPT 患者、无症状 PHPT 患者，包括双膦酸盐、雌激素替代治疗（HRT）、选择性雌激素受体调节剂（SERM）及拟钙化合物。

双膦酸盐：双膦酸盐能够抑制骨吸收，减少骨丢失。对于骨量减少或骨质疏松但不能手术治疗的 PHPT 患者建议使用。治疗可使骨密度增加，但改善程度弱于接受手术治疗者。常用药物有阿仑膦酸钠，70 mg，每周 1 次。亦可考虑双膦酸盐静脉制剂。

雌激素：雌激素能够抑制骨转换，减少骨丢失。短期雌激素替代治疗主要适用于无雌激素禁忌证的绝经后 PHPT 患者，可提高骨密度，不升高血钙浓度。常用药物有结合雌激素，雌二醇。

选择性雌激素受体调节剂：雷洛昔芬是一种选择性雌激素受体调节剂

(SERM)，主要用于治疗绝经后骨质疏松症。目前仅有一项小规模的有关无症状 PHPT 试验，应用雷洛昔芬治疗 8 周，血钙水平轻度降低。仍需要更多研究评价雷洛昔芬在 PHPT 中的应用。

拟钙化合物：西那卡塞是目前应用的一种拟钙化合物，能够激活甲状旁腺上的钙敏感受体，从而抑制 PTH 分泌，降低血钙。对于不能接受手术，而高钙血症的症状明显或血钙明显升高者，尤其适用。应用后 1 周内即可检测到血钙变化，并在治疗中注意监测血钙水平，但对骨密度无影响。剂量为 30 mg，2 次/天。

（2）术后药物治疗：低钙血症是甲状旁腺切除术后常见的并发症之一。术后低钙血症的原因主要是相对的、瞬时甲状旁腺功能不足。因此这种低钙血症通常是一过性的，术前功能受抑制的正常甲状旁腺，术后能够逐渐恢复功能，使血钙恢复正常。

骨饥饿综合征（hungry bone syndrome，HBS）多见于术前骨骼受累严重者，术后随着钙、磷大量沉积于骨组织，出现低钙血症、低磷血症，导致手足搐搦，甚者危及生命。

严重低钙血症者需要补充大量钙剂。当能够吞咽时，及时口服补充元素钙 2～4 g/d，如口服困难或症状较重者应积极给予静脉补钙。初始可予 10% 葡萄糖酸钙 10～20 mL 缓慢静脉注射缓解症状，之后可予 10% 葡萄糖酸钙 100 mL 稀释于生理盐水或葡萄糖液 500～1000 mL 内，根据症状和血钙调节输液速度，通常需要以每小时 0.5～2 mg/kg 的速度静脉输液，定期监测血清钙水平，避免发生高钙血症。维生素 D 的补充对缓解低钙血症也是有益的，可以给予骨化三醇口服，0.5～4.0 μg/d，血钙维持正常后，骨化三醇逐渐减量，避免发生高钙血症。

（三）预后

手术切除病变的甲状旁腺后高钙血症及高 PTH 血症即被纠正，骨吸收指标的水平迅速下降。术后 1～2 周骨痛开始减轻，6～12 个月明显改善。术前活动受限者多数可于术后 1～2 年可以正常活动并恢复工作。骨密度在术后显著增加，以在术后第一年内增加最为明显。文献报告成功的 PHPT 手术后泌尿系统结石的发生率可减少 90%，而剩余 5%～10% 的结石复发的患者可能存在甲旁亢以外的因素。已形成的结石不会消失，已造成的肾功能损害也不易恢复，部分患者高血压程度可能较前减轻或恢复正常。

四、规范化沟通

(一)概述

原发性甲状旁腺功能亢进症,简称原发甲旁亢,系由甲状旁腺组织原发异常致甲状旁腺激素(PTH)分泌过多,导致高钙血症、肾钙重吸收和尿磷排泄增加(磷尿症),肾结石、肾钙质沉着症和以皮质骨为主的骨吸收增加等的一组临床综合征。病理上单个甲状旁腺腺瘤最常见,少数为甲状旁腺增生或甲状旁腺癌。

(二)患者诊断

原发性甲状旁腺功能亢进症。依据患者症状、临床表现和化验结果诊断。

(三)目前该病的诊治方法

目前该病治疗首选手术治疗。如出现严重高钙血症甚至高钙危象时需内科及时处理。由于高钙血症造成的各系统功能紊乱会影响病因治疗,严重时高钙危象可危及生命,短期治疗通常能有效地缓解急性症状、避免高钙危象造成的死亡,争取时间确定和去除病因。治疗原则包括扩容、促进尿钙排泄、抑制骨吸收等。

(四)患者实施的方案

若由于各种原因,患者不能接受手术治疗,内科治疗旨在控制高钙血症、减少甲旁亢相关并发症。应适当多饮水,避免高钙饮食,尽量避免使用锂剂、噻嗪类利尿剂。药物治疗包括双膦酸盐、雌激素替代治疗(HRT)、选择性雌激素受体调节剂(SERM)及拟钙化合物。药物治疗需要依据患者病情和临床表现,由患者经治医师和患者共同商定。

(五)转归

原发性甲状旁腺功能亢进症手术治疗效果确定,预后良好,内科治疗旨在控制高钙血症。

(六)门诊或出院后的注意事项

高钙血症需要2～3个月定期复查,复查时需携带既往检查所有结果、就诊卡和病历本。

五、护理与康复

(一)病情观察

注意观察生命体征(体温、脉搏、呼吸、血压)及体重、血钙的变化,注意有无骨痛、腹痛、血尿等肾结石症状,食欲不振、腹胀、恶心呕吐等消化系统症状。

(二)饮食护理

进食低钙、低磷饮食,尽量避免食用兔肉、豆奶制品,限制动物内脏;鼓励多饮水,每天 3000 mL。

(三)用药护理

指导患者用药的目的及方法、作用以及不良反应,告知患者配合检查血常规、血钙等,及时了解有无药物不良反应。

(四)高钙危象

多有顽固的恶心、呕吐、烦渴、多尿、脱水、高热、心律失常、嗜睡、谵妄,甚至发生昏迷。应密切观察生命体征和意识,建立静脉液路,配合医师急救。

(五)心理护理

关心体贴患者,解除患者思想顾虑,提高对疾病的认知水平,积极配合治疗。

(六)健康指导

1.饮食指导

进食低钙、低磷饮食,如鸡、鸭、萝卜、白菜等,尽量避免兔肉、豆奶制品,可少量多餐;鼓励多饮水,每天 3000 mL,多喝橘汁、梅汁等酸性饮料,以防脱水、血钙增高。

2.生活指导

合理安排工作和生活,禁止剧烈运动,防止跌倒。

3.用药指导

指导患者坚持遵医嘱服药的重要性,不要自行停药。

4.定期复查

每 3 个月复查血钙、血磷、PTH,每半年复查骨密度。

(七)家庭护理

1.心理护理

患者家属应多与患者进行沟通和交流,多体贴、关心患者,使患者积极面对疾病并配合治疗;鼓励患者参加活动,保持心情愉快,减少孤独感。

2.饮食护理

为患者提供无刺激、易消化、能增进患者食欲的低钙饮食,并注意少食多餐。鼓励患者多饮水,每天饮水量在 3000 mL 左右,适当增加膳食纤维的摄入,如各种绿色蔬菜、水果,以保持大便通畅。

3.环境安全护理

为患者创造安全的环境,保证光线充足、地面清洁干燥、衣着合体等,减少患者发生跌倒的危险,防止骨折的发生。

4.用药护理

家属应当协助患者按时用药,及时发现患者药物使用情况和是否出现不良反应,如应用利尿药物时要注意了解患者的尿量及体重变化情况,有无高血钙的表现等,必要时及时就诊。

5.预防严重并发症

患者及家属应当了解高血钙的早期表现,如夜尿增多、注意力不集中,病情加重时会出现高钙危象,如共济失调、嗜睡、神志改变等应当立即住院治疗。

第四节　原发性甲状腺功能减退症

一、概述

甲状腺功能减退症(简称甲减)是由于甲状腺激素合成和分泌减少或组织利用不足导致的全身代谢减低综合征。临床甲减的患病率为1%左右,女性较男性多见,随年龄增加患病率上升。原发性甲减:由于甲状腺腺体本身病变引起的甲减,此类甲减占全部甲减的95%以上。原发性甲减的病因中自身免疫、甲状腺手术和甲状腺功能亢进症(甲亢),^{131}I治疗三大原因占90%以上。根据甲状腺功能减低的程度分为临床甲减和亚临床甲减。

二、诊断

(一)病史

详细地询问病史有助于本病的诊断。如甲状腺手术、甲亢^{131}I治疗;Graves病、桥本甲状腺炎病史和家族史等。

(二)临床表现

本病发病隐匿,病程较长,不少患者缺乏特异症状和体征。症状主要表现以代谢率减低和交感神经兴奋性下降为主,病情轻的早期患者可以没有特异症状。典型患者畏寒、乏力、手足肿胀感、嗜睡、记忆力减退、少汗、关节疼痛、体重增加、便秘、女性月经紊乱或者月经过多、不孕。

(三)体格检查

典型患者可有表情呆滞、反应迟钝、声音嘶哑、听力障碍,面色苍白、颜面和(或)眼睑水肿、唇厚舌大、常有齿痕,皮肤干燥、粗糙、脱皮屑、皮肤温度低、水肿、手脚掌皮肤可呈姜黄色,毛发稀疏干燥,跟腱反射时间延长,脉率缓慢。少数病例出现胫前黏液性水肿。本病累及心脏可以出现心包积液和心力衰竭。重症患者可以发生黏液性水肿昏迷。

(四)实验室诊断

血清 TSH 和总 T_4(TT_4)、游离 T_4(FT_4)是诊断甲减的第一线指标。原发性甲减血清 TSH 增高,TT_4 和 FT_4 均降低。TSH 增高,TT_4 和 FT_4 降低的水平与病情程度相关。血清总 T_3(TT_3)、游离 T_3(FT_3)早期正常,晚期减低。因为 T_3 主要来源于外周组织 T_4 的转换,所以不作为诊断原发性甲减的必备指标。亚临床甲减仅有 TSH 增高,TT_4 和 FT_4 正常。甲状腺过氧化物酶抗体(TPO-Ab)、甲状腺球蛋白抗体(TgAb)是确定原发性甲减病因的重要指标和诊断自身免疫甲状腺炎(包括桥本甲状腺炎、萎缩性甲状腺炎)的主要指标。一般认为 TPOAb 的意义较为肯定。

(五)其他检查

轻、中度贫血,血清总胆固醇、心肌酶谱可以升高,部分病例血清催乳素升高、蝶鞍增大,需要与垂体催乳素瘤鉴别。

三、治疗

(一)治疗目标

临床甲减症状和体征消失,TSH、TT_4、FT_4 值维持在正常范围。左甲状腺素(L-T4)是本病的主要替代治疗药物。一般需要终身替代;也有桥本甲状腺炎所致甲减自发缓解的报道。

(二)治疗剂量

治疗的剂量取决于患者的病情、年龄、体重和个体差异。成年患者 L-T4 替代剂量 50 ～ 200 $\mu g/d$,平均 125 $\mu g/d$。按体重计算的剂量是 1.6 ～ 1.8 $\mu g/(kg \cdot d)$;儿童需要较高的剂量,大约 2.0 $\mu g/(kg \cdot d)$;老年患者则需要较低的剂量,大约 1.0 $\mu g/(kg \cdot d)$;妊娠时的替代剂量需要增加 30%～50%;甲状腺癌术后的患者需要剂量约 2.2 $\mu g/(kg \cdot d)$,以抑制 TSH 在防止肿瘤复发需要的水平。T4 的半衰期 7 天,所以可以每天早晨服药 1 次。

(三)服药方法

起始的剂量和达到完全替代剂量所需时间要根据年龄、体重和心脏状态确定。<50 岁、既往无心脏病史患者可以尽快达到完全替代剂量;≥50 岁患者服用 L-T4 前要常规检查心脏状态,一般从 25～50 $\mu g/d$ 开始,每天 1 次口服,每

1～2 周增加 25 μg/d，直至达到治疗目标。患缺血性心脏病者起始剂量宜小，调整剂量宜慢，防止诱发和加重心脏病。理想的服药方法是在饭前服用，与其他药物的服用间隔应当在 4 小时以上，因为有些药物和食物会影响 T_4 的吸收和代谢，如肠道吸收不良及氢氧化铝、碳酸钙、考来烯胺、硫糖铝、硫酸亚铁、食物纤维添加剂等均可影响小肠对 L-T_4 的吸收；苯巴比妥、苯妥英钠、卡马西平、利福平、异烟肼、洛伐他汀、胺碘酮、舍曲林、氯喹等药物可以加速 L-T_4 的清除。甲减患者同时服用这些药物时，需要增加 L-T_4 用量。

（四）监测指标

补充甲状腺激素，重新建立下丘脑-垂体-甲状腺轴的平衡一般需要 4～6 周的时间，所以治疗初期，每间隔 4～6 周测定相关激素指标。然后根据检查结果调整 L-T_4 剂量，直至达到治疗目标。治疗达标后，需要每 6～12 个月复查 1 次有关激素指标。

四、规范化沟通

（一）概述

甲状腺功能减退症（简称甲减）是由于甲状腺激素合成和分泌减少或组织利用不足导致的全身代谢减低综合征。甲减可以通过药物进行治疗。

（二）患者诊断

甲状腺功能减退症（简称甲减），依据症状、临床表现和化验结果诊断。

（三）目前该病的诊治方法

目前甲状腺功能减退症的治疗为药物补充治疗，甲状腺素是目前治疗的唯一方法。

（四）患者实施的方案

可口服甲状腺素药物治疗。常用的甲减药物有左甲状腺素钠片（优甲乐和加衡）。起始剂量宜小，调整剂量宜慢。理想的服药方法是在饭前服用，与其他药物的服用间隔应当在 4 小时以上，因为有些药物和食物会影响 T_4 的吸收和代谢。剂量过度的表现有心绞痛、心律失常、心悸、腹泻、呕吐、震颤、兴奋、头痛、不安、失眠、多汗、潮红、体重减轻、骨骼肌痉挛等，通常在减少用量或停药数天后，上述表现消失。当患者接受药物治疗时，需要注意休息，避免劳累，按时服药，定期监测甲状腺功能。甲减药物治疗需要长期用药。

（五）转归

甲减口服药物治疗效果好，需要终生用药，擅自停药，会导致病情复发或加重。

（六）门诊或出院后的注意事项

甲减药物治疗需要每月检测甲状腺功能，依据病情和甲状腺功能结果，由患者经治（或）决定随访时间和注意事项，复查时需携带既往检查所有结果、就诊卡和病历本。

五、护理与康复

（一）病情观察

注意观察患者的身高、体重、毛发及其改变，以及有无其他身体外形的变化。

（二）饮食护理

摄取平衡饮食，给予高热量、高蛋白、高维生素、低脂肪、低钠饮食（氯化钠 2～5 g/d），鼓励患者摄取足够的水分，以防止脱水。多吃含纤维素高的食物，如玉米面、芹菜、韭菜等，以促进胃肠蠕动，保持大便通畅。

（三）病室环境

体温降低的患者，注意保暖，调节室温在 22～23 ℃，适当加穿衣服，冬天外出时应戴手套、穿棉鞋，以免四肢暴露在空气中，致患者受凉。

（四）休息与活动

保证充足的睡眠，协助患者料理日常生活，鼓励患者自己做简单的家务劳动，逐渐增加活动量。病情加重及出现并发症时要卧床休息。

（五）用药护理

用药患者密切观察有无药物过敏症状，如多食消瘦、脉搏加速、血压升高、呕吐、腹泻、发热、大量出汗等；密切观察生命体征的变化，如脉搏＞100 次/分，应立即报告。

（六）黏液性水肿昏迷护理

（1）密切观察生命体征变化，随时评估患者有无体温过低、心动过缓、呼吸浅慢、血压下降、嗜睡等表现，若口唇发绀、呼吸深长、喉头水肿阻塞呼吸道，立即通知医师。

（2）观察全身黏液性水肿变化的情况。

（3）避免感染、手术、受寒、压力刺激，以及镇静剂使用过量等诱发因素。

（4）保持呼吸道通畅，吸氧，必要时气管插管或气管切开。

（5）记录 24 小时出入量。

（6）低温者注意保暖，避免热敷，以免加重循环不良和烫伤。

（7）做好口腔及皮肤护理，保持尿路通畅，防治尿路感染。

(七)心理护理

关心患者,多与患者交流,谈患者感兴趣的话题,鼓励患者参加社交活动,嘱亲属多来探视患者,使其感到温暖与关怀,以增强自信心。

(八)健康指导

(1)指导患者及家属学习本病的基本知识。

(2)鼓励进食高热量、高蛋白、高维生素食物,以提取足够的营养。

(3)告知患者注意劳逸结合,避免寒冷、劳累和外伤等诱因,若出现低血压、心动过缓、低体温时及时就医。

(4)指导患者保持心情愉快,避免压力过重,教育家属多与患者交流。

(5)指导患者按时服用各种药物,告知任意停用药物的危险性,并避免任意增减剂量。

(6)告知患者定期到医院复诊以及终生服药的必要性。

(九)家庭护理

1.心理护理

患者家属应多关心患者,尤其是有抑郁表现的患者,更应注意关心和保护,必要时家属应当做好陪护,以防意外发生。

2.生活照护

鼓励患者进行适当的活动,由于患者反应能力低下,因此家属应当在其活动时提供保护,以防发生意外。患者家属应当注意观察患者有无体温过低、呼吸浅慢及嗜睡的表现,如有上述症状说明疾病复发,应及时就医。

3.用药指导

家属应当监督患者按时用药,并注意观察患者用药后的反应,如有无多食、消瘦、心悸、易出汗等,必要时及时随诊。

4.饮食护理

家属应当为患者提供高蛋白、高维生素、高纤维素、低脂饮食,食物制作时注意色香味的搭配,以促进患者食欲。鼓励患者多食蔬菜水果,保证饮水量。

5.预防便秘

鼓励患者进行适当的体育活动,经常进行腹部按摩,以促进肠蠕动,减轻便秘的发生。

6.预防黏液性水肿昏迷发生

患者应当避免受凉、感染以及各种压力刺激。注意观察患者有无体温过低、呼吸浅慢和嗜睡等昏迷先兆表现。

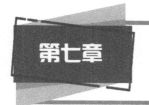

第七章 血液科疾病护理

第一节 缺铁性贫血

一、概述

缺铁性贫血（iron deficiency anemia，IDA）是最常见的贫血，是指体内用来制造血红蛋白的贮存铁缺乏，使血红素合成减少而引起的一种小细胞低色素性贫血。在发展中国家、经济不发达地区，婴幼儿、育龄妇女的发病率明显增高。

二、病因

（一）铁的需要量增加而摄入不足

婴幼儿、青少年、妊娠和哺乳期的妇女需铁量增加，如果饮食中缺铁则易引起 IDA。

（二）铁吸收不良

铁主要在十二指肠及空肠上段吸收，在胃大部切除及胃空肠吻合术后，胃酸分泌不足及食物在肠内蠕动加快，从而影响铁的吸收。此外，多种原因造成的胃肠道功能紊乱，如长期腹泻、慢性肠炎等，均可引起铁的吸收不良而造成 IDA。

（三）铁丢失过多

慢性失血是成人缺铁性贫血最多见、最重要的原因，反复多次小量失血可使体内贮存铁逐渐耗竭，如消化道溃疡出血、肠息肉、肠道癌肿、痔出血、月经过多、钩虫病等。

三、发病机制

（一）缺铁对铁代谢的影响

当体内贮存铁减少到不足以补偿功能状态的铁时，铁代谢指标发生异常，贮存铁（铁蛋白、含铁血黄素）减低、血清铁和转铁蛋白饱和度减低、总铁结合力和未结合铁的转铁蛋白升高、组织缺铁、红细胞内缺铁。

(二)缺铁对造血系统的影响

红细胞内缺铁，血红素合成障碍。大量原卟啉不能与铁结合成为血红素，以游离原卟啉的形式积累在红细胞内或与锌原子结合成为锌原卟啉，血红蛋白生成减少，红细胞胞浆少、体积小，形成小细胞低色素性贫血。严重时粒细胞、血小板的生成也受影响。

(三)缺铁对组织细胞代谢的影响

组织缺铁，细胞中的含铁酶和铁依赖酶的活性降低，从而影响患者的精神、行为、体力、免疫功能及患儿的生长发育和智力。缺铁可引起黏膜组织病变和外胚叶组织营养障碍。

四、临床表现

(一)贫血表现

贫血的临床表现与贫血的病因，血液携氧能力下降的程度，血容量下降的程度，发生贫血的速度和血液、循环、呼吸等系统的代偿和耐受能力均有关。

1.一般表现

疲乏、困倦、软弱无力为贫血最常见和最早出现的症状。苍白是贫血时皮肤、黏膜的主要表现，贫血时机体通过神经体液调节进行有效血容量的重新分配，相对次要器官如皮肤、黏膜供血减少。

2.神经系统

贫血时脑缺氧导致神经组织损害，产生头晕、耳鸣、头痛、失眠、多梦、记忆力减退、注意力不集中等症状。

3.呼吸系统

主要表现为呼吸加快及不同程度的呼吸困难。

4.循环系统

心悸、气促，活动后明显加重，是贫血患者循环系统的主要表现。其症状轻重与贫血的严重程度和个体的活动量有关。轻度贫血无明显表现，仅活动后引起呼吸加深并有心悸、心率加快；贫血愈重，活动量愈大，症状愈明显。

5.消化系统

贫血时消化腺分泌减少甚至腺体萎缩，进而导致消化功能减退、消化不良，出现腹部胀满、食欲降低、大便规律以及性状发生改变等。

6.泌尿系统

肾性贫血在贫血前和贫血时有原发肾疾病的临床表现。

7.内分泌系统

长期贫血会影响各内分泌腺体的功能,改变红细胞生成素和胃肠激素的分泌。

8.生殖系统

长期贫血会减弱男性特征;可影响女性激素的分泌。

9.免疫系统

所有继发于免疫系统疾病的贫血患者,均有原发免疫系统疾病的临床表现。

10.血液系统

外周血的改变主要表现在血细胞量、形态和生化成分上,造血器官的改变主要在骨髓。

(二)组织缺铁表现

患者可有精神行为异常,以儿童多见,如烦躁、易怒、易动,少数患者有异食癖,喜吃生米、泥土、石子、茶叶等;易感染;可出现口角炎、舌炎、舌乳头萎缩、吞咽困难;皮肤干燥、角化、皱缩、无光泽;毛发干枯易脱落;指(趾)甲扁平、不光整、脆薄易裂,甚至反甲(勺状甲)。

(三)缺铁原发病的表现

如消化性溃疡、肿瘤或痔疮引起的黑便、血便或腹部不适,肠道寄生虫感染导致的腹痛或大便性状改变,女性月经过多,肿瘤性疾病的消瘦,血管内溶血的血红蛋白尿等。

五、辅助检查

(一)血常规检查

典型血象呈小细胞低色素性贫血。红细胞体积较正常小,形态不一,并大小不等,中心淡染区扩大。MCV、MCHC 值均降低。网织红细胞正常或轻度增高。白细胞和血小板计数可正常或降低。

(二)骨髓检查

骨髓细胞涂片反映骨髓细胞的增生程度及细胞成分、比例和形态的变化。骨髓活组织检查反映骨髓造血组织的结构、增生程度及细胞成分和形态的变化。

(三)铁代谢

血清铁 $<8.95\ \mu mol/L$;血清总铁结合力升高,$>64.44\ \mu mol/L$;转铁蛋白饱和度降低,$<15\%$;血清铁蛋白测定可准确反映体内贮存铁情况,$<12\ \mu g/L$,可

作为缺铁的重要依据。骨髓涂片用亚铁氯化钾(普鲁士蓝反应)染色后,在骨髓小粒中无深蓝色的含铁血黄素颗粒;在幼红细胞内铁小粒减少或消失,铁粒幼细胞计数低于15%。

(四)红细胞内卟啉代谢

红细胞游离原卟啉(FEP)在缺铁时升高,为诊断缺铁性贫血的一项较灵敏的指标。

六、治疗原则

缺铁性贫血的治疗原则是去除原发病因,补充缺失的铁,重新维持机体铁代谢的平衡。补充铁剂治疗首选口服铁剂,若口服铁剂不能耐受或胃肠道病变影响铁的吸收,可用铁剂肌内注射。

七、护理措施

除按贫血护理要求实施外,还应做好下述护理。

(一)饮食护理

1.改变不良的饮食习惯

不偏食、不挑食。进食含铁丰富、高蛋白、高维生素、高热量食品是预防和辅助治疗缺铁性贫血的重要措施,合理的饮食和饮食搭配,可增加铁的吸收。口腔炎或舌炎影响食欲的患者,要避免进食过热或过辣的刺激性食物。

2.进食含铁丰富的食物

含铁较丰富的食物有动物性食物和植物性食物两大类。

(1)动物性食物中的铁易于吸收,如动物血(猪血、鸡血)、猪肝、羊肝、猪肉、牛肉、羊肉、鱼肉等不仅含铁量高,而且吸收率可高达20%以上。

(2)植物性食物中绿叶蔬菜、豆类和有色水果都含铁较多,如海带、紫菜、菠菜、芹菜、油菜、黄豆、杏、香蕉、枣、橘子等均含有丰富的铁质,但铁吸收率较低。而水果和蔬菜中含有丰富的维生素C,维生素C是有助于铁的吸收的。

(二)病情观察

观察并判断病情,协助医师寻找病因,观察有无失血的可能。观察患者的面色、皮肤和黏膜,以及自觉症状如心悸、气促、头晕等有无改善。定期监测血常规、血清铁蛋白等生化指标,判断药物的疗效。注意患者的心理反应。

(三)用药护理

1.口服铁剂的护理

(1)口服铁剂对胃肠道有一定的刺激,可引起恶心、呕吐及胃部不适等胃肠道反应,餐后服用可减少反应,避免空腹服药,如仍不能耐受可从小剂量开始。

(2)谷类、乳类(尤其是牛奶)、茶和咖啡均可影响铁的吸收,应避免与之同时服用。同时应避免同时服用抗酸药和 H_2 受体拮抗剂,因其可抑制铁的吸收。鱼、肉类、维生素 C 可加强铁剂的吸收。

(3)长期服用铁剂,可使牙齿染黑,指导患者口服液体铁剂时使用吸管,将药液吸至舌根部咽下,再喝温开水并漱口。

(4)服铁剂期间,由于铁与肠内硫化氢作用而生成黑色的硫化铁,粪便会变成黑色,应告知患者以消除顾虑。

(5)应用铁剂治疗 1 周后血红蛋白开始上升,网织红细胞数上升可作为判断治疗有效的指标,治疗 8~10 周血红蛋白达正常之后,患者仍需继续服用铁剂 1 个月,治疗 6 个月时再服药 3~4 周,进而补足体内贮存铁。

2.注射铁剂的护理

(1)注射铁剂时采用深部肌内注射的方法,药液溢出可引起皮肤染色,故要避开皮肤暴露部位。要经常更换注射部位以促进吸收,避免硬结形成。

(2)抽取药液入空针后,更换另一空针头注射,可避免附着在针头的铁剂使组织着色。

(3)为避免药液溢出,可采用"Z"形注射法或空气注射法。

(4)注射铁剂的不良反应除局部肿痛外,尚可发生面部潮红、头痛、恶心、肌肉与关节痛、淋巴结炎及荨麻疹等变态反应,严重者可发生过敏性休克。注射时备好肾上腺素,以便出现严重反应时紧急抢救。部分患者用药后可出现尿频、尿急,应嘱其多饮水。

3.铁中毒的预防及护理

(1)急性铁中毒多发生于儿童,常由于误服或超量服用铁剂引起。表现为头晕、恶心、呕吐、腹痛、腹泻、消化道出血、休克等,严重者可致昏迷、惊厥等,甚至死亡。

(2)慢性铁中毒多发生在 45 岁以上的中老年人,以男性居多。体内铁量超过正常的 10~20 倍,就可能出现慢性中毒症状:肝、脾有大量铁沉着,可表现为肝硬化、骨质疏松、软骨钙化、皮肤呈棕黑色或灰暗、胰岛素分泌减少而导致糖尿病,对青少年还可影响生殖器官的发育。故护士应注意告诫患者严格按医嘱服药,切勿自行加大服药剂量,或一次大剂量服药,并严防儿童误服。注射铁剂时要注意用铁总量,防止长期服用铁剂或从食物中摄铁过多。

(四)心理护理

指导患者及其家属掌握缺铁性贫血的有关知识,交代患者本病可能引起的一些神经精神系统症状,说明这些症状是暂时的,在消除病因、积极治疗后,这些症状会很快消失。并向患者及其家属说明缺铁性贫血是完全可以治愈的,且痊愈后对身体无不良影响,以解除患者的心理障碍,增强其战胜疾病的信心。

八、健康指导

护士应向患者及其家属做好疾病知识、活动、饮食、用药的指导。此外,应重视在易患人群中开展防治缺铁的卫生知识教育,以预防缺铁性贫血的发生。如婴幼儿生长期应及时添加含铁丰富且铁吸收率高的食品,并注意合理搭配膳食,提倡母乳喂养;以谷类或牛奶为主食的婴幼儿,食品中可加入适量铁剂进行强化;妊娠后期、哺乳期妇女及2个月左右的早产儿可给予小剂量铁剂预防;及时治疗各种慢性失血性疾病,如消化性溃疡、月经过多、痔出血等。

第二节 再生障碍性贫血

再生障碍性贫血(aplastic anemia,AA)简称再障,又称骨髓造血功能衰竭症,是由多种原因导致造血干细胞的数量减少、功能障碍所引起的一类贫血。其临床主要表现为骨髓造血功能低下,进行性贫血、感染、出血和全血细胞减少。再障的年发病率在我国为7.4/100万人口,欧美为(4.7~13.7)/100万人口,日本为(14.7~24.0)/100万人口,可发生于各年龄段,老年人发病率较高;男、女发病率无明显差异。

一、病因

病因尚不明确,可能为以下几点。

(一)病毒感染

特别是肝炎病毒、微小病毒B_{19}等。临床上可见到乙型肝炎相关的再生障碍性贫血病例。

(二)化学因素

特别是氯霉素类抗生素、磺胺药、抗肿瘤化疗药物及苯等,以氯霉素最多见。

（三）物理因素

如长期接触 X 射线、γ 射线及其他放射性物质等。

二、发病机制

目前认为再障可能通过以下 3 种机制发病。

（一）造血干祖细胞缺陷

再障患者骨髓 $CD34^+$ 细胞中具有自我更新及长期培养启动能力的细胞明显减少。有学者报道,再障造血干祖细胞集落形成能力显著降低,体外对造血生长因子反应差,免疫抑制治疗后恢复造血不完整。

（二）造血微环境异常

再障患者的骨髓活检除发现造血细胞减少外,还有骨髓"脂肪化"、静脉窦壁水肿、出血、毛细血管坏死;部分骨髓基质细胞体外培养生长情况差,各类造血因子明显不同于正常人;骨髓基质细胞受损的再障行造血干细胞移植不易成功。

（三）免疫异常

研究表明再障患者骨髓或外周血液的淋巴细胞比例高,T 细胞亚群失衡,分泌的造血负调控因子明显增多,髓系细胞凋亡亢进,多数患者应用免疫抑制剂治疗有效。

三、临床表现

（一）重型再生障碍性贫血

重型再生障碍性贫血(sever aplastic anemia,SAA)起病急,进展快,病情重(国内以往称为急性再障);少数可由非重型进展而来。

1.贫血

多呈进行性加重,苍白、乏力、头昏、心悸和气短等症状明显。

2.感染

多数患者有发热,体温在 39 ℃以上,个别患者自发病到死亡均处于难以控制的高热之中。以呼吸道感染最常见,其次有消化道、泌尿生殖道及皮肤、黏膜感染等。感染菌种以革兰氏阴性杆菌、金黄色葡萄球菌和真菌为主,常合并败血症。

3.出血

均有不同程度的皮肤、黏膜及内脏出血。皮肤表现为出血点或大片瘀斑,口腔黏膜有血疱,有鼻出血、牙龈出血、眼结膜出血等。深部脏器出血时可见呕血、咯血、便血、血尿、阴道出血、眼底出血和颅内出血,后者常危及患者的生命。

(二)非重型再生障碍性贫血

起病和进展较缓慢,病情较重型轻(国内以往称为慢性再障),也较易控制。

1.贫血

慢性过程,常见苍白、乏力、头晕、心悸、活动后气短等。输血后症状改善,但不持久。

2.感染

高热比重型少见,感染相对易控制,很少持续 1 周以上。上呼吸道感染常见,其次为牙龈炎、支气管炎、扁桃腺炎,而肺炎、败血症等重症感染少见。常见感染菌种为革兰氏阴性杆菌和各类球菌。

3.出血

出血倾向较轻,以皮肤、黏膜出血为主,内脏出血少见。多表现为皮肤出血点、牙龈出血,女性患者有阴道出血。出血较易控制。久治无效者可发生颅内出血。

四、辅助检查

(一)血象

血象的特点是全血细胞减少,多数患者就诊时呈三系细胞减少。少数患者表现为二系细胞减少,但无血小板减少时再障的诊断宜慎重。网织红细胞计数降低。贫血一般为正细胞正色素性,但大细胞性者并非少见。淋巴细胞计数无明显变化,但因髓系细胞减少,其比例相对升高。血涂片人工镜检对诊断和鉴别诊断均有所帮助。

(二)骨髓象

骨髓象为确诊再障的主要依据。骨髓涂片肉眼观察有较多脂肪滴。SAA多部位骨髓增生重度减低,粒、红系及巨核细胞明显减少且形态大致正常,淋巴细胞及非造血细胞比例明显增高,骨髓小粒皆空虚。非重型再生障碍性贫血多部位骨髓增生减低,可见较多脂肪滴,粒、红系及巨核细胞减少,淋巴细胞及网状细胞、浆细胞比例增高,多数骨髓小粒空虚。骨髓活检显示造血组织均匀减少,脂肪组织增加。

(三)其他检查

对疑难病例,为明确诊断和鉴别诊断,有时还需要以下内容。

1.细胞遗传学检查

包括染色体分析和荧光原位杂交,有助于发现异常克隆。

2.骨髓核素扫描

选用不同放射性核素,可直接或间接判断骨髓的整体造血功能。

3.流式细胞术分析

计数 CD34$^+$ 造血干细胞,检测膜锚连蛋白。有助于区别骨髓增生异常综合征和发现血细胞膜锚连蛋白阴性细胞群体。

4.体外造血干细胞培养

细胞集落明显减少或缺如。

五、治疗原则

(一)支持治疗

适用于所有再障患者。应加强保护措施,注意饮食及个人环境卫生,减少感染机会。对有发热(>38.5 ℃)和感染征象者,应及时经验性应用广谱抗生素治疗,然后再根据微生物学证据加以调整,同时应注意系统性真菌感染的预防和治疗。粒细胞缺乏患者的感染危险度明显增加,对粒细胞计数<0.5×10^9/L 者可预防性采用广谱抗生素和抗真菌药物。输血或成分输血是支持治疗的重要内容,严重贫血者给予红细胞输注。提倡采用去白细胞成分血,长期输血依赖者应注意铁过载,必要时进行去铁治疗。血小板<20×10^9/L 或有明显出血倾向者应预防性输注血小板浓缩制剂,以减少致命性出血(颅内出血)的危险。排卵型月经过多可试用雄激素或炔诺酮控制,如拟行干细胞移植,则应尽可能减少术前输血,以提高植入成功率。

(二)非重型再生障碍性贫血的治疗

1.雄激素

适用于全部再生障碍性贫血(aplastic anemia,AA)。为目前治疗非重型再障的常用药。其作用机制是刺激肾脏产生促红细胞生成素,并直接作用于骨髓,促进红细胞生成。长期应用还可促进粒细胞系统和巨核细胞系统细胞的增生。常用 4 种药物:司坦唑醇2 mg,每天 3 次;十一酸睾酮40~80 mg,每天 3 次;达那唑 0.2 g,每天 3 次;丙酸睾酮100 mg/d 肌内注射。疗程及剂量应视药物的作用效果和不良反应(如男性化、肝功能损害等)调整。

2.造血生长因子

适用于全部 AA,特别是 SAA。单用无效,多作为辅助性药物,在免疫抑制治疗时或之后应用,有促进骨髓恢复的作用。常用粒-单系集落刺激因子(GM-CSF)或粒系集落刺激因子(G-CSF),剂量为 5 μg/(kg·d);红细胞生成素(EPO),常用 50~100 U/(kg·d)。一般在免疫抑制治疗 SAA 后使用,剂量可酌减,维持 3 个月以上为宜。

(三)重型再生障碍性贫血的治疗

1.造血干细胞移植

对 40 岁以下、无感染及其他并发症、有合适供体的 SAA 患者,可考虑造血干细胞移植。

2.免疫抑制治疗

抗淋巴/胸腺细胞球蛋白(ALG/ATG)主要用于 SAA。马 ALG 10～15 mg/(kg·d)连用 5 天,兔 ATC 3～5 mg/(kg·d)连用 5 天;用药前需做过敏试验;用药过程中用糖皮质激素防治变态反应;静脉滴注 ATG 不宜过快,每天剂量应维持滴注 12～16 小时;可与环孢素 A(CSA)组成强化免疫抑制方案。

环孢素 A 适用于全部 AA 3～5 mg/(kg·d),疗程一般长于 1 年。使用时应个体化,应参照患者造血功能和 T 细胞免疫恢复情况、药物不良反应(如肝、肾功能损害、牙龈增生及消化道反应)、血药浓度等调整用药剂量和疗程。

3.其他

有学者使用 CD3 单克隆抗体、麦考酚吗乙酯(MMF)、环磷酰胺、甲泼尼龙等治疗 SAA。

六、护理评估

(一)健康史

评估患者发病之前有无接触与本病相关的病因。职业暴露是继发性再障经常关联的病因。近年来,苯及其相关制剂引起的再生障碍性贫血病例有所增多,且屡有职业群体发病的情况;其他危险暴露包括除草剂和杀虫剂以及长期染发(氧化染发剂和金属染发剂)等;询问患者是否有服细胞毒化疗药物史;询问患者是否有接触 γ 射线和 X 射线等高能射线的经历;是否患有病毒性肝炎。

(二)身体状况

评估患者出现的症状、体征,如感染、出血等。绝大多数患者有发热表现,多在 39 ℃以上。常见感染部位有口腔黏膜、皮肤、呼吸道、尿道等;以皮肤、黏膜出血为突出,常有鼻出血、牙龈渗血等,严重者可内脏出血;皮肤苍白,皮肤及浅表黏膜常有出血点或瘀斑、瘀点。部分患者可有便血,一般无肝、脾、淋巴结肿大。

(三)心理-社会状况

了解患者目前的身心状况及其与家人对疾病的认知及应对能力。

七、护理诊断

(1)活动无耐力:与贫血有关。

(2)体温过高:与感染有关。

(3)组织完整性受损:与血小板减少有关。

(4)自我形象紊乱:与女性患者应用雄激素有关。

(5)知识缺乏:缺乏疾病相关知识。

(6)焦虑:与担心与疾病预后和自我形象紊乱有关。

(7)潜在并发症:颅内出血。

八、护理措施

(一)病情监测

(1)密切观察患者的体温变化,若出现发热,应及时报告医师,准确、及时地给予抗生素治疗,并配合医师做好血液、痰液、尿液及大便等标本的采集工作。

(2)密切观察患者生命体征及病情,皮肤、黏膜、消化道及内脏器官有无出血倾向。

(二)一般护理

(1)轻度贫血和血小板$(20\sim50)\times10^9/L$时减少活动,卧床休息。重度贫血$Hb<50$ g/L及血小板$<20\times10^9/L$时应绝对卧床休息。

(2)病房保持空气流通,限制陪伴探视人员,避免交叉感染。医护人员严格无菌操作,避免医源性感染。

(3)由于高热状态下唾液分泌较少及长期使用抗生素等,易造成细菌在口腔内滋长,因此必须注意口腔清洁,饭前、饭后、睡前、晨起时漱口。

(4)保持皮肤的清洁干燥,勤换衣裤,勤剪指甲,避免造成皮肤、黏膜的损伤,睡前用1:5000的高锰酸钾溶液坐浴,每次15～20分钟,保持大便的通畅,避免用力排便,咳嗽,女性患者同时要注意会阴部的清洁。

(三)饮食护理

嘱患者进食高热量、高维生素、高蛋白、易消化的饮食,避免食物过烫、过硬、刺激性强,以免引起口腔及消化道的出血。对于发热的患者应鼓励多饮水。

(四)输血的护理

重度贫血$Hb<50$ g/L伴头晕、乏力、心悸时,遵医嘱输注红细胞悬液。输血前,向患者讲解输血的目的、注意事项及不良反应,经两人"三查八对"无误后方可输注。输血中密切观察患者有无输血反应。输血前30分钟,输血后15分钟及输血完成后分别记录患者生命体征。输血时记录脉搏和呼吸,并记录血型和输血量。

（五）发热的护理

定时测量体温，保持皮肤清洁干燥，及时更换汗湿的衣物、床单、被套。给予物理降温，如温热水擦浴，冰袋放置大动脉处；一般不用乙醇溶液擦浴，以免引起皮肤出血。协助患者多饮水，遵医嘱使用降温药和抗生素。

（六）出血的预防及护理

嘱患者避免外伤及碰撞，预防皮肤损伤。使用软毛牙刷刷牙，勿剔牙，避免损伤牙龈，引起牙龈出血，勿挖鼻孔，使用清鱼肝油滴鼻，避免鼻腔干燥出血。保持排便通畅，勿用力排便，预防颅内出血的发生。护理操作时，动作轻柔，避免反复多次穿刺造成皮肤损伤，拔针后延长按压时间。血小板$<5\times10^9$/L 时尽量避免肌内注射。颅内出血的患者应平卧位休息，头部制动，有呕吐时及时清理呕吐物，保持呼吸道通畅。密切观察患者的生命体征、意识状态、瞳孔大小变化，准确记录 24 小时出入量。遵医嘱静脉输入止血药、脱水剂及血小板。

（七）药物指导及护理

1.免疫抑制剂

抗淋巴/胸腺细胞球蛋白（ALG/ATG）主要用于 SAA。环孢素适用于全部 AA。也有使用 CD3 单克隆抗体、麦考酚吗乙酯（MMF）、环磷酰胺、甲泼尼龙等治疗 SAA。护理上需要注意如下问题。

（1）在应用 ATG 和 ALG 治疗前需做过敏试验；用药过程中用糖皮质激素防治变态反应；静脉滴注 ATG 不宜过快，每天剂量应维持点滴 12～16 小时；治疗过程可出现超敏反应、血小板减少和血清病（发热、猩红热样皮疹、关节痛）等，应密切观察。

（2）应用环孢素时应定期检查肝、肾功能，观察有无牙龈增生及消化道反应。

（3）应用糖皮质激素时可有医源性肾上腺皮质功能亢进，机体抵抗力下降等，应密切观察有无诱发或加重感染，有无血压升高及血糖升高，有无上腹痛及黑便等情况。

2.促造血治疗药物

（1）雄激素：适用于全部 AA。常用的有司坦唑醇、十一酸睾酮、达那唑、丙酸睾酮。

护理上需要注意如下问题：①本类药物常见不良反应有男性化作用，如出现痤疮、须毛增多、女性患者闭经或男性化等，用药前应向患者交代清楚。②丙酸睾酮需肌内注射，其为油剂，注射后不易吸收，注射部位常可形成硬块，甚至发生无菌性坏死。故需深部缓慢分层肌内注射，并注意轮流更换注射部位，经常检查局部有无硬结,发现硬结及时理疗,以促进吸收,防止感染。③口服司坦唑醇、达那唑等易引起肝脏损害和药物性肝内胆汁淤积,治疗过程中应注意有无黄疸,定期检查肝功能。④定期监测血红蛋白、网织红细胞计数及白细胞计数,通常药物治疗 1 个月左右网织红细胞开始上升,接着血红蛋白升高,经 3 个月后红细胞开始上升,而血小板需要较长时间才会上升。

(2)造血生长因子:适用于全部 AA,特别是 SAA。常用粒-单系集落刺激因子(GM-CSF)、粒系集落刺激因子(G-CSF)、促红细胞生成素(EPO)。一般在免疫抑制治疗 SAA 后使用,剂量可酌减,维持 3 个月以上为宜。

本类药物用药前应作过敏试验,用药期间宜定期检查血象。①G-CSF 皮下注射,患者偶有皮疹、低热、消化道不适、骨痛、氨基转移酶升高等不良反应,一般在停药后消失。②GM-CSF 用药后注意观察有无发热、骨痛、肌痛、静脉炎、胸膜渗液、腹泻、乏力等,严重者可见心包炎、血栓形成。③EPO 可静脉注射或皮下注射。用药期间应监测血压,如发现血压升高报告医师进行处理。偶可诱发脑血管意外或癫痫发作,应密切观察。

(八)心理护理

向患者及家属讲解疾病的病因,临床表现及预后,取得患者及家属的信任。增加与患者的沟通与交流,了解患者的真实想法。介绍一些治疗效果及心态良好的患者与其交谈,使患者正确面对疾病,树立战胜疾病的信心,积极配合治疗护理。

九、健康教育

(一)疾病预防指导

尽可能避免或减少接触与再障发病相关的药物和理化物质。针对危险品的职业性接触者,如油漆工/喷漆工、从事橡胶与制鞋、传统印刷与彩印、室内装修的工人等,除了要加强生产车间或工厂的室内通风之外,必须严格遵守操作规程,做好个人防护,定期体检,检查血象。使用绿色环保装修材料,新近进行室内装修的家居,要监测室内的甲醛水平,不宜即时入住或使用。使用农药或杀虫剂时,做好个人防护。加强锻炼,增强体质,预防病毒感染。

(二)疾病知识指导

简介疾病的可能原因、临床表现及目前的主要诊疗方法,增强患者及其家属的信心,以积极配合治疗和护理。饮食方面注意加强营养,增进食欲,避免对消化道黏膜有刺激性的食物,避免病从口入。避免服用对造血系统有害的药物,如氯霉素、磺胺药、保泰松、阿司匹林等。避免感染和加重出血。

(三)休息与活动指导

充足的睡眠与休息可减少机体的耗氧量;适当的活动可调节身心状况,提高患者的活动耐力,但过度运动会增加机体耗氧量,甚至诱发心衰。睡眠不足、情绪激动则易于诱发颅内出血。因此,必须指导患者根据病情做好休息与活动的自我调节。

(四)用药指导

主要包括免疫抑制剂、雄激素类药物与抗生素的使用。为保证药物疗效的正常发挥,减少药物不良反应,需向患者及家属详细介绍药物的名称、用量、用法、疗程及其不良反应,应叮嘱其必须在医师指导下按时、按量、按疗程用药,不可自行更改或停用药物,定期复查血象。

(五)心理指导

再障患者常可出现焦虑、抑郁甚至绝望等负性情绪,这些负性情绪可影响患者康复的信心以及配合诊疗与护理的态度和行为,从而影响疾病康复、治疗效果和预后。因此,必须使患者及家属认识负性情绪的危害,指导患者学会自我调整,学会倾诉;家属要善于理解和支持患者,学会倾听;必要时应寻求专业人士的帮助,避免发生意外。

(六)病情监测指导

主要是贫血、出血、感染的症状体征和药物不良反应的自我监测。具体包括头晕、头痛、心悸、气促等症状,生命体征(特别是体温与脉搏)、皮肤黏膜(苍白与出血)、常见感染灶的症状(咽痛、咳嗽、咳痰、尿路刺激征、肛周疼痛等)、内脏出血的表现(黑便与便血、血尿、阴道出血等)。若有上述症状或体征出现或加重,提示有病情恶化的可能,应及时向医护人员汇报或及时就医。

第三节　溶血性贫血

溶血性贫血(hemolytic anemia,HA)指红细胞遭到破坏、寿命缩短,超过骨髓造血代偿能力时发生的一组贫血。临床主要表现为贫血、黄疸、脾大、网织红细胞增高及骨髓红系造血细胞代偿性增生。骨髓具有正常造血能力 6～8 倍的代偿潜力。当红细胞破坏增加而骨髓造血能力足以代偿时,可以不出现贫血,称为溶血性疾病。我国溶血性贫血的发病率占贫血的 10%～15%,个别类型的溶血性贫血具有较强的民族或区域性分布的特点。

一、分类

(一)急性溶血

起病急骤,寒战、高热,头痛,腰背、四肢酸痛,腹痛时伴有恶心、呕吐和腹泻,迅速出现贫血、黄疸、胸闷、气促、心悸及血红蛋白尿。这是由于短期内大量血管内溶血,其分解代谢产物对机体的毒性作用所致。重者可出现休克、心力衰竭和急性肾衰竭。

(二)慢性溶血

起病缓慢,病程长,症状较轻。

1.贫血

多为轻、中度贫血,仅表现面色苍白。

2.黄疸

常伴有轻微黄疸,可持续存在。

3.脾大

通常有轻、中度脾大,可伴左上腹隐约沉重感。

二、辅助检查

(一)一般实验室检查

可确定是否为溶血。

1.血象

红细胞计数和血红蛋白浓度有不同程度下降;网织红细胞比例明显增加,甚至可见有核红细胞。

2.尿液检查

常用的检查项目包括:一般性状、尿胆原与尿胆素及隐血试验。

3.血清胆红素测定

总胆红素水平增高;游离胆红素含量增高,结合胆红素/总胆红素<20%。

4.骨髓象

骨髓增生活跃或极度活跃,以红系增生为主,可见大量幼稚红细胞,以中幼和晚幼细胞为主,形态多正常。

(二)溶血性贫血的筛查检测

1.血浆游离血红蛋白检测

有助于血管内与血管外溶血的鉴别。前者血浆游离血红蛋白含量明显增高,后者多正常。

2.含铁血黄素尿试验

阳性多见于慢性血管内溶血。若为急性血管内溶血,需经几天后含铁血黄素尿测定才阳性,并可持续一段时间。

3.血清结合珠蛋白检测

血清结合珠蛋白是血液中的一组糖蛋白,在肝脏中产生。血管内溶血时,结合珠蛋白与游离血红蛋白结合,使血清中结合珠蛋白降低。

4.红细胞寿命测定

用放射性核素^{51}Cr标记红细胞来检测其半衰期,是诊断溶血的最可靠指标。

(三)红细胞内在缺陷的检测

有助于贫血原因及类型的判断。

1.红细胞脆性试验

红细胞脆性试验是检测红细胞膜缺陷的常用指标。红细胞脆性与红细胞面积/体积的比值呈负相关。遗传性球形红细胞增多症的红细胞脆性增加,地中海贫血的脆性降低。

2.抗人球蛋白试验(Coombs试验)

Coombs试验主要用于自身免疫性溶血性贫血病的诊断与鉴别诊断。阳性可考虑为自身免疫性溶血性贫血、系统性红斑狼疮等。

3.酸溶血试验(Ham试验)

有血红蛋白尿者均应做此项检查,阳性主要见于阵发性睡眠性血红蛋白尿。

4.血红蛋白电泳

血红蛋白电泳是珠蛋白生成异常的主要检测指标。常用于地中海贫血的诊断与鉴别诊断。HbA$_2$增高是诊断β-轻型地中海贫血的重要依据。

5.高铁血红蛋白还原实验

高铁血红蛋白还原实验主要用于红细胞葡萄糖-6-磷酸脱氢酶(G-6-PD)缺乏症的筛查或普查。G-6-PD缺乏者的高铁血红蛋白还原值可低于正常的75%,但有假阳性。

6.G-6-PD活性测定

G-6-PD活性测定是诊断G-6-PD缺乏症最为可靠的诊断。

三、治疗原则

(一)病因治疗

1.去除病因

获得性溶血性贫血如有病因可寻,去除病因后可望治愈。如为异型输血所致,应立即停止输血。药物诱发性溶血性贫血停用药物后,病情可能很快恢复。感染所致溶血性贫血在控制感染后,溶血即可终止。

2.糖皮质激素和其他免疫抑制剂

糖皮质激素和其他免疫抑制剂主要用于免疫介导的溶血性贫血。糖皮质激素对温抗体型自身免疫性溶血性贫血有较好的疗效。环孢素 A 和环磷酰胺对某些糖皮质激素治疗无效的温抗体型自身免疫性溶血性贫血或冷抗体型自身免疫性溶血性贫血可能有效。常用的糖皮质激素有泼尼松、氢化可的松;免疫抑制剂有环磷酰胺、硫唑嘌呤、甲氨蝶呤和环孢素 A 等。因这类药物作用局限,不良反应多,应严格掌握适应证,避免滥用。

3.脾切除术

适用于红细胞破坏主要发生在脾脏的溶血性贫血,如遗传性球形红细胞增多症、对糖皮质激素反应不良的自身免疫性溶血性贫血、某些血红蛋白病以及脾功能亢进,切脾后可不同程度的缓解病情。

(二)对症治疗

针对贫血及 HA 引起的并发症等的治疗。

1.成分输血

因输血在某些溶血性贫血可造成严重的反应,故其指征应从严掌握。阵发性睡眠性血红蛋白尿症输血后可能引起急性溶血发作。自身免疫性溶血性贫血有高浓度自身抗体者可造成配型困难。此外,输血后且可能加重溶血。因此,溶血性贫血的输血应视为支持或挽救生命的措施,应采用去白细胞成分输血,必要时采用洗涤红细胞。

2.其他治疗

严重的急性血管内溶血可造成急性肾衰竭、休克及电解质紊乱等致命并发症,应予积极处理。某些慢性溶血性贫血叶酸消耗增加,宜适当补充叶酸。慢性血管内溶血增加铁丢失,证实缺铁后可用铁剂治疗。慢性长期溶血输血依赖者(如重型珠蛋白生成障碍性贫血)必须注意铁负荷过载,应在发生血色病造成器官损害前进行预防性去铁治疗。

四、护理评估

(一)健康史

评估患者有无相关遗传性疾病家族史,是否处于相关疾病的高发区。

(二)身体状况

评估患者有无寒战、高热、乏力、四肢及腰背疼痛、恶心、呕吐等。急性溶血患者多有明显贫血、黄疸,由于贫血缺氧,严重者可发生昏迷、休克,溶血产物可引起肾小管细胞缺血坏死及管道阻塞,导致急性肾衰竭,密切观察患者尿液颜色、性状及量,观察患者有无出现应用糖皮质激素所引发的不良反应。

(三)心理-社会状况

评估患者目前的身心状况及其与家人对疾病的认知以及应对能力。

五、护理诊断

(一)活动无耐力

与溶血、贫血有关。

(二)自我形象紊乱

与长期使用糖皮质激素有关。

(三)疼痛

与红细胞破坏后分解产物对机体的毒性反应有关。

(四)知识缺乏

缺乏疾病的相关知识。

六、护理措施

(一)生命体征

病情观察要密切观察患者的神志、生命体征、贫血进展的程度、皮肤及黏膜有无黄染、患者的尿色、尿量,倾听患者诉说,有无头痛、恶心、呕吐、四肢酸痛等表现,及时报告医师并做详细记录。慢性贫血常处于红细胞破坏过度与加速生成的脆弱平衡状态,若此状态失衡,患者突然出现血红蛋白尿、明显贫血及黄疸,突起寒战、高热、头痛时,则发生"溶血危象",应高度警惕。对于慢性溶血性贫血的患者仍应注意观察病情的发展,经常询问患者有无异常及不适,以便及早处理。

(二)饮食护理

避免进食一切可能加重溶血的食物或药物,不宜吃酸性食物,宜吃碱性食物,如豆腐、海带、奶类及各种蔬菜、水果等,鼓励患者多喝水,勤排尿,促进溶血后所产生的毒性物质的排泄,同时也有助于减轻药物引起的不良反应。

（三）生活护理

对于急性溶血或慢性溶血合并溶血危象的患者应绝对卧床休息，保持病室的安静及床单元的舒适，护理人员应做好生活护理。对于慢性期及中度贫血的患者应增加卧床休息的时间，减少活动，与患者共同制订活动计划，量力而行，循序渐进，患者可生活自理，提高生活质量。

（四）治疗用药的观察及护理

由于溶血性贫血的患者使用糖皮质激素的时间长，应注意观察药物的不良反应，如电解质紊乱，继发感染、上消化道出血等征象，应监测患者的血压、血糖，反复向患者讲解用药的注意事项，必须按时按量服用，在停药过程中应逐渐减量，防止因突然停药出现的反跳现象。向患者讲解激素治疗的重要性及不良反应，强调这些不良反应在治疗后可逐渐消失，鼓励患者正确对待形象的改变，必要时可给予一定的修饰。

（五）对症护理

（1）当患者出现急性肾衰竭时，应绝对卧床休息，每天测量体重，记好出入量，监测电解质、血象、尿素氮、肌酐等检查，在饮食上向患者讲解控制水分及钠盐摄入的重要者性，给予患者高热量、高维生素、低蛋白的饮食，减轻肾脏的负担，促进血红蛋白的排泄，可使用干热疗法：将灌入 $60\sim70\ ℃$ 热水的热水袋用棉布包裹后置于双侧腰部，促进肾脏血管扩张。

（2）当患者出现腰背疼痛时，给予患者舒适的体位，安静的环境，利于患者的休息，向患者讲解疼痛的原因，鼓励多饮水，促进代谢物的排泄，教会患者使用精神转移法，转移对疼痛的关注，必要时遵医嘱使用镇痛剂。

（六）心理护理

护士应耐心倾听患者的诉说，根据患者特定的自身需要对其进行心理上的指导，给予更多关怀，向患者讲解疾病的相关知识并明确告知患者一定会找到解决问题的方法，并且请已治愈的患者现身说法，增强患者战胜疾病的信心，在治疗结束后，适时可恢复患者的部分工作，让患者体会自身的社会价值，形成心理上的良性循环。

（七）输血的护理

1.严格掌握输血适应证

急性溶血性贫血和慢性溶血性贫血明显时，输血是一种非常重要的疗法，但输血也要根据患者具体情况而定，因为对于某些溶血性贫血输血反而会加重病情，因此对于输血的患者要严格掌握输血的种类、剂量、时间、速度、方法，加强输血过程中的观察,输血的速度不宜过快,尤其在开始阶段,应警惕输血不良反应的出现,密切监测生命体征,观察黄疸、贫血、尿色,出现异常及时通知医师。在自身免疫性溶血性贫血输血过程中应用糖皮质激素,能减少溶血,使输血更加安全。

2.避免发生血型不合的输血

护士在输血过程中应本着高度负责的态度,一丝不苟,严格按照操作规程进行,切实做到"三查八对",即认真核对患者的床号、姓名、住院号、血型、血袋号、剂量、交叉配型试验结果、血液成分,若血型不合,输血早期即可出现酱油色血红蛋白尿、血压下降、休克、急性肾衰竭,对患者诉说应高度重视,立即报告医师,同时停止输血。

七、健康教育

(一)疾病预防指导

对相关疾病的高发区或好发人群、有相关遗传性疾病家族史者,如在我国G-6-PD缺乏症多见于广西、海南、云南傣族和广东的客家人,地中海贫血以华南与西南地区较多见,特别是苗、瑶、黎、壮族最为多见,男女双方婚前均应进行相关筛查性检查。有遗传性溶血性贫血或发病倾向者在婚前、婚后应进行遗传学相关的婚育咨询,以避免或减少死胎及溶血性疾病患儿的出生。对蚕豆病高发区,应广泛开展健康指导,做好预防工作。加强输血管理,避免异型输血后溶血。

(二)疾病知识指导

简介疾病的有关知识,如病因、主要表现、治疗与预防的方法等。告知患者及家属,许多溶血性贫血病因未明或发病机制不清,尚无根治的方法,故预防发病很重要,使患者增强预防意识,减少或避免加重溶血的发生。适宜的体育锻炼有助于增强体质和抗病能力,但活动量以不感觉疲劳为度,保证充足的休息和睡眠。溶血发作期间应减少活动或卧床休息;注意保暖,避免受凉;多饮水、勤排尿;进食高蛋白、高维生素食物。

(三)预防溶血指导

如已明确为化学毒物或药物引起的溶血,应避免再次接触或服用。阵发性睡眠性血红蛋白尿患者忌食酸性食物和药物,如维生素 C、阿司匹林、苯巴比妥、磺胺药等,还应避免精神紧张、感染、过劳、妊娠、输血及外科手术等诱发因素。G-6-PD 缺乏者禁食蚕豆及其制品和氧化性药物,如伯氨喹、奎宁、磺胺药、呋喃类、氯霉素、维生素 K 等。对伴有脾功能亢进和白细胞减少者,应注意个人卫生,预防各种感染。

（四）病情监测指导

主要是贫血、溶血及其相关症状或体征和药物不良反应的自我监测等,包括头晕、头痛、心悸、气促,皮肤黏膜有无苍白与黄染,有无尿量减少、浓茶样或酱油样尿等症状。上述症状或体征的出现或加重,均提示有溶血发生或加重的可能,要留取尿液标本送检,及时就诊。

第四节　巨幼细胞贫血

巨幼细胞贫血(megaloblastic anemia,MA)是一种全身性疾病,是指由于叶酸、维生素 B_{12} 缺乏或某些影响核苷酸代谢的药物的作用,导致细胞核脱氧核糖核酸(DNA)合成障碍所致的一种大细胞性贫血,其中 90% 为叶酸、维生素 B_{12} 缺乏引起的营养性巨幼细胞贫血。其共同的细胞形态学特征是骨髓中红细胞和髓细胞系出现"巨幼变"。此类贫血的幼红细胞 DNA 合成障碍,故又有学者称之为幼红细胞增殖异常性贫血。

一、临床表现

（一）血液系统表现

起病多缓慢,常有面色苍白、乏力、耐力下降、头晕、心悸等贫血症状。严重者可因全血细胞减少,而出现反复感染和出血。少数患者可出现轻度黄疸。

（二）消化系统表现

口腔黏膜、舌乳头萎缩,舌面光滑呈"镜面样舌"或舌质绛红呈"牛肉样舌",可伴舌痛。早期胃肠道黏膜萎缩可引起食欲不振、恶心、腹胀、腹泻或便秘。

（三）神经系统表现和精神症状

可有外周神经炎、对称性远端肢体麻木、深感觉障碍;共济失调或步态不稳;味觉、嗅觉降低;锥体束征阳性、肌张力增加、腱反射亢进;视力下降、黑矇征;重者可有大、小便失禁。叶酸缺乏者有易怒、妄想等精神症状。维生素 B_{12} 缺乏者有抑郁、失眠、记忆力下降、谵妄、幻觉、妄想甚至精神错乱、人格变态等。

（四）其他表现

部分患者可有体重降低和低热。

二、辅助检查

(一)血象

典型血象呈大细胞性贫血，MCV、MCH 均增高，MCHC 正常。网织红细胞计数可正常。重者全血细胞减少。血涂片中可见红细胞大小不等、中央淡染区消失，有大椭圆形红细胞、点彩红细胞等；中性粒细胞核分叶过多（5 叶核占 5% 以上或出现 6 叶以上核），亦可见巨型杆状核粒细胞。

(二)骨髓象

骨髓增生活跃或明显活跃。红系增生显著、巨幼变（胞体大，胞质较胞核成熟，"核幼质老"）；贫血越严重，红系细胞与巨幼红细胞的比例越高；粒系也有巨幼变，巨杆状核粒细胞，成熟粒细胞多分叶；巨核细胞体积增大，分叶过多。骨髓铁染色常增多。

(三)血清维生素 B_{12}、叶酸及红细胞叶酸含量测定

血清维生素 B_{12}、叶酸及红细胞叶酸含量测定是诊断叶酸及维生素 B_{12} 缺乏的重要指标。血清维生素 $B_{12} < 74$ pmol/L（100 ng/mL）（维生素 B_{12} 缺乏），血清叶酸 < 6.8 nmol/L（3 ng/mL），红细胞叶酸 < 227 nmol/L（100 ng/mL）（叶酸缺乏）。

(四)钴胺吸收试验

钴胺吸收试验又称 Schilling 试验，有助于判断维生素 B_{12} 缺乏的原因。

(五)血同型半胱氨酸和甲基丙二酸测定

用于鉴别病因，维生素 B_{12} 缺乏两者均升高，而叶酸缺乏只有同型半胱氨酸升高。

(六)脱氧尿核苷抑制试验

用于疑难病例的诊断。

(七)其他

（1）因无效造血，红细胞在骨髓内破坏，间接胆红素可轻度升高。

（2）大多数患者血清乳酸脱氢酶及其他红细胞酶类的活性升高，治疗后活性降低，是判断疗效的良好指标。

（3）如不伴有缺铁，多数患者血清铁升高，骨髓内外铁正常或轻度增多。

（4）恶性贫血患者胃液分析呈真性胃酸缺乏，营养性叶酸和维生素 B_{12} 缺乏在有效治疗后，胃酸可恢复正常。

（5）半数恶性贫血患者可检出内因子抗体。

三、治疗原则

（一）原发病的治疗

有原发病（如胃肠道疾病、自身免疫病等）的 MA，应积极治疗原发病；用药后继发的 MA，应酌情停药。

（二）补充缺乏的营养物质

1.叶酸缺乏

口服叶酸，每次 5～10 mg，每天 3 次，直至血象完全恢复正常。因胃肠道功能紊乱而吸收障碍者，可用四氢叶酸钙 5～10 mg，每天 1 次肌内注射。若无原发病，不需维持治疗；如同时有维生素 B_{12} 缺乏，则需同时注射维生素 B_{12}，否则可加重神经系统损伤。

2.维生素 B_{12} 缺乏

肌内注射维生素 B_{12}，每次 500 μg，每周 2 次，无维生素 B_{12} 吸收障碍者可口服维生素 B_{12} 片剂 500 μg，每天 1 次，直至血象恢复正常。若有神经系统表现，治疗维持半年到 1 年；恶性贫血患者则需终身维持治疗。

（三）其他

若患者同时存在缺铁或治疗过程中出现缺铁的表现，应及时补充铁剂。

四、护理评估

（一）健康史

评估患者日常饮食习惯，是否偏食、膳食质量差、缺乏新鲜绿色蔬菜或肉、蛋，或烹调不当，是否有腹泻、小肠炎症、肠肿瘤、肠切除术等病史；是否有服用甲氨蝶呤等抗核苷酸合成药物史；是否有酗酒习惯。

（二）身体状况

评估患者是否有头晕、浑身无力、恶心、气促、耳鸣等症状；评估患者是否有食欲缺乏、上腹部不适或腹泻、味觉消失、舌痛等表现；评估患者是否有四肢无力且麻木，下肢强直行走困难；是否有膀胱、直肠功能障碍，健忘，易激动以至精神失常等症；评估患者皮肤是否苍白，有无舌质红、舌乳头萎缩、消失。

（三）心理-社会状况

了解患者目前的身心状况及其与家人对疾病的认知以及应对能力。

五、护理诊断

（1）活动无耐力：与贫血有关。

（2）营养失调，低于机体需要量：与叶酸、维生素 B_{12} 缺乏有关。

（3）有受伤的危险跌伤与贫血有关。

（4）潜在并发症：感染。

（5）知识缺乏：缺乏正确的知识来源。

（6）焦虑：与担心疾病预后有关。

六、护理措施

（一）一般护理

评估患者贫血的程度，嘱患者适当休息，严重贫血者应绝对卧床休息。更换体位时，动作不宜过快，预防直立性低血压引起晕厥和跌伤。病情观察，观察患者皮肤、黏膜变化，有无食欲不振、腹胀、腹泻及神经系统症状。

（二）饮食护理

给予富含维生素 B_{12} 和叶酸丰富的食物，如新鲜蔬菜、水果、动物肝脏，并及时纠正偏食及挑食的习惯。可以通过多饮茶来补充叶酸、维生素 B_{12}。为了避免食物中叶酸的破坏，在烹饪时不宜温度过高或者时间过长。对于食欲降低或吸收不良的患者可以指导其少吃多餐、细嚼慢咽，以及进食清淡易消化的饮食。

（三）用药护理

治疗期间密切观察血常规变化。使用叶酸治疗之前必须了解有无维生素 B_{12} 缺乏的可能，否则会加重维生素 B_{12} 的缺乏所致神经系统病变。使用维生素 B_{12} 治疗中可出现低钾血症，需密切观察患者缺钾症状，及时补充。输血时密切观察有无输血反应。要特别关注老年患者、心血管疾病患者、进食过少者，需密切观察血钾的含量，血钾低于下限时，需及时补充。同时还应观察患者用药后的自觉症状和外周血象的变化。

（四）心理护理

向患者讲解巨幼细胞性贫血的相关知识及治疗目的。告知患者本病如及时治疗，认真配合治疗，恢复很快，预后良好。鼓励患者表达自身感受，耐心倾听患者诉说，帮助患者建立战胜疾病的信心。鼓励患者家属和朋友给予患者关心和支持。

七、健康教育

（一）疾病预防指导

采取科学合理的烹调方式；纠正不良饮食习惯；对高危人群或服用抗核苷酸合成药物患者（氨苯蝶啶、氨基蝶呤、乙胺嘧啶等），应预防性补充叶酸、维生素 B_{12}。

（二）疾病知识指导

使患者及家属了解导致叶酸、维生素 B_{12} 缺乏的病因，介绍疾病的临床表现、治疗等相关方面的知识，使患者主动配合治疗和护理。主要从饮食、卫生习惯等方面加以指导。告诉患者合理饮食的重要性，加强个人卫生，注意保暖，预防损伤与感染。

（三）用药指导

向患者解释巨幼细胞贫血的治疗措施，说明坚持正规用药的重要性，指导患者按医嘱用药，定期门诊复查血象。

（四）疾病自我监测指导

指导患者学会自我监测，如皮肤黏膜情况和神经精神症状，贫血症状明显时要注意卧床休息，保证充足的睡眠。同时要注意口腔和皮肤的清洁。

第五节　遗传性球形细胞增多症

遗传性球形细胞增多症是一种红细胞膜异常的遗传性溶血性贫血。系常染色体显性遗传，由 8 号染色体短臂缺失，患者红细胞膜骨架蛋白有异常，引起红细胞膜通透性增加，钠盐被动性流入细胞内，凹盘形细胞增厚，表面积减少接近球形，变形能力减退。其膜上 Ca^{2+}-Mg^{2+}-ATP 酶受到抑制，钙沉积在膜上，使膜的柔韧性降低。这类球形细胞通过脾脏时极易发生溶血。

一、临床表现

（一）常染色体

男女均可发病。常染色体显性型特征为贫血、黄疸及脾大。常染色体隐性遗传者也多有显著贫血及巨脾，频发黄疸。患者溶血或再障危象常因感染、妊娠或情绪激动而诱发，表现为寒战、高热、恶心呕吐、急剧贫血，可持续多天或 1～2 周。胆石症的发生率为 50％。这是由于胆红素排泄过多而沉淀于胆道内产生结石。其次的并发症为踝以上腿部慢性溃疡，常迁延不愈。

（二）根据疾病的严重度可分为 3 种

（1）轻型多见于儿童，由于患儿骨髓代偿功能好，可无或仅有轻度贫血及脾大。

(2)中间型多为成年发病,可有轻及中度贫血及脾大。

(3)重型患者贫血严重,常依赖输血,生长迟缓,面部骨结构改变似海洋性贫血,偶尔或 1 年内数次出现溶血或再障危象。

(三)并发再障危象

患者可并发再障危象,常为短小病毒感染或叶酸缺乏所引起。患者表现为发热、腹痛、呕吐、网织红细胞减少,严重时全血细胞减少,一般持续 10～14 天。贫血加重时并不伴黄疸加深。

二、辅助检查

(1)外周血可见小球形红细胞增多。

(2)红细胞渗透脆性(OF)高于正常值。

(3)自溶试验 48 小时溶血＞5％。

(4)酸化甘油溶血试验呈阳性。

(5)应用 SDS 聚丙烯酰胺凝胶电泳进行红细胞膜蛋白分析可见收缩蛋白等膜骨架蛋白缺少。

三、治疗原则

(一)脾切除术

脾切除手术治疗疗效显著,可使 90％以上病例获得临床和血象的进步,使持续多年的黄疸和贫血在手术后大都很快消失,但一定程度上球形红细胞依然存在,红细胞渗透脆性仍然增高,但因脾脏已不存在,故红细胞不再过早地从血循环中被清除。因此红细胞生存时间有所延长,甚至接近正常,但不能完全恢复正常。少数病例切脾后可能复发,其原因多系手术残留副脾。

(二)小儿手术治疗

小儿患者宜在 6 岁半以后手术治疗。为减少严重的感染并发症,术前可应用肺炎双球菌疫苗预防接种,术后应用抗生素预防感染。

(三)合并胆石症治疗

如果患者合并胆石症,脾切除时同时行胆囊切除术。少数重型或有溶血危象及再障危象时需输血治疗。手术后给予患者有效的半卧位,密切观察体温、脉搏及血压,保护伤口敷料避免脱落和污染。注意有无渗血,如有异常及时与医师联系处理,术后切口疼痛按医嘱应用镇痛剂以减轻痛苦。

四、护理评估

(一)健康史

询问患者是否有家族病史,由于大部分患者属于染色体显性遗传,其父母中至少有一人为病者,子女中可有半数患病。极少数为常染色体隐性遗传。

(二)身体状况

评估患者贫血程度;评估黄疸程度;评估脾大程度;评估是否有胆囊结石。

(三)心理-社会状况

评估患者焦虑情绪,是否对手术治疗有恐惧心理。护士应及时鼓励安慰及耐心解释。

五、护理诊断

(一)抗感染能力下降

脾脏具有抗感染免疫功能,脾切除后机体可发生明显的免疫功能缺陷。

(二)有血栓的危险

与脾切除后血小板数量迅速增加、血小板聚集性增强、极易发生血栓形成有关。

(三)潜在并发症

胆石症、感染。

六、护理措施

(一)一般护理措施

1.休息活动

严重贫血、急性溶血合并溶血危象及再障危象者绝对卧床休息,提供周到的生活照顾;慢性轻度或中度贫血患者可酌情适当下床活动;切脾手术后按腹部手术护理常规以早期活动为宜,酌情先在床上变换体位,逐渐增加活动量,有利于肠蠕动恢复而早进食,促进康复。

2.注意个人卫生

皮肤、黏膜、毛发勤洗、擦浴及更换内衣,定期洗头、理发和剃须。患者皮肤瘙痒严防搔抓破损继发感染,指(趾)甲经常修剪。轻症者坚持刷牙漱口,重症或脾切除术后禁食期间给予特殊口腔护理,消除口臭,预防口腔或呼吸道感染。

3.营养

提供高蛋白、高维生素易消化的饮食,禁忌用油腻及刺激性食品。脾切除后禁食期间静脉输液以补充水分和营养。

4.心理

鼓励安慰及耐心解释,消除患者顾虑,尤其是对手术治疗的恐惧心理。

5.其他

为患者提供清洁、舒适的休养环境,定时进行空气消毒,保持环境的洁净度。限制患者活动范围,避免腹压增加的因素,如突然弯腰、便秘及情绪激动等。

(二)重点护理措施

1.休息及输血

严重贫血、急性溶血合并溶血危象及再障危象的患者,应绝对卧床休息;遵医嘱给予输入红细胞治疗,在输血过程中应严格核对,检查血液质量,不要在室温下放置超过 30 分钟,输血过程中,加强巡视,注意观察患者的反应。

2.感染

脾切除手术后注意切口处敷料的清洁,有无渗血,及时换药,防止切口处感染。

3.生命体征

严密观察血压、脉搏、体温、呼吸各项生命体征的变化,特别是血压的变化,及时准确记录。

(三)治疗过程中可能出现的情况及应急措施

1.黄疸

多数患者黄疸较轻,有的患者仅有巩膜黄染,但可因情绪波动、受凉和感染而加重,故护理中注意使患者避免以上不良因素的影响,注意观察黄疸的消退或加重情况并做记录。

2.贫血

多为轻度或中度,儿童患者合并感染时贫血加重,这是由于感染期溶血加剧,同时感染可引起骨髓抑制的缘故。故预防感染非常重要,制订患者躯体、环境的清洁、消毒措施,避免受凉感冒继发感染,注意饮食卫生。贫血严重而心悸、气短、乏力者卧床休息以减少耗氧。

3.脾大

一般轻至中度,质硬。注意观察腹围变化并记录。

4.溶血或再生障碍性贫血危象患者

表现为寒战、高热、恶心、呕吐、急剧贫血,多因诱发因素如感染、情绪激动、妇女妊娠而引起。出现此种情况按医嘱给予对症治疗,一般 7~10 天可缓解。指导患者注意预防感染,避免情绪激动。

5.下肢慢性溃疡

以无菌敷料包扎保护创面,定时换药,清洁消毒创面及周围皮肤,卧床时抬高患肢,穿宽大的裤子。

6.胆结石、腹痛

及时报告医师给予合理的处理,在未明确腹痛原因时不能随便给镇痛剂。经医师鉴别诊断确为胆石症,按医嘱给予解痉镇痛药物,继续观察腹痛情况。

七、健康教育

(一)简介疾病知识

遗传性球形红细胞增多症是一种因红细胞膜的缺陷而引起的溶血性贫血病。多数患者为先天遗传病。患者表现主要是贫血、黄疸和脾大,血化验检查可见红细胞膜结构不正常,原凹盘形的红细胞呈球形,其生存期比正常红细胞缩短,脆性增加易破坏而溶血,从而引起贫血及黄疸。可因某些诱因使症状加重,如感染、劳累、妊娠等,可引起溶血及再生障碍危象。脾切除手术疗效良好,术后一般均能使临床症状和血象获得进步。

(二)心理指导

患者因患慢性遗传性贫血疾病而苦恼,要给予安慰,引导其正确面对患病的现实。通过向患者介绍疾病知识和治疗方法及疗效,使之增加治疗的信心。患者多对手术有恐惧心理,易出现寝食不安状态,应耐心解释、说明手术治疗的配合方法,术前准备和术后护理知识等,使之有一定的心理准备。术前遵医嘱应用镇静药物以保证充分的睡眠,有利于平静心绪。

(三)检查治疗指导

为了解贫血的进展程度,需随时检查血象,患者因贫血常对采血有顾虑,应解释血象检查的必要性,说明采血量极少,对病情没有不良影响,同时向其家属说明求得协助配合。接受脾切除手术的患者,术前遵医嘱进行充分的准备,贫血重的可能需输血,术前一天需洗澡更衣、腹部皮肤准备。手术当天禁食,接受术前给药后由手术室护士接往手术室。手术室巡回护士要与患者沟通,耐心指导需要患者配合的事项,多安慰、鼓励,使患者消除陌生及不安全感。术后回病房应半卧位,减少腹部吻合口张力,有利于愈合。一般术后肠蠕动恢复正常之前禁饮食,以静脉补充营养和水分。

(四)饮食指导

患者贫血应补充高蛋白、高维生素的食品。要求清淡易消化:禁忌油腻及刺激食品。可选用瘦肉、蛋禽类、豆制品、水果、蔬菜搭配食用。平时多饮水。患者如果手术治疗,于脾切除术之前晚便应改为流质饮食,手术当天晨起停进食物和水,一直到术后胃肠功能恢复(有肛门排气后),遵医嘱饮食。术后进食当从流质饮食→半流质饮食→普通饮食逐渐过渡,不可操之过急,仍以高蛋白、高维生素食品为宜。

(五)休息活动指导

严重贫血、急性溶血危象及再生障碍危象期的患者应绝对卧床休息,慢性轻度或中度贫血患者可酌情下床活动,也可安排适量的娱乐活动,如观看电视、听广播、读书、看报等,但不可过度疲劳。生活要有规律,保证充足的睡眠。脾切除手术后的患者,如果贫血不重,一般状态良好的,以早期活动为宜,手术当天可在床上变换卧位,第二天起根据病情酌情由人扶坐起,逐渐沿床边活动片刻,以能承受、不疲劳为度。早期活动能增加肺通气量,有利于气管分泌物排出,减少肺的并发症并促进肠蠕动恢复,增进食欲。患者术后贫血较重,身体过于虚弱者,不要勉强离床活动。

(六)出院指导

(1)未经手术治疗而病情缓解的患者出院后继续注意不要过度劳累,约束活动范围,预防感染及避免情绪波动。

(2)经切脾治疗的患者,尽管临床症状明显好转,但红细胞的缺陷继续存在,红细胞生存时间有所延长,甚至接近正常,但不能完全恢复正常,患者应注意生活起居规律有序,不做重体力劳动和剧烈运动。

(3)按医师要求定期来院复查。

(4)病情如有反复的征象随时来院就诊。

第六节 淋 巴 瘤

淋巴瘤起源于淋巴结和淋巴组织,其发生大多与免疫应答过程中淋巴细胞增殖分化产生的某种免疫细胞恶变有关,是免疫系统的恶性肿瘤。按组织病理学改变分类,淋巴瘤可分为非霍奇金淋巴瘤(non-Hodgkin lymphoma,NHL)和霍奇金淋巴瘤(Hodgkin lymphoma,HL)两类。

一、病因

病毒感染(如 EB 病毒等)、宿主的免疫功能、幽门螺杆菌抗原的存在可能与淋巴瘤的发病有关。

二、临床表现

(一)突出表现

无痛性、进行性的淋巴结肿大或局部肿块是淋巴瘤共同的临床表现。

(二)霍奇金淋巴瘤

多见于青年,儿童少见。首发症状常是无痛性颈部或锁骨上淋巴结进行性肿大(占 60%~80%),其次为腋下淋巴结肿大。5%~16%的 HL 患者发生带状疱疹。饮酒后引起的淋巴结疼痛是 HL 所特有,但并非每一个 HL 患者都是如此。发热、盗汗、瘙痒及消瘦等全身症状较多见。30%~40%的 HL 患者以原因不明的持续发热为起病症状。周期性发热约见于 1/6 的患者。皮肤瘙痒是 HL 较特异的表现,可为 HL 唯一的全身症状。

(三)非霍奇金淋巴瘤

NHL 具有以下特点。

(1)全身性:可发生在身体的任何部位,其中淋巴结、扁桃体、脾及骨髓是最易受到累及的部位。

(2)多样性:组织器官不同,受压迫或浸润的范围和程度不同,引起的症状也不同。

(3)随着年龄增长,发病者增多,男性多于女性;除惰性淋巴瘤外,一般发展迅速。

(4)NHL 对各器官的压迫和浸润较 HL 多见,常以高热或各器官、系统症状为主要临床表现。

三、辅助检查

(一)血象检查

HL 常有轻或中度贫血,部分患者嗜酸性粒细胞增多;NHL 白细胞计数多正常,伴有淋巴细胞计数绝对或相对增多。

(二)骨髓象检查

骨髓涂片找到 Reed-Sternberg 细胞(R-S 细胞)是 HL 骨髓浸润的依据。一部分 NHL 患者的骨髓涂片中可找到淋巴瘤细胞。

(三)影像学检查

浅表淋巴结 B 超、胸(腹)部 CT 等检查有助于确定病变的部位及其范围。目前 PETCT/CT 检查是评价淋巴瘤疗效的重要手段。

(四)实验室检查

疾病活动期有血沉增快、血清乳酸脱氢酶升高提示预后不良。骨骼受累,血清碱性磷酸酶活力增强或血钙增加。B细胞NHL可并发溶血性贫血。

(五)病理学检查

淋巴结活检是淋巴瘤确诊和分型主要依据。

四、治疗

治疗原则以化疗为主,化疗与放疗相结合,联合应用相关生物制剂的综合治疗。

(一)霍奇金淋巴瘤

1.化学治疗

ABVD为HL的首选方案见表7-1。

表7-1 霍奇金淋巴瘤的主要化疗方案

方案	药物	备注
MOPP	氮芥、长春新碱、甲基苄肼、泼尼松	如氮芥改为环磷酰胺静脉注射,即为COPP方案
ABVD	表柔比星、博来霉素、长春新碱、甲氮咪胺	4种药均在第1天及第15天静脉注射1次,疗程期间休息2周

2.放射治疗

扩大照射范围,除被累及的淋巴结及肿瘤组织外,还包括附近可能侵及的淋巴结,如病变在膈以上采用"斗篷"式、在膈以下采用倒"Y"字式。

(二)非霍奇金淋巴瘤

1.以化疗为主的综合治疗

(1)惰性淋巴瘤:联合化疗可用COP或CHOP方案(表7-2)。

表7-2 非霍奇金淋巴瘤的常用联合化疗方案

方案	药物
COP	环磷酰胺、长春新碱、泼尼松
CHOP	环磷酰胺、表柔比星、长春新碱、泼尼松
R-CHOP	利妥昔单抗、环磷酰胺、表柔比星、长春新碱、泼尼松
EPOCH	依托泊苷、表柔比星、长春新碱、泼尼松、环磷酰胺
ESHAP(复发淋巴瘤)	依托泊苷、泼尼松、顺铂、阿糖胞苷

(2)侵袭性淋巴瘤:侵袭性NHL的标准治疗方案是CHOP方案,化疗不应

少于 6 个疗程。R-CHOP 方案是弥漫性大 B 细胞淋巴瘤治疗的经典方案。

难治性复发者的解救方案：可选择 ICE（异环磷酰胺、卡铂、依托泊苷）、DHAP（地塞米松、卡铂、高剂量阿糖胞苷）、MINE（异环磷酰胺、米托蒽醌、依托泊苷）、HyperCVAD/MTX-Ara-C 等方案进行解救治疗。

2.生物治疗

（1）单克隆抗体：凡细胞免疫表型为 CD20 的 B 细胞淋巴瘤患者，主要是 NHL 患者，均可用 CD20 单抗（利妥昔单抗）治疗。

（2）干扰素：这是一种能抑制多种血液肿瘤增殖的生物制剂。

（3）抗幽门螺杆菌治疗：胃黏膜相关淋巴样增殖淋巴瘤可用其治疗。

3.骨髓移植

对 55 岁以下患者，能耐受大剂量化疗的中高危患者，可考虑进行自体造血干细胞移植。部分复发或骨髓侵犯的年轻患者还可考虑异基因造血干细胞移植。

4.手术治疗

合并脾功能亢进，有切脾指征者可以切脾，为以后化疗创造有利条件。

五、护理措施

（一）一般护理

1.饮食

鼓励患者进食高热量、高维生素、营养丰富的半流质食物或软食，多食新鲜水果、蔬菜，禁食过硬、带刺、刺激性强的食物，指导患者摄取足够的水分。

2.运动与休息

活动应循序渐进、遵循适度原则。疾病早期可进行社交活动及身体锻炼，晚期应增加卧床休息，进行室内、床旁活动。

（二）病情观察

（1）观察生命体征变化，定期监测体温，观察降温后的反应，避免发生虚脱。

（2）观察患者放疗后的局部皮肤有无发红、瘙痒、灼热感及渗液、水疱形成等。

（3）观察患者情绪变化，有无焦虑、烦躁等。

（4）观察患者睡眠、饮食状况，有无恶心、呕吐、失眠等。

（5）观察患者淋巴结肿大部位、程度及相应器官压迫情况。

（三）对症护理

1.高热护理

可先采用物理降温,冰敷前额及大血管经过的部位,如颈部、腋窝和腹股沟;有出血倾向者禁用乙醇或温水拭浴。及时更换被汗浸湿的衣服及床单,保持皮肤干燥清洁。鼓励患者多饮水,必要时遵医嘱应用退热药物。

2.皮肤护理

放疗患者照射区皮肤应避免受到强冷或热的刺激,外出时避免阳光直射,不要使用有刺激性的化学物品。局部皮肤有发红、痒感时,应尽早涂油膏以保护皮肤,如皮肤为干反应,表现为局部皮肤灼痛;如为湿反应,表现为局部皮肤刺痒、渗液、水疱,可用氢化可的松软膏外涂,2%甲紫外涂,冰片、蛋清外敷,硼酸软膏外敷后加压包扎;如局部皮肤有溃疡坏死,应进行全身抗感染治疗,局部外科清创、植皮。

（四）用药护理

利妥昔单抗不良反应首先表现为发热和寒战,主要发生在第一次静脉注射时,通常在 2 个小时内,其他随后的症状包括恶心、荨麻疹、疲劳、头痛、瘙痒、呼吸困难、暂时性低血压、潮红、心律失常等。因此,每次静脉注射利妥昔单抗前应预先使用镇痛药(如对乙酰氨基酚)和抗过敏药,并且应严密监护患者生命体征,对出现轻微症状的患者可减慢滴速,对出现严重反应的患者,特别是有严重呼吸困难、支气管痉挛和低氧血症的患者应立即停止静脉注射,及时通知医师对症处理。

（五）心理护理

恶性淋巴瘤治疗时间长,治疗费用高,病情发展快,造成患者情绪悲观、低落,护士应耐心与患者交谈,了解其想法,给予适当的解释,鼓励积极接受治疗;家属要充分理解患者的痛苦和心情,注意言行,不要推诿、埋怨,要营造轻松的环境,保持患者心情舒畅,共同面对、互相支持。

第七节　多发性骨髓瘤

多发性骨髓瘤(multiple myeloma,MM)是恶性浆细胞病中最常见的一种类型。骨髓中有大量的异常浆细胞(骨髓瘤细胞)克隆性增殖,引起广泛溶骨性骨骼破坏、骨质疏松,血清中出现单克隆免疫球蛋白(M 蛋白),正常的多克隆免疫球蛋白合成受抑制,尿中出现本周蛋白,从而引起不同程度的肾损害、贫血、免疫功能异常。发病年龄大多在 50~60 岁,男女之比为 3∶2。根据血清 M 成分的特点可分为 IgG 型、IgA 型、IgD 型、IgM 型、IgE 型、轻链型、非分泌型以及双克隆或多克隆免疫球蛋白型,其中 IgG 型最常见。

一、病因与发病机制

可能与病毒感染、电离辐射、接触工业或农业毒物,慢性抗原刺激及遗传因素有关。

二、临床表现

(一)骨骼损害

骨痛为常见症状,以腰骶部最多见,有自发性骨折的可能。

(二)感染

细菌和病毒感染。

(三)贫血

部分患者以贫血为首发症状。

(四)高钙血症

呕吐、乏力、意识模糊、多尿或便秘等。

(五)肾功能损害

蛋白尿、管型尿,以及急、慢性肾衰竭。

(六)高黏滞综合征

头晕、眼花、耳鸣、手指麻木、冠状动脉供血不足、慢性心力衰竭、意识障碍甚至昏迷。

(七)出血倾向

鼻出血、牙龈出血和皮肤紫癜多见。

(八)淀粉样变性和雷诺现象

常见舌和腮腺肿大、心脏扩大、腹泻便秘、皮肤苔藓样变、外周神经病变及肝肾功能损害等。

(九)髓外浸润

器官肿大、神经损害、髓外骨髓瘤、浆细胞白血病。

三、辅助检查

(一)血常规检查

正常细胞性贫血,晚期可见大量骨髓瘤细胞。

（二）骨髓象检查

浆细胞异常增生，并伴有质的改变。

（三）血液生化检查

（1）单株免疫球蛋白血症的检查：蛋白电泳出现 M 蛋白；免疫电泳发现重链；血清免疫球蛋白定量测定发现 M 蛋白增多，正常免疫球蛋白减少。

（2）血钙、磷测定：高钙血症；晚期肾功能减退，血磷也升高。

（3）血清 β_2 微球蛋白和血清清蛋白测定：可评估肿瘤负荷及预后。

（4）C 反应蛋白和血清乳酸脱氢酶测定：反应疾病的严重程度。

（5）尿和肾功能监测：90％患者有蛋白尿，血清尿素氮和肌酐可升高，约半数患者尿中出现本周蛋白。

（四）影像学检查

X 线检查、CT 检查、MRI 检查等。

四、治疗

治疗原则是无症状或无进展的患者可以观察，每 3 个月复查 1 次。有症状的患者应积极化疗及造血干细胞移植。

（一）化学治疗

常用化疗方案见表 7-3。来那度胺是一种有效的沙利度胺类似物，与地塞米松联合用于治疗复发或难治性 MM。

表 7-3　骨髓瘤常用联合治疗方案

方案	药物
MPT	美法仑、泼尼松、沙利度胺
VAD	长春新碱、表柔比星、地塞米松
PAD	硼替佐米、表柔比星、地塞米松
VADT	长春新碱、表柔比星、地塞米松、沙利度胺
DT	地塞米松、沙利度胺
DTPAEC	地塞米松、沙利度胺、顺铂、表柔比星、环磷酰胺、依托泊苷

（二）骨病的治疗

双膦酸盐有抑制破骨细胞的作用。

（三）高钙血症的治疗

水化、利尿；使用双膦酸盐；糖皮质激素和（或）降钙素。

（四）贫血的治疗

可考虑使用促红细胞生成素治疗。

（五）肾功能不全的治疗

水化、利尿；有肾衰竭者，应积极透析；慎用非类固醇类抗炎镇痛药；避免使用静脉造影剂。

（六）高黏滞血症的治疗

血浆置换可作为症状性高黏血症患者的辅助治疗。

（七）感染的治疗

若出现症状应用抗生素治疗。

（八）干细胞移植

自体干细胞移植可提高缓解率，清髓性异基因干细胞移植可在年轻患者中进行，常用于难治性、复发患者。

五、护理措施

（一）一般护理

（1）饮食：给予高热量、低蛋白、富含维生素、易消化的食物，肾功能不全者给予低盐饮食，保证每天饮水 2000～3000 mL。

（2）运动与休息：注意卧床休息，使用硬板床或硬床垫，适度运动，劳逸结合，不做剧烈活动和扭腰、转体等动作。翻身时，动作轻柔，避免拖拉硬拽。骨质疏松患者不宜久站、久坐或较长时间固定于一种姿势。

（二）病情观察

注意观察患者疼痛的程度、性质及患者对疼痛的反应；密切监测患者体温变化，观察有无乏力、头晕、眼花、耳鸣等症状；观察出血的部位、主要表现形式、发展或消退情况；严密观察患者皮肤情况，预防压疮发生。观察尿常规、尿液性质、尿量等。

（三）对症护理

1.疼痛护理

协助患者睡硬板床，采取舒适卧位，适当按摩病变部位，避免用力过度。护士应耐心倾听患者对疼痛的主述，安抚患者，使其情绪稳定。指导患者放松，采用听音乐、自我暗示、按摩、针灸等方法转移注意力。遵医嘱应用镇痛药，选择合适的镇痛药及给药途径，密切关注疗效及不良反应。

2.躯体活动障碍护理

保持床单平整干燥，避免潮湿、皱褶等物理刺激；协助患者更换体位，适度床上活动。截瘫患者应保持肢体功能位，保持皮肤清洁干燥，严密观察皮肤情况，预防压疮发生。

3.排尿异常护理

密切观察患者尿量、颜色、性质,鼓励患者多饮水,遵医嘱给予患者碱化、利尿等措施。

4.受伤危险的护理

确保环境安全,地面干燥,夜间应保持病室仍有微弱灯光,家属陪伴活动;出现手指麻木时,嘱患者不要接触锐器及过烫的物品。

(四)用药护理

1.美法仑

最常见的不良反应是骨髓抑制,可导致白细胞和血小板计数减少,30%以上的患者口服后可出现胃肠道不适,如恶心、呕吐等,可相应给予胃黏膜保护剂或止吐药物。

2.沙利度胺

抑制血管生成,其不良反应有困倦、头晕等。注意服药期间不能从事高空作业,停药后可以消退。长期大剂量使用本品可出现多发性神经炎、感觉异常等现象,一旦出现上述症状应立即停药。

3.硼替佐米

不良反应主要有疲劳、乏力、恶心、腹泻、食欲缺乏、周围神经病和发热等,应严密观察,给予相应措施。

4.双膦酸盐

使用静脉制剂应严格掌握输注速度。

(五)心理护理

多发性骨髓瘤患者治疗时间长,病情反复,病理性骨折导致其疼痛难忍,生活质量下降,心理负担较重。护士应及时与患者沟通,关心、体贴、安慰患者,使其获得情感支持,增强战胜疾病的信心,积极配合治疗。

第八节　急性淋巴细胞白血病

一、概述

急性淋巴细胞白血病(acute lymphoblastic leukemia,ALL)是一种起源于淋

巴细胞的 B 系或 T 系细胞在骨髓内异常增生的恶性肿瘤性疾病。异常增生的原始细胞可在骨髓聚集并抑制正常造血功能,同时也可侵及骨髓外的组织,如脑膜、淋巴结、性腺、肝等。我国曾进行过白血病发病情况调查,ALL 发病率约为 0.67/10 万。在油田、污染区发病率明显高于全国发病率。ALL 儿童期(0～9 岁)为发病高峰,可占儿童白血病的 70% 以上。ALL 在成人中占成人白血病的 20% 左右。目前依据 ALL 不同的生物学特性制订相应的治疗方案已取得较好疗效,大约 80% 的儿童和 30% 的成人能够获得长期无病生存,并且有治愈的可能。

二、诊断

(一)症状

多数患者起病急,进展快,常以发热,贫血或出血为首发症状,部分病例起病较缓,以进行性贫血为主要表现。

(1)贫血:发病的均有贫血,但轻重不同。

(2)出血:多数患者在病程中均有不同程度之出血,以皮肤瘀点、瘀斑、牙龈出血、鼻出血为常见,严重者可有内脏出血,如便血、尿血、咳血及颅内出血。

(3)发热:是急性白血病常见的症状之一。

(二)体征

(1)肝、脾以及淋巴结肿大。

(2)骨及关节表现:骨关节疼痛为常见之表现,胸骨压痛对白血病诊断有一定价值。

(3)其他浸润体征:男性睾丸受累可呈弥漫性肿大,成为白血病复发的原因之一。

(4)中枢神经系统白血病:表现为头痛,恶心,呕吐,视力模糊,视盘水肿,外展神经麻痹等现象;脑神经麻痹主要为神经根被浸润,特别是通过脑神经孔处的第Ⅲ对和第Ⅶ对脑神经受累引起面瘫;若脊髓受白血病细胞浸润,以进行性截瘫为主要特征。

(三)诊断

采用 MICM(形态学、免疫学、细胞遗传学和分子生物学)诊断模式。

最低标准应进行细胞形态学、免疫表型检查,以保证诊断的可靠性。骨髓中原始/幼稚淋巴细胞比例≥20% 才可以诊断 ALL。

三、治疗

(一)预治疗

确诊 ALL 的患者,若 WBC≥$50×10^9$/L,或者肝、脾、淋巴结明显肿大,则进行预治疗,以防止肿瘤溶解综合征的发生。预治疗方案:糖皮质激素口服或静脉给药,连续 5 天。可以和环磷酰胺联合应用[200 mg/(m·d)、静脉滴注、连续 5 天]。

(二)Burkitt 淋巴瘤/白血病的治疗

(1)诱导缓解和缓解后治疗。由于该类型患者细胞增殖速度快,建议采用短疗程、短间隔的治疗方案。治疗疗程应不少于 6 个,如 MD Anderson 肿瘤中心(MDACC)的 Hyper-CVAD 方案[大剂量甲氨蝶呤(methotrexate)(HD-MTX)＋大剂量阿糖胞苷(cytarabine)(HD-Ara-C)方案]、德国多中心成年人急性淋巴细胞白血病研究组(GMALL)方案(A、B方案)。鉴于 CD 20 单克隆抗体可以明显改善此类患者的预后,有条件的患者可联合 CD 20 单克隆抗体治疗。

(2)治疗中应注意中枢神经系统白血病(CNSL)的预防和治疗,包括鞘注化疗药物和头颅放疗。

(3)考虑预后不良的患者可进行造血干细胞移植,有合适供体者可以行异基因造血干细胞移植(allo-HSCT),无供体者可以考虑自体造血干细胞移植(auto-HSCT)。

(三)Ph 阴性 ALL(Ph-ALL)的治疗

1.诱导治疗

至少应予长春新碱(leurocristine)、蒽环/蒽醌类药物、糖皮质激素为基础的方案(VDP)诱导治疗。推荐采用 VDP 联合 CTX 和左旋门冬酰胺酶(L-Asparaginasum)组成的 VDCLP 方案,鼓励开展临床研究。诱导治疗中蒽环/蒽醌类药物可以连续应用(连续 2～3 天,第 1、第 3 周或仅第 1 周用药);也可以每周用药 1 次。诱导治疗第 14 天复查骨髓,根据骨髓情况调整第 3 周的治疗。诱导治疗第(28±7)天判断疗效,未达 CR 的患者进入挽救治疗。

2.CR 后的巩固强化治疗

治疗分层:达 CR 后应根据患者的危险度分组情况判断是否需要行 allo-HSCT,需行 allo-HSCT 者积极寻找供体。

达到 CR 后应尽快进入缓解后(巩固强化)治疗:缓解后强烈的巩固治疗可提高疗效(尤其是高危组患者)。最常用的方案包括 6～8 个疗程的治疗:含大剂量 MTX、Ara-C、L-Asp 的方案 2～4 个疗程,再诱导方案 2 个疗程。在整个治疗过程中应强调非骨髓抑制性药物(糖皮质激素、VCR、L-Asp 等)的应用。①一般应含有 HD-MTX 方案:MTX 3 g/m²(T-ALL 可以用到 5 g/m²)。应用 HD-MTX 时应争取进行血清 MTX 浓度监测,注意亚叶酸钙的解救,解救至血清 MTX 浓度 0.1 μmol/L(至少应<0.25 μmol/L)可停止解救。②可选择 Ara-C(标准剂量或大剂量)为基础的方案。③可继续应用含 L-Asp 的方案。④缓解后 6 个月左右参考诱导治疗方案再予诱导强化 1 次。

造血干细胞移植:有合适供体的患者建议行 allo-HSCT 治疗。无合适供体的高危组患者(尤其是微小残留病持续阴性者)、标危组患者可以考虑在充分的巩固强化治疗后进行 auto-HSCT。auto-HSCT 后的患者应继续给予维持治疗。无移植条件的患者、持续属于低危组的患者可继续巩固强化治疗。

3.维持治疗

ALL 患者强调维持治疗。维持治疗的基本方案:6-巯基嘌呤(6-MP)60 mg/(m²·d),MTX 15 mg/m² 每周 1 次。

(四)Ph 阳性 ALL 的治疗

1.非老年(<55 岁)Ph 阳性 ALL 的治疗

(1)诱导治疗:开始治疗和一般 Ph 阴性 ALL 相同,建议予 VCR 或长春地辛、蒽环/蒽醌类药物、糖皮质激素为基础的方案(VDP)诱导治疗;鼓励进行临床研究。一旦融合基因或染色体核型/荧光原位杂交(FISH)证实为 Ph/BCR-ABL 阳性 ALL 则进入 Ph 阳性 ALL 治疗序列,可以不再应用 L-Asp。自第 8 天或第 15 天开始加用伊马替尼等。

酪氨酸激酶抑制剂,伊马替尼(imatinib)用药剂量 600 mg/d,持续应用。若粒细胞缺乏(ANC<0.2×10⁹/L)持续时间超过 1 周、出现感染发热等并发症,可以暂停伊马替尼。建议于诱导化疗结束第(28±7)天复查骨髓和细胞遗传学(诊断时有异常者)、BCR-ABL 融合基因以判断疗效。有造血干细胞移植条件者,行 HLA 配型,寻找供体。WBC≥1×10⁹/L、PLT≥50×10⁹/L 者可进行鞘内注射。

(2)缓解后治疗:Ph 阳性 ALL 的缓解后治疗原则上参考一般 ALL,但可以不再使用 L-Asp。伊马替尼应尽量持续应用至维持治疗结束。无条件应用伊马替尼的患者按一般 ALL 的治疗方案进行,维持治疗可以改为以干扰素为基础的方案。有供体的患者可以在一定的巩固强化治疗后,尽早行 allo-HSCT;伊马替尼持续口服至 allo-HSCT。allo-HSCT 后应定期监测 BCR-ABL 融合基因表达,伊马替尼至少应用至 2 次融合基因检测结果为阴性。无供体、无条件或其他原因不能行 allo-HSCT 治疗者,继续接受巩固强化化疗和伊马替尼的联合治疗。

分子学阴性的患者可选择 auto-HSCT,auto-HSCT 后的患者可继续予伊马替尼维持治疗。无条件应用伊马替尼者按计划化疗,化疗结束后给予干扰素为基础的维持治疗。CNSL 的预防治疗参考一般 ALL 患者。

(3)维持治疗:有条件者采用伊马替尼维持治疗至 CR 后 2 年,可以联合 VCR、糖皮质激素。不能坚持伊马替尼治疗者,给予干扰素 300 万 U、隔天 1 次维持治疗,可以联合 VCR、糖皮质激素,缓解后至少治疗 2 年。维持治疗期间每 3 个月复查 1 次,包括血常规、骨髓象、染色体核型和/(或)融合基因(BCR-ABL)。

2.老年(≥55 岁)Ph 阳性 ALL 的治疗

可以在确诊后采用伊马替尼+V(D)P 为基础的治疗。伊马替尼连续应用,V(D)P 方案间断应用;整个治疗周期至缓解后至少 2 年。

(五)中枢神经系统白血病的治疗

1.CNSL 的诊断、预防和治疗

CNSL 是急性白血病(尤其是 ALL)复发的主要根源之一,严重影响白血病的疗效。

2.CNSL 诊断标准

目前 CNSL 尚无统一诊断标准。1985 年在罗马讨论 ALL 预后危险因素时提出:脑脊液白细胞计数≥0.005×10^9/L、离心标本证明细胞为原始细胞者,即可诊断 CNSL。

3.CNSL 的预防

任何类型的成人 ALL 均应强调 CNSL 的早期预防。预防措施可以包括鞘内化疗、放射治疗、大剂量全身化疗以及多种措施联合应用。①鞘内化疗:诱导治疗过程中没有中枢神经系统症状者可以在外周血已没有原始细胞、WBC ≥1×10^9/L、PLT≥50×10^9/L 时行腰椎穿刺(腰穿)、鞘内注射(鞘注)。鞘注射主要药物包括地塞米松(dexamethasone)、MTX、Ara-C。用法为 MTX(10～15 mg)或 MTX+Ara-C(50 mg)+地塞米松三联或两联用药。巩固强化治疗中也应进行积极的 CNSL 预防,主要是腰穿、鞘注(一般应达 6 次以上、高危组患者可达 12 次以上),鞘注频率一般不超过每周 2 次。②预防性头颅放疗:18 岁以上的高危组患者或 35 岁以上的患者可进行预防性头颅放疗,照射部位为单纯头颅,总剂量 1800 cGy,分次完成。放疗一般在缓解后的巩固化疗期进行。

4.CNSL 的治疗

已确诊 CNSL 的患者,尤其是症状和体征较明显者,建议先行腰穿、鞘注。MTX(15 mg)+Ara-C(50 mg)+地塞米松三联或两联鞘注,每周 2 次,脑脊液正常后改为每周 1 次,共 4～6 周。也可以在鞘注化疗药物至脑脊液白细胞计数正常,症状、体征好转后再行放疗(头颅＋脊髓),头颅放疗剂量 2400 cGy,脊髓放疗剂量 2000 cGy,分次完成。进行过预防性头颅放疗的患者原则上不进行二次放疗。

四、规范化沟通

(一)概述

急性淋巴白血病是血液系统的恶性疾病,即"血癌",发病时往往急骤,危险性高,病死率高,死亡原因主要是贫血、出血、浸润、感染。原来认为是不治之症,但现在预后已经有了很大的提高,部分患者可以治愈,尤其是儿童。成人治愈率较低,容易复发。

(二)患者诊断

患者目前诊断为急性淋巴白血病。

(三)目前该病的诊治方法及各种方法的利弊

化疗是白血病治疗本病的主要方法,可消灭白血病细胞,使患者恢复正常的造血,是白血病治疗方法中不可缺少的组成部分。如不给予治疗,寿命预期大约是 3 个月。化疗有一定风险,可能出现如下的毒性作用和不良反应:①骨髓抑制引起白细胞和血小板下降,易发生感染和出血。②药物外漏可引起局部组织坏死和栓塞性静脉炎。③可不同程度的损害肝脏细胞,出现谷丙转氨酶增高、胆红素上升、肝大、肝区疼痛、黄疸等,严重的会引起肝硬化、凝血机制障碍等。④心血管系统有毒性作用,严重的可发生心力衰竭。⑤肾脏毒性作用和不良反应表现有蛋白尿,少尿或无尿,有的发生血尿。⑥可影响生育,导致畸胎。⑦脱发。

(四)患者实施的方案及可能出现的风险

患者拟采用 VDLP 化疗,完全缓解率为 60％～80％。

治疗过程中可能出现的不良反应包括:①感染;②骨髓抑制出现的血小板减少、出血等;③血糖升高、血压升高等;④周围神经病变;⑤恶心、呕吐;⑥脱发;⑦肝、肾及心、肺等重要脏器的损伤。在治疗过程中我们针对上述不良反应会采取保肝、保心及保护周围神经等一系列对症支持处理。

治疗中注意事项:白血病患者本身抵抗力下降,化疗期间有可能会进一步降低患者的抵抗力,因此化疗期间应注意患者个人及环境卫生,减少探视,预防感染。

（五）转归

经过化疗，大部分患者可以达到完全缓解，但本病复发率高，要进行巩固和维持治疗，有条件的患者可以行干细胞移植治疗。

（六）出院后的注意事项

注意预防感染，少去人群拥挤的地方。加强营养，一周后复诊，进行巩固治疗。复查时需携带的化验、检查结果及影像学检查资料等病历资料等。

五、护理与康复

（一）病情观察

患者的生命体征，有无发热；突发头痛的患者，要注意检查瞳孔的性状、大小、对光反射是否存在及意识状态的变化；皮肤黏膜有无出血点，颜色是否苍白，以及皮肤黏膜浸润的体征。

（二）出血的护理

为了避免增加出血的危险或加重出血，应做好患者的休息及饮食指导。若血小板计数$<50\times10^9/L$，应减少活动，增加卧床休息的时间；严重出血或血小板计数$<20\times10^9/L$者，必须绝对卧床休息；保持排便通畅，排便时不可用力，以免腹压骤增而诱发内脏出血，便秘者可适当应用缓泻剂。

（三）饮食护理

化疗经常会引起消化道的反应，应为患者创造良好的休息及进餐环境，选择合适的进餐时间，减轻胃肠道反应；鼓励患者进食高蛋白、高维生素、易消化的软食或半流质饮食，禁食过硬、粗糙的食物。

（四）感染的预防

有感染危险的患者，应减少探视，加强口腔、皮肤、肛门及外阴的清洁卫生。粒细胞缺乏者，应采取保护性隔离措施。

（五）安全护理

根据化疗方案及患者的接受程度、经济状况等，和患者一起选择恰当的输液工具，尽力保护外周血管。如置入 PICC 导管，应介绍后期维护及应用时的注意事项；如选择外周静脉，也应将外周静脉用药可能出现的后果做一一的介绍。

（六）用药护理

化疗期间，向患者及家属讲解饮食注意事项；限制探视，每天开窗通风；鼓励患者咳嗽和深呼吸预防肺部感染；如无肾功能损伤，嘱患者多饮水，每天饮水量>2000 mL；早晚刷牙，每晚及便后坐浴。

(七)给予患者心理支持

耐心倾听患者的诉说,了解其苦恼,鼓励患者表达出内心的悲伤情绪;帮助患者建立良好的生活方式。

(八)健康指导

(1)疾病预防:避免接触对造血系统有损害的理化因素,如电离辐射、染发剂、油漆等物质,定期查血象及骨髓象。

(2)生活指导:多饮水,多食蔬菜、水果,以保持大便通畅。保证充足的休息和睡眠,适当加强健身活动。

(3)用药指导:向患者说明急性淋巴细胞白血病缓解后仍应坚持定期巩固强化治疗,可延长缓解期和生存期。

(4)预防感染和出血:注意保暖,避免受凉。讲究个人卫生,少去人群拥挤的地方;勿用牙签剔牙,刷牙用软毛牙刷;勿用手挖鼻孔,避免创伤。

(5)定期门诊复查血象,发现出血、发热及骨、关节疼痛应及时就医。

(九)家庭护理

(1)复诊时间:遵医嘱定期复诊、定期巩固治疗。

(2)饮食指导:鼓励患者进食高蛋白、高维生素、易消化的软食。

(3)疾病知识指导:化疗间歇期,也应注意预防感染和出血,如注意保暖,避免受凉。讲究个人卫生,少去人群拥挤的地方;勿用牙签剔牙,刷牙用软毛牙刷;勿用手挖鼻孔,避免创伤。

(4)随诊:进行病情自我监测,一旦发现出血、感染等表现时,及时就医。

第九节 急性早幼粒细胞白血病

一、概述

急性早幼粒细胞白血病(acute promyelocyte leukemia,APL)是一种有着特异基因与染色体核型改变的特殊类型急性白血病。临床表现凶险,起病及治疗过程中容易发生出血和栓塞而引起死亡。

二、诊断

具有典型的 APL 细胞形态学表现,细胞遗传学检查 t(15;17)阳性或分子生物学检查 PmL-RARα 阳性者为典型 APL。

三、治疗

(一)诱导治疗

1.低/中危组

诱导治疗前外周血 WBC≤10×10^9/L,低危组:PLT>40×10^9/L,中危组:PLT≤40×10^9/L。方案包括:①ATRA＋柔红霉素(DNR)或去甲氧柔红霉素(IDA);②ATRA＋亚砷酸或口服砷剂＋蒽环类药物;③ATRA＋亚砷酸或口服砷剂双诱导治疗。

2.高危组

诱导前外周血 WBC>10×10^9/L。方案包括:①ATRA＋亚砷酸或口服砷剂＋蒽环类药物;②ATRA＋蒽环类药物;③ATRA＋蒽环类药物＋阿糖胞苷(Ara-C)。

3.化疗起始时间

低危组患者可于 ATRA 或双诱导治疗 72 小时后开始,高危组患者可考虑与 ATRA 或双诱导治疗同时进行。

4.诱导阶段评估

ATRA 的诱导分化作用可以维持较长时间,在诱导治疗后较早行骨髓评价可能不能反映实际情况。因此,骨髓评价一般在第 4～6 周,血细胞计数恢复后进行,此时,细胞遗传学一般正常。分子学反应一般在巩固 2 个疗程后判断。

(二)APL 初始诱导治疗失败患者的治疗

(1)ATRA 联合蒽环类药物失败者:①亚砷酸或口服砷剂再诱导;②临床研究;③异基因造血干细胞移植。

(2)ATRA＋亚砷酸或口服砷剂＋蒽环类药物失败者:①临床研究;②异基因造血干细胞移植。

(三)APL 缓解后巩固治疗

1.ATRA 联合蒽环类药物达到 CR 者

(1)低/中危组:全反式维 A 酸(ATRA)＋蒽环类药物×3 天,共 2 个疗程。

(2)高危组:①ATRA＋亚砷酸＋蒽环类药物×3 天＋Ara-C 150 mg/(m^2·d)×7 天,共 2～4 个疗程。②ATRA＋高三尖杉酯碱2 mg/(m^2·d)×3 天＋Ara-C 1 g/m^2每 12 小时 1 次×3 天,1～2 个疗程。以上方案 ATRA 用法为20 mg/(m^2·d)×14 天。

2.ATRA＋亚砷酸或口服砷剂达到 CR 者

（1）ATRA＋亚砷酸×28 天，共巩固治疗 6～8 个疗程或 ATRA＋亚砷酸×14 天，共巩固治疗 12～16 个疗程。

（2）以蒽环类为主的化疗：蒽环类药物×3 天＋Ara-C 100 mg/(m² · d)×5 天，共 3 个疗程(备注：以 ATRA＋口服砷剂达到 CR 者的缓解后巩固治疗)。

（3）亚砷酸 0.15 mg/(kg · d)，每周 5 天，共 4 周，间隔 4 周，共 4 个循环周期，ATRA 45 mg/(m² · d)，共 14 天，间隔 14 天，共 7 个循环周期，结束治疗(备注：ATRA＋亚砷酸达到 CR 者的缓解后巩固治疗)。

巩固治疗结束后进行患者骨髓细胞融合基因的定性或定量 PCR 检测。融合基因阴性者进入维持治疗；融合基因阳性者 4 周内复查，复查阴性者进入维持治疗，复查阳性者按复发处理。

（四）APL 化疗方案 CR 患者的维持治疗

1.低/中危组

（1）ATRA：20 mg/(m² · d)×14 天，间歇 14 天(第 1 个月)；亚砷酸 0.16 mg/(kg · d)×14 天，间歇 14 天后同等剂量再用 14 天(第 2～3 个月)或亚砷酸 0.16 mg/(kg · d)×28 天(第 2 个月)；完成 5 个循环周期。

（2）ATRA：20 mg/(m² · d)×14 天，间歇 14 天(第 1 个月)；口服砷剂 60 mg/(kg · d)×14 天，间歇 14 天后同等剂量再用 14 天(第 2～3 个月)；完成 8 个循环周期(2 年)(备注：以口服砷剂达到 CR 的 APL 患者，需用 3 个疗程的蒽环类药物进行巩固维持治疗)。

2.高危组

（1）ATRA：20 mg/(m² · d)×14 天，间歇 14 天(第 1 个月)；亚砷酸 0.16 mg/(kg · d)×14 天，间歇 14 天后同等剂量再用 14 天(第 2～3 个月)或亚砷酸 0.16 mg/(kg · d)×28 天(第 2 个月)；甲氨蝶呤(MTX)15 mg/m²，每周 1 次，共 4 次或 6-巯基嘌呤(6-MP)50 mg/(m² · d)共 2～4 周(第 3 个月)；完成 5 个循环周期。

（2）ATRA：20 mg/(m² · d)×14 天，间歇 14 天(第 1 个月)；口服砷剂 60 mg/(kg · d)×14 天，间歇 14 天后同等剂量再用 14 天(第 2～3 个月)；完成 8 个循环周期(2 年)(备注：以口服砷剂达到 CR 的 APL 患者，需用 3 个疗程的蒽环类药物进行巩固维持治疗)。

3 年内每 3 个月应用 PCR 检测融合基因，融合基因持续阴性者继续维持治疗，融合基因阳性者 4 周内复查，复查阴性者继续维持治疗，确实阳性者按复发处理。

(五)首次复发 APL 患者的治疗

一般采用亚砷酸±ATRA 进行再次诱导治疗。诱导缓解后必须进行鞘内注射,预防中枢神经系统白血病(CNSL)。达二次缓解(细胞形态学)者进行融合基因检测,融合基因阴性者行自体造血干细胞移植或亚砷酸巩固治疗(不适合移植者)6 个疗程,融合基因阳性者行异基因造血干细胞移植或进入临床研究。再诱导未缓解者可加入临床研究或行异基因造血干细胞移植。

(六)支持治疗

(1)临床凝血功能障碍和明显出血时,首选为原发病的治疗。支持治疗如下:输注单采血小板以维持 $PLT \geqslant 30 \times 10^9/L$;输注冷沉淀、纤维蛋白原、凝血酶原复合物和冰冻血浆维持 $Fg > 1500$ mg/L,PT 和 APTT 值接近正常。每天监测 DIC 直至凝血功能正常。如有凝血纤溶异常应快速给予 ATRA。如有器官大出血,可应用重组人凝血因子Ⅶ。

(2)高白细胞 APL 患者的治疗一般不推荐白细胞分离术。可给予水化及化疗药物。

(3)APL 分化综合征警惕分化综合征的发生(通常初诊或复发时,与 $WBC > 10 \times 10^9/L$ 并持续增长有关。表现为发热、气促、低氧血症、胸膜或心包周围渗出),应考虑停用 ATRA 或亚砷酸或者减量,并密切关注容量负荷和肺功能状态,尽早使用地塞米松(10 mg,每天 2 次,应用 2 周以上)直至低氧血症解除。

(4)砷剂不良反应监测。治疗前进行心电图(评估有无 QTc 间期延长)检查,血电解质(钙、钾、镁离子)和肌酐的检查;治疗期间维持血钾离子浓度 > 4 mmol/L,维持血镁离子浓度 > 18 mg/L;同时要注意口服砷剂患者的消化道反应。

(5)CNSL 的预防和治疗。诊断时为低中危组患者,应进行 2~4 次预防性鞘内治疗;诊断为高危组或复发患者,因发生 CNSL 的风险增加,对这些患者应进行 6 次预防性鞘内治疗。对于已诊断 CNSL 患者可连续鞘内给药及予以大剂量 MTX 和 Ara-C 治疗。

(6)APL 诱导治疗期间一般不主张应用重组人粒细胞集落刺激因子(G-CSF),但出现严重粒细胞缺乏伴发感染患者也可酌情应用。

(7)对于有高凝及血栓的患者可应用抗凝药物进行治疗。

四、规范化沟通

(一)疾病概述

急性早幼粒细胞白血病是血液系统的恶性疾病,发病时往往急骤,出血重,早期死亡率较高,主要死因是出血。但本病长期预后较好,常规化疗大部分可以达到治愈。

(二)患者目前诊断

急性早幼粒细胞白血病,低危组。

(三)目前该病诊治方法及各种方法利弊

急性早幼粒细胞白血病的主要治疗方法有:①ATRA+柔红霉素(DNR)。②ATRA+砷剂+蒽环类药物。③ATRA+砷剂双诱导治疗。ATRA 或砷剂治疗最大的风险是可能发生 APL 分化综合征,表现为发热、气促、低氧血症、胸膜或心包周围渗出,这时应考虑停用 ATRA 或亚砷酸或者减量,并密切关注容量负荷和肺功能状态,尽早使用地塞米松(10 mg,每天 2 次,应用 2 周以上)直至低氧血症解除。砷剂治疗分化综合征的发生风险比 ATRA 低,而且复发率低,但应注意其心脏和肝脏毒性。

地塞米松的不良反应包括:①向心性肥胖;②血糖、血脂、血压升高;③骨质疏松甚至股骨头坏死;④抵抗力低下,易感染或感染扩散;⑤低钾等电解质紊乱。

(四)患者拟实施的方案

患者拟采用 ATRA+亚砷酸双诱导治疗,有效率 80%～90%。治疗过程中可能出现的并发症有以下几种。①分化综合征:表现为发热、气促、低氧血症、胸膜或心包周围渗出,这时应考虑停用 ATRA 或亚砷酸或者减量,并密切关注容量负荷和肺功能状态,尽早使用地塞米松直至低氧血症解除。②心脏毒性:治疗前进行心电图(评估有无 QTc 间期延长)检查,血电解质(钙、钾、镁离子)和肌酐的检查;治疗期间维持血钾离子浓度＞4 mmol/L,维持血镁离子浓度＞18 mg/L。③肝脏毒性:注意加强保肝治疗,观察注意有无分化综合征。

(五)转归

本病大部分患者预后较好,但早期病死率较高,主要死因是 DIC。部分患者可以复发。

(六)出院后的注意事项

出院时给患者或家属出具出院记录,并向患者、家属详细交代出院后的注意事项,注意预防感染,少去人群拥挤的地方。加强营养,一周后复诊,进行巩固治疗。复查时需携带的化验、检查结果及影像学检查资料等病历资料等。

五、护理与康复

(一)病情观察

观察患者出血情况,注意观察患者出血的发生、发展或消退情况;特别是出血部位、范围和出血量。还应注意患者的自觉症状、情绪反应、生命体征及神志变化、血小板计数等。

(二)出血的护理

如出现牙龈渗血,保持口腔清洁,予双氧水溶液口腔护理 2 次/天,0.8% 去甲肾上腺素漱口液含漱;皮肤出血时,着宽松棉质内衣,尽量减少皮肤摩擦;穿刺力求一针见血,拔针后针眼用棉签按压 10 分钟;有鼻出血时,少量渗血用棉球按压,局部冷敷,大量出血时请耳鼻喉科会诊。

(三)用药护理

正确执行医嘱,注意药物不良反应的观察和预防。在应用维 A 酸时,注意观察有无出现胸闷、呼吸困难、水潴留等药物不良反应。

(四)感染的预防

保持病房干净卫生,每天开窗通风 30 分钟。减少陪护、探视人员。加强口腔、皮肤、肛门及外阴的清洁卫生。粒细胞缺乏者,应采取保护性隔离措施。

(五)安全护理

根据化疗方案及患者的接受程度、经济状况等,和患方一起选择恰当的输液工具,尽力保护外周血管。如置入 PICC 导管,应介绍后期维护及应用时的注意事项;如选择外周静脉,也应将外周静脉用药可能出现的后果做一一的介绍。

(六)饮食护理

化疗经常会引起消化道的反应,应为患者创造良好的休息及进餐环境,选择合适的进餐时间,减轻胃肠道反应;鼓励患者进食高蛋白、高维生素、易消化的软食或半流质饮食,禁食过硬、带刺、粗糙的食物。

(七)心理护理

向患者详细介绍本病的相关知识。耐心听取患者的主诉,及时给予心理疏导。消除患者的不良情绪,引导患者积极配合治疗。

(八)健康指导

(1)疾病知识教育:向患者及其家属讲解疾病的成因、主要表现及治疗方法。为其消除疑惑,减轻思想负担,使其更好地配合治疗与护理。

(2)生活指导:多饮水,多食蔬菜、水果,以保持大便通畅。保证充足的休息和睡眠,适当加强健身活动。

（3）用药指导：向患者说明急性早幼粒细胞白血病缓解后仍应坚持定期巩固强化治疗，可延长缓解期和生存期。

（4）预防感染和出血：注意保暖，避免受凉。讲究个人卫生，少去人群拥挤的地方；勿用牙签剔牙，刷牙用软毛牙刷；勿用手挖鼻孔，避免创伤。

（5）自我监测病情：皮肤黏膜出血的情况，如瘀点、瘀斑、牙龈出血、鼻出血等；有无内脏出血的表现，如月经量明显增多、呕血或便血、咯血、血尿、头痛、视力改变等。一旦发现出血表现时，及时就医。

（九）家庭护理

（1）复诊时间：遵医嘱定期复诊、定期巩固治疗。

（2）饮食指导：鼓励患者进食高蛋白、高维生素、易消化的软食。

（3）疾病知识指导：化疗间歇期，也应注意预防感染和出血，如注意保暖，避免受凉。讲究个人卫生，少去人群拥挤的地方；勿用牙签剔牙，刷牙用软毛牙刷；勿用手挖鼻孔，避免创伤。

（4）随诊：进行病情自我监测，一旦发现出血、感染等症状，及时就医。

第十节　免疫性血小板减少症

一、概述

免疫性血小板减少性紫癜（idiopathic thrombocytopenic purpura，ITP）是指无特殊原因引起的血小板免疫性破坏致使外周血中血小板减少，是一种较常见的出血性疾病。其特点是皮肤、黏膜或内脏出血广泛、血小板减少，骨髓巨核细胞增多并有发育、成熟障碍及抗血小板自身抗体出现。临床上分急性型和慢性型两类。急性型多见于儿童，慢性型常见于青年女性。治疗 ITP 的目的是控制出血症状、减少血小板破坏，提高血小板数量。

二、诊断

（一）临床表现

1.急性型

常见于儿童，男女发病率相近，起病前 1～3 周有 84％的患者存在呼吸道或其他病毒感染史。本病起病急促，可有发热、畏寒、皮肤或黏膜紫癜，如患者出现头痛、呕吐，要警惕颅内出血的可能，病程多为自限性，80％以上可自行缓解，平均病程6周，少数可迁延或数年以上转为慢性的情况占成人ITP不到10％。

2.慢性型

常见于青年女性，女性为男性的4倍，起病隐匿，症状较轻，出血常反复发作，每次出血持续数天到数月，出血程度与血小板计数有关，血小板计数＞$50×10^9$/L，常为损伤后出血；血小板计数 $10×10^9$/L 可有不同程度自发性出血，血小板计数＜$10×10^9$/L常有严重出血，患者除出血症状外全身情况良好。

(二)体征

1.急性型

可突然发生广泛而严重的皮肤或黏膜紫癜，甚至大片瘀斑和血肿，皮肤瘀点多为全身性，以下肢为多，分布均匀，出血多见于鼻、齿龈，口腔可有血泡，胃肠道及泌尿道出血并不少见，颅内出血少见，但有危险，脾脏常不肿大。

2.慢性型

皮肤紫癜以下肢远端多见，出血多见于鼻、齿龈、口腔黏膜，女性月经过多有时是唯一症状，反复发作可引起贫血和轻度脾大，如有明显脾大，要除外继发性血小板可能性。

3.诊断要点如下标准

(1)至少2次检查血小板计数减少，血细胞形态无异常。

(2)脾脏一般不增大。

(3)骨髓检查：巨核细胞数增多或正常、有成熟障碍。

(4)须排除其他继发性血小板减少症，如自身免疫性疾病、甲状腺疾病、药物诱导的血小板减少、同种免疫性血小板减少、淋巴系统增殖性疾病、骨髓增生异常[再生障碍性贫血（AA）和骨髓增生异常综合征（MDS）]、恶性血液病、慢性肝病、脾功能亢进、血小板消耗性减少、妊娠血小板减少、感染；排除假性血小板减少以及先天性血小板减少。

(5)特殊实验室检查。①血小板抗体的检测：MAIPA法检测抗原特异性自身抗体的特异性高，可以鉴别免疫性与非免疫性血小板减少，有助于ITP的诊断。②血小板生成素（TPO）水平检测：TPO不作为ITP的常规检测，可以鉴别血小板生成减少（TPO水平升高）和血小板破坏增加（TPO正常），从而有助于鉴别ITP与不典型AA或低增生性MDS。

三、治疗

(一)治疗原则

(1)成人 ITP 患者 PLT≥30×10⁹/L，无出血表现，且不从事增加患者出血危险的工作或活动，发生出血的危险性比较小的患者，可予观察和随访。

(2)下述的危险因素增加出血风险：①随着患者年龄增加和患病时间延长，出血风险加大；②血小板功能缺陷；③凝血因子缺陷；④未被控制的高血压；⑤外科手术或外伤；⑥感染；⑦必须服用阿司匹林、非甾体消炎药、华法林抗凝药物。

(3)若患者有出血症状，无论此时血小板减少程度如何，都应该积极治疗。在下列临床过程中，血小板计数的参考值分别为：口腔科检查血小板计数≥20×10⁹/L；拔牙或补牙血小板计数≥30×10⁹/L；小手术血小板计数≥50×10⁹/L；大手术血小板计数≥80×10⁹/L；自然分娩血小板计数 50×10⁹/L；剖宫产血小板计数＞80×10⁹/L。

(4)紧急治疗重症 ITP 患者(PLT＜10×10⁹/L)，伴胃肠道、泌尿生殖系统、中枢神经系统或其他部位的活动性出血或需要急诊手术时，应迅速提高患者 PLT(＞50×10⁹/L)。对于病情十分危急，须立即提升血小板计数的患者应给予随机供者的血小板输注。还可选用静脉输注丙种球蛋白[0.4 g/(kg·d)，连续3～5 天]。其他治疗措施包括停用抑制血小板功能的药物、控制高血压、局部加压止血、口服避孕药控制月经过多，以及应用纤溶抑制剂(如氨甲环酸、6-氨基己酸)；如上述治疗仍不能控制出血，可以考虑使用重组人活化因子Ⅶ(rhFⅦa)。

(二)诊断 ITP 的一线治疗

1.肾上腺糖皮质激素

泼尼松(prednison)剂量从 1.0 mg/(kg·d)开始，分次或顿服，病情严重的患者用等效剂量的地塞米松、甲泼尼龙非胃肠道给药方式，待病情好转时改为口服。稳定后剂量逐渐减少到 10 mg/d 维持 6 个月。泼尼松治疗 4 周，仍无反应，说明泼尼松治疗无效，应迅速减量至停用。除泼尼松外，也可使用口服大剂量地塞米松，剂量 40 mg/d，4 天，建议口服用药，无效患者可在半个月后重复 1 次。应用时，注意监测血压、血糖的变化，预防感染，保护胃黏膜。长期应用泼尼松及其他免疫抑制剂治疗效果欠佳的患者，改用 HD-DXM 治疗，可能引起感染严重并发症，应慎用。在糖皮质激素治疗时要充分考虑到药物长期应用可能出现的不良反应。如长期应用糖皮质激素治疗，部分患者可出现骨质疏松、股骨头坏死，用药期间应及时进行检查并给予二膦酸盐作预防治疗。长期应用激素还可出现高血压、糖尿病、急性胃黏膜病变不良反应,也应及时检查处理。

2.ITP 患者的二线治疗

(1)脾切除:在脾切除前,必须对 ITP 的诊断作出重新评价。脾切除的指征:正规糖皮质激素治疗 6 周无效;泼尼松治疗有效,但维持剂量＞30 mg/d;有使用糖皮质激素的禁忌证(年龄＜16 岁;妊娠早期和晚期;因其他疾病不能手术)。对于切脾治疗无效或最初有效随后复发的患者应进一步检查是否存在副脾。

(2)药物治疗。①硫唑嘌呤:常用剂量为 100 mg/d,分3 次口服,根据患者白细胞计数调整剂量。不良反应为骨髓抑制、肝肾损害。②环孢素:常用剂量为 5.0 mg/(kg·d),分 2 次口服,根据血药浓度调整剂量。不良反应包括肝肾损害、齿龈增生、毛发增多、高血压、癫痫,用药期间应监测肝、肾功能。③达那唑:常用剂量为 400 mg/d,分 3 次口服,该药起效慢,需持续使用3～6 个月。与肾上腺糖皮质激素联合,可减少肾上腺糖皮质激素用量。达那唑的不良反应主要为肝功能损害,月经减少。偶有毛发增多,停药后可恢复。对月经过多者尤为适用。④利妥昔单抗:剂量为 375 mg/m²,静脉滴注,每周 1 次,共 4 次。一般在首次注射 8 周内起效。最近也有报道利妥昔单抗 100 mg 静脉滴注,每周 1 次,共 4 次。

3.一、二线治疗失败 ITP 患者的治疗

糖皮质激素、脾切除等一、二线治疗无效(包括不适合或不接受脾切除的患者),仍需治疗以维持安全的血小板水平的患者,其治疗宜个体化。可以选择环磷酰胺、联合化疗、吗替麦考酚酯及干细胞移植治疗,另外也可选择中药临床试验。

四、规范化沟通

(一)概述

免疫性血小板减少性紫癜是一种较常见的出血性疾病。主要表现为血小板减少以及由此可造成皮肤、黏膜或内脏广泛出血。临床上分急性型和慢性型两类。这种疾病的最大风险是严重的出血,甚至发生脑出血、消化道出血,可以引起死亡。经过处理后大部分患者预后较好,但也有部分患者,疾病会复发,转为慢性,尤其是成人。

(二)患者诊断

目前患者诊断为急性ITP。

(三)目前该病的诊治方法及各种方法的利弊

(1)肾上腺皮质激素:简称激素,是目前治疗 ITP 的首选药物,价格便宜,有

效率 70% 左右。缺点是停药后容易复发,不良反应为可能引起满月脸、肥胖等 Cushing 综合征的表现,以及高血糖、高血压、高血脂、骨质疏松、股骨头坏死,消化道溃疡、紫纹等。

(2)大剂量静脉滴注入免疫球蛋白:大剂量丙种球蛋白治疗 ITP 疗效佳,作用快,不良反应小,适用于急性严重出血的难治性病例。用法为每天 0.4 g/kg,静脉滴注,5 日为 1 个疗程,需要时,1 个月后可重复应用。缺点是费用昂贵,疗效持续时间较短,一般 2~3 周。

(3)脾切除是慢性 ITP 治疗的一种重要方法,适应证有:①慢性型成年患者激素治疗 6 个月无效者;②激素治疗虽有效,但停药或减量后即复发,或需用较大剂量(泼尼松每天 30 mg 以上)才能控制出血者;③对激素应用有禁忌者。优点是复发率较低,复发有对激素等药物的敏感性增加。缺点是有手术风险,易感染及血栓问题,部分患者还可能复发。

(4)免疫抑制剂不宜作为首选治疗,其适应证有:①肾上腺皮质激素治疗或脾切除疗效不佳者。②有使用激素和脾切除禁忌证。③与激素合用以提高疗效或减少激素的用量。目前常用的免疫抑制剂有长春新碱、环磷酰胺、硫唑嘌呤及环孢素 A 等。

(四)患者实施的方案

根据患者的情况,患者选用皮质激素治疗。一般至少要服用 6 周,然后再根据实际情况慢慢减量。糖皮质激素除了免疫抑制、抗炎等治疗作用外,还有很多不良反应。服用激素时需要注意以下问题。

(1)皮质激素服用应在早饭后一次服用,可以达到最好的治疗作用。

(2)激素不能擅自加量或停用。

(3)补充钙剂或增加含钙的饮食,以避免长期服用激素可能导致的骨质疏松。

(4)监测血压、血糖,如果激素引起血压、血糖升高超过正常,应及时治疗。

(5)注意保护胃肠道,不要吃刺激性食物,不要吃生冷硬的食物。糖皮质激素会增加胃酸的分泌,腐蚀胃黏膜,导致溃疡病、消化性出血。

(6)防止感染。激素降低了人体的免疫力,会导致感染概率增高。应少到人员密集的地区,不要接触感染患者,清洁饮食,多饮水多排尿,皮肤创口及时消毒。

(五)转归

经过处理后大部分患者预后较好,但也有部分患者治疗无效或复发,转为慢性,尤其是成人。

(六)出院后的注意事项及随访

出院后要坚持服用激素等药物,每 2 周门诊复查一次,如出现出血等症状及时就诊。复诊时应携带既往的化验检查单。

五、护理与康复

(一)病情观察

注意观察患者自觉症状,全身皮肤有无瘀点、紫癜及瘀斑,以及其他出血部位及出血情况;及时发现新发出血或内脏出血;观察患者有无意识障碍及双侧瞳孔大小、对光反射情况。

(二)出血的护理

为了避免增加出血的危险或加重出血,应做好患者的休息及饮食指导。若血小板计数 $< 50 \times 10^9 / L$,应减少活动,增加卧床休息的时间;严重出血或血小板计数 $< 20 \times 10^9 / L$ 者,必须绝对卧床休息。

(三)饮食护理

鼓励患者进食高蛋白、高维生素、易消化的软食或半流质饮食,禁食过硬、粗糙的食物。

(四)预防便秘

保持排便通畅,排便时不可用力,以免腹压骤增而诱发内脏出血。便秘者可适当应用缓泻剂。

(五)用药的护理

长期使用激素的患者,应向其做必要的解释和指导,如餐后服药、自我检测粪便颜色、预防各种感染等。

(六)输血的护理

输血全过程应双人认真核对,观察患者有无输血反应,如溶血反应、变态反应等。

(七)心理护理

告知患者在服用环孢素、达那唑等药物时,偶有毛发增多、齿龈增生,停药后可恢复;使其树立战胜疾病的信心。

(八)健康指导

(1)指导患者避免人为损伤而诱发或加重出血,不应服用可能引起血小板计数减少或抑制其功能的药物,特别是非甾体类抗炎药,如阿司匹林等。

(2)为了避免增加出血的危险或加重出血,应做好患者的休息及饮食指导。

（3）服用糖皮质激素者,应告知必须按医嘱、按时、按剂量、按疗程用药,不可自行减量或停药,以免加重病情。为减轻药物不良反应,应饭后服用。

（4）自我检测病情:观察有无皮肤、黏膜出血情况,有无内脏出血的表现,如月经量明显增多、呕血、便血、血尿、头痛或视力改变等。一旦发现皮肤黏膜出血加重或内脏出血的表现,应及时就医。

（九）家庭护理

（1）复查时间:在激素减量期间,应每2周复查一次血常规;发现出血倾向及时就诊。

（2）饮食指导:禁食过硬、粗糙、刺激性的食物,鼓励患者进食高蛋白、高维生素、易消化的软食。

（3）用药指导:激素服用应在早餐后一次服用,早上服用激素符合人体激素正常分泌规律,可以达到最好的治疗作用;且服用激素时不能擅自加量或停用。

（4）随诊:出现任何不明原因的症状都应和医师联系,定期到专科门诊复诊。

第十一节　慢性髓细胞白血病

一、概述

慢性髓细胞白血病(chronic myelocytic leukemia,CML)多表现为外周血粒细胞显著增多伴成熟障碍,嗜碱性粒细胞增多,伴明显脾大,自然病程为慢性期、加速期和急变期。

二、诊断

（一）诊断标准

典型的临床表现,合并 Ph 染色体和(或)BCR-ABL 融合基因阳性即可确定诊断。

（二）预后判断

多采用 Sokal 的预后积分公式。其公式表述如下:Sokal 积分＝exp[0.011 6(年龄－43.4)]＋0.034 5(脾脏大小－7.51)＋0.188[(血小板计数/700)2－0.563 1]＋0.088 7(原始细胞－2.1)

其中血小板计数以×10⁹/L 为单位,年龄以岁为单位,脾脏大小为肋缘下

cm 值。该积分＜0.8 为低危,0.8～1.2 为中危,＞1.2 为高危。

三、治疗

CML 的治疗目标是尽快达到完全细胞遗传学反应(CCyR)以及更深的分子学反应、提高生活质量和功能性治愈。异基因造血干细胞移植(allo-HSCT)是唯一有望治愈 CML 的方法,但以伊马替尼为代表的多种酪氨酸激酶抑制剂(TKI)的出现使移植的一线治疗地位受到挑战。伊马替尼作为一线治疗药物使 CML 患者的 10 年生存率达 85%～90%,因此目前伊马替尼逐步取代干细胞移植成为首选一线方案。

(一)CML 慢性期患者的初始治疗

1.TKI 治疗

慢性期患者首选治疗为 TKI,推荐首选伊马替尼 400 mg,每天 1 次。治疗期间应定期监测血液学、细胞及分子遗传学反应,参照符合中国人特点的 CML 患者治疗反应标准进行治疗反应评估,随时调整治疗方案。早期的分子学反应至关重要,特别是伊马替尼治疗 3 个月的 BCR-ABL 融合基因水平。临床治疗反应包括最佳反应、次佳反应以及治疗失败。

治疗反应次佳以及失败的患者在评价治疗依从性、患者的药物耐受性、合并用药的基础上及时行 BCR-ABL 激酶区突变检测,适时更换第二代 TKI,如尼洛替尼或达沙替尼,有合适供者的患者可考虑行 allo-HSCT。频繁、长期的 TKI 治疗中断以及患者服药依从性差可能导致不良临床结果,伊马替尼耐受不佳的患者应及时更换第二代 TKI。良好的服药依从性教育以及严密监测对于获得最佳临床疗效非常重要。

2.第二代 TKI 的选择

对于伊马替尼治疗不耐受、反应欠佳或失败的患者考虑换用第二代 TKI,目前国内可供选择的第二代 TKI 为尼洛替尼和达沙替尼,二者对不同分期 CML 患者治疗效果相似,但二者具有显著不同的药代动力学、药物相互作用以及不良反应,二者的选择可参照如下原则:

(1)应综合考虑患者病史、并发症、合并用药、药物不良反应以及药物说明书并结合 BCR-ARL 激酶突变类型选择。

(2)参照 BCR-ABL 激酶突变类型,目前以下 7 种类型突变对于尼洛替尼或达沙替尼选择具有较为明确的指导意义。①T3151:二者均耐药,有条件者可进入临床试验,或选择恰当的治疗方案。②F317L/V/I/C、V299L、T315A:采用尼洛替尼治疗易获得临床疗效。③Y253H、E255K/V、F359C/V/I:选择达沙替尼更易获得临床疗效。

3.羟基脲治疗

常用剂量 3 g/d,分 2 次口服,待白细胞计数降至 20×10^9/L 左右时减半,白细胞计数降至 10×10^9/L 左右时改为 0.5～1 g/d 维持。治疗期间监测血常规以调节剂量。羟基脲治疗不良反应小,可较平稳控制白细胞,但不改变细胞遗传学异常,目前多用于治疗的早期控制白细胞或不能耐受 TKI 者。

4.干扰素治疗

常用剂量 300～900 U/d,皮下或肌内注射,每周 3～4 次,持续数月至 2 年。CP 期患者血液学缓解率约 70%,1/3 的患者可获得主要细胞遗传学反应,这部分患者可获得较长生存。合用小剂量 Ara-C 治疗可提高疗效。如治疗 9～12 个月无细胞遗传学缓解迹象,则需调整方案。

(二)CML 进展期治疗

1.加速期治疗

参照患者既往治疗史、基础疾病以及 BCR-ABL 激酶突变情况选择适合的 TKI,病情恢复至慢性期者,可继续 TKI 治疗,如果患者有合适的造血干细胞供者来源,可考虑行 allo-HSCT,存在 $T315I$ 突变或第二代 TKI 不敏感突变的患者应及早行 allo-HSCT。有条件进行新药临床试验的单位可行新药试验。

2.急变期治疗

参照患者既往治疗史、基础疾病以及突变情况选择 TKT 单药或联合化疗提高诱导缓解率,缓解后应尽快行 allo-HSCT。有条件进行新药临床试验的单位可行新药试验。

(三)allo-HSCT

1.allo-HSCT 适应证

自 20 世纪末伊马替尼应用于 CML 的治疗,TKI 逐渐取代 allo-HSCT 成为 CML 治疗的一线方案。但作为目前唯一可治愈 CML 的治疗方案,allo-HSCT 仍广泛应用于 CML 的治疗。特别是在中国,与其他亚洲国家一样,CML 的发病年龄较西方国家显著偏低,年轻患者对疾病的治愈有更高的需求。在 TKI 治疗时代,应当准确评估患者疾病状态,充分考虑 TKI 与 allo-HSCT 治疗对患者的风险与生存获益,结合患者的治疗意愿进行治疗方案的选择。

2.allo-HSCT 患者的筛选

(1)新诊断的儿童和青年 CML 患者。

(2)慢性期患者如果 Sokal 评分高危且有 HLA 相合供者,可以选择一线

allo-HSCT 治疗。

（3）对于标准的伊马替尼治疗失败的慢性期患者，可根据患者的年龄和意愿考虑行 allo-HSCT。

（4）在伊马替尼治疗中任何时候出现 BCR-ABL 基因 T315I 突变的患者，首选 allo-HSCT。

（5）对第二代 TKI 治疗反应欠佳、失败或不耐受的所有患者：更换第二代 TKI 6 个月后仍未获得主要遗传学反应（MCyR）者，其 12 个月获得 MCyR 以及长生存的可能性明显降低，应尽早考虑 aIlo-HSCT。

（四）TKI 治疗期间的妊娠管理

1.妊娠期间确诊 CML 的患者

育龄期妇女发生 CML 并处于加速期或急变期的患者，建议立即终止妊娠，并立即开始 TKI 和（或）化疗。对于处于慢性期的患者，推荐如下：①若 WBC $<100\times10^9/L$ 并且 PLT$<500\times10^9/L$，可不予治疗。②尽可能避免应用 TKI，羟基脲和白消安等具有致畸可能的药物。③若 WBC$\geqslant100\times10^9/L$ 和（或）PLT$\geqslant500\times10^9/L$，定期采用白细胞分离术是最安全的措施，尤其在妊娠的前 3 个月。④白细胞分离术不能满意地控制血小板计数时，可予以阿司匹林或低分子肝素抗凝。⑤若上述方法不耐受或疗效不佳，建议在妊娠的后 6 个月内加用干扰素 α。

2.伊马替尼治疗中女性患者妊娠的处理

日前尚无国际公认的推荐。多数专家认为，女性患者在伊马替尼治疗期间应该避孕并避免哺乳。在发现意外妊娠后，患者需要咨询医师，权衡药物对胎儿的潜在风险（特别是在妊娠的前 3 个月内）和停药对母亲疾病的不利影响。对于这类患者，在充分知情下，可推荐如下选择：①立即中断服用伊马替尼，严密监测母亲疾病状况，必要时采取白细胞分离术（适用于妊娠全程）和（或）干扰素 α（妊娠 3 个月后）等治疗，直至分娩。生产后避免哺乳，尽早重新开始服用伊马替尼。②妊娠 3 个月以上者继续服用伊马替尼并继续妊娠，同时严密监测胎儿发育情况，一旦发现可识别的显著异常则终止妊娠。

3.伊马替尼治疗中男性患者配偶的计划妊娠

一般情况下男性患者为使配偶受孕无须停药，但有报道部分患者服用伊马替尼后精子数量明显减少，所以对于有生育意向的男性患者，可在开始 TKI 治疗前冻存精子。

四、规范化沟通

(一)概述

慢性髓细胞白血病是血液系统比较常见的恶性肿瘤。分为慢性期、加速期和急变期,大部分患者处于慢性期。

(二)患者诊断

慢性髓性白血病,慢性期。

(三)目前该病的诊治方法及各种方法的利弊

目前本病主要的治疗方法有羟基脲、伊马替尼和异基因干细胞移植。羟基脲治疗费用低,起效快,缺点是只能达到血液学缓解,很少能达到遗传学缓解,慢性期短,一般3年左右,随后进入加速期,治疗效果差。伊马替尼治疗分子生物学化解率高,不良反应可控,不良反应主要有关节肌肉疼痛、消化道反应、水肿等,但一般发生于用药的早期,随着用药时间的延长不良反应逐渐减少。目前异基因移植已经不作为一线治疗,用于高危或标准的伊马替尼治疗失败的CML患者,且有HLA相合供者。

(四)患者实施的方案

患者拟采用伊马替尼治疗,向患者交代伊马替尼的主要不良反应及治疗过程中需要注意的事项。

(五)转归

本病的预后因治疗方案不同而不同,传统的羟基脲治疗慢性期一般3年左右,随后进入加速期而不治。伊马替尼治疗分子生物学缓解率高,部分患者可长期存活。

(六)出院后的注意事项及随访

出院时给患者或家属出具出院记录,并向患者、家属详细交代出院后的注意事项,嘱患者按时坚持服用伊马替尼,不能私自停药。注意预防感染,少去人群拥挤的地方。每月复查血常规1次,3个月后行骨髓检查染色体及bcr/abl融合基因。复查时需携带化验、检查结果等病历资料。

五、护理与康复

(一)病情观察

患者的生命体征,有无发热;观察有无出血倾向,对于突发头疼的患者,要检查瞳孔的性状、大小、对光反射及意识状态的变化。观察皮肤、黏膜的苍白程度,有无牙龈肿胀,肝、脾、淋巴结肿大等白血病细胞浸润症状。

（二）出血的护理

为了避免增加出血的危险或加重出血，应做好患者的休息及饮食指导。若血小板计数$<50\times10^9$/L，应减少活动，增加卧床休息的时间；严重出血或血小板计数$<20\times10^9$/L 者，必须绝对卧床休息；保持排便通畅，排便时不可用力，以免腹压骤增而诱发内脏出血，便秘者可适当应用缓泻剂。

（三）饮食护理

化疗经常会引起消化道的反应，应为患者创造良好的休息及进餐环境，选择合适的进餐时间，减轻胃肠道反应；鼓励患者进食高蛋白、高维生素、易消化的软食或半流质饮食，禁食过硬、带刺、粗糙的食物。

（四）感染的预防

有感染危险的患者，应减少探视，加强口腔、皮肤、肛门及外阴的清洁卫生。粒细胞缺乏者，应采取保护性隔离措施。

（五）安全护理

根据化疗方案及患者的接受程度、经济状况等，和患方一起选择恰当的输液工具，尽力保护外周血管。如置入 PICC 导管，应介绍后期维护及应用时的注意事项；如选择外周静脉，也应将外周用药可能出现的后果一一做介绍。

（六）用药护理

化疗期间，向患者及家属讲解饮食注意事项；限制探视，每天开窗通风；鼓励患者咳嗽和深呼吸预防肺部感染；如无肾功能损伤，嘱患者多饮水，每天饮水量>2000 mL；早晚刷牙，每晚及便后坐浴。

（七）给予患者心理支持

耐心倾听患者的诉说，了解其苦恼，鼓励患者表达出内心的悲伤情绪；帮助患者建立良好的生活方式。

（八）腹部护理

置患者于安静、舒适的环境，减少活动，尽量卧床休息，并取左侧卧位，以减轻不适感。指导患者进食宜少量多餐以减轻腹胀，尽量避免弯腰和碰撞腹部，以免脾破裂。

（九）健康指导

（1）疾病预防：避免接触对造血系统有损害的理化因素，如电离辐射、染发剂、油漆等物质，定期查血象及骨髓象。

（2）生活指导：多饮水，多食蔬菜、水果，以保持大便通畅。保证充足的休息和睡眠，适当加强健身活动。

（3）用药指导：慢性期的患者必须主动配合治疗，以减少急性转变的发生。

（4）预防感染和出血：注意保暖，避免受凉。讲究个人卫生，少去人群拥挤的地方；勿用牙签剔牙，刷牙用软毛牙刷；勿用手挖鼻孔，避免创伤。

（5）定期门诊复查血象，出现贫血加重、发热、腹部剧烈疼痛，尤其腹部受到撞击可疑脾破裂时，应立即到医院检查。

（十）家庭护理

（1）复诊时间：遵医嘱定期复诊、定期巩固治疗。

（2）饮食指导：鼓励患者进食高蛋白、高维生素、易消化的软食。

（3）疾病知识指导：化疗间歇期，也应注意预防感染和出血，如注意保暖，避免受凉。讲究个人卫生，少去人群拥挤的地方；勿用牙签剔牙，刷牙用软毛牙刷；勿用手挖鼻孔，避免创伤。

（4）随诊：进行病情自我监测，一旦发现出血等症状，及时就医。

参 考 文 献

[1] 赵菊芬.内科护理[M].北京:中国科学技术出版社,2018.

[2] 谭严,李大权,邓意志.内科护理[M].北京:科学出版社,2017.

[3] 刘素霞,马悦霞.实用神经内科护理手册[M].北京:化学工业出版社,2019.

[4] 江乙,罗卫群.内科护理[M].北京:人民卫生出版社,2018.

[5] 张晓萍.内科护理[M].北京:科学出版社,2018.

[6] 夏瑾燕,李素君,徐利华.内科护理病案与实践指导[M].北京:军事医学科学出版社,2017.

[7] 郭丽红.内科护理[M].北京:北京大学医学出版社,2019.

[8] 王洪飞.内科护理[M].北京:科学出版社,2017.

[9] 安利杰.内科护理查房手册[M].北京:中国医药科技出版社,2019.

[10] 刘书哲,卢红梅.肿瘤内科护理[M].郑州:河南科学技术出版社,2017.

[11] 陈雪.实用内科护理新思维[M].天津:天津科学技术出版社,2018.

[12] 刘巍,常娇娇,盛妍.实用临床内科及护理[M].汕头:汕头大学出版社,2019.

[13] 李群芳,刘丽妍,穆亚敏.内科护理技术[M].天津:天津科学技术出版社,2017.

[14] 毛春华,邱洪流,景丽.内科护理[M].武汉:华中科技大学出版社,2018.

[15] 郑祖平,林丽娟.内科护理[M].北京:人民卫生出版社,2018.

[16] 张素,颜霞.内科护理技术规范[M].北京:人民卫生出版社,2017.

[17] 丁四清,毛平,赵庆华.内科护理常规[M].长沙:湖南科学技术出版社,2019.

[18] 李树梅.临床内科护理技术[M].北京:华龄出版社,2017.

[19] 石宝序.临床神经内科疾病诊疗与护理[M].北京:科学技术文献出版社,2019.

[20] 周庆云,褚青康.内科护理[M].郑州:郑州大学出版社,2018.

[21] 王水伶,白晓瑜.实用心血管内科护理手册[M].北京:化学工业出版社,2019.

[22] 何文英,侯冬藏.实用消化内科护理手册[M].北京:化学工业出版社,2019.

[23] 栾照敏.现代内科与护理技术[M].天津:天津科学技术出版社,2017.

[24] 宋美茹.最新内科护理精要[M].天津:天津科学技术出版社,2018.

[25] 杨蓉,冯灵.神经内科护理手册[M].北京:科学出版社,2017.

[26] 胡雪.实用临床内科护理实践[M].天津:天津科学技术出版社,2018.

[27] 孙立芬.新编内科护理常规[M].天津:天津科学技术出版社,2017.

[28] 赵风琴.现代临床内科护理与实践[M].汕头:汕头大学出版社,2019.

[29] 刘丽琴.现代内科护理精粹[M].西安:西安交通大学出版社,2018.

[30] 王为民.内科护理[M].北京:科学出版社,2019.

[31] 张宏.现代内科临床护理[M].天津:天津科学技术出版社,2018.

[32] 刘萍.内科临床护理技能实践[M].汕头:汕头大学出版社,2019.

[33] 丁琼,王娟,冯雁,等.内科疾病护理常规[M].北京:科学技术文献出版社,2018.

[34] 高清源,刘俊香,魏映红.内科护理[M].武汉:华中科技大学出版社,2018.

[35] 屠燕,滕中华,黄莹.心血管内科护理健康教育[M].北京:科学出版社,2017.

[36] 付爱芳.细节护理干预在脑血栓护理中的应用[J].临床医药文献电子杂志,2020,7(18):1.

[37] 王海荣.优质服务在脑血栓护理中的临床应用[J].中国医药指南,2020,18(33):211-212.

[38] 朱耀辉.重症监护室冠心病老年急性心肌梗死患者的护理方式及疗效[J].国际护理学杂志,2019,38(13):2077-2080.

[39] 张燕,刘中华,塔林萨日娜.重症监护优质化护理干预对急性心肌梗死患者的护理效果研究[J].心血管病防治知识,2019(5):71-72.